真有效简易推拿

成向东 主编
北京市鼓楼中医医院康复科副主任医师

青岛出版社
QINGDAO PUBLISHING HOUSE
国家一级出版社
全国百佳图书出版单位

图书在版编目（CIP）数据
真有效简易推拿 / 成向东主编. -- 青岛：青岛出版社, 2014.2
ISBN 978-7-5552-0033-8
Ⅰ. ①真… Ⅱ. ①成… Ⅲ. ①推拿 Ⅳ. ①R244.1
中国版本图书馆CIP数据核字(2013)第309291号

《真有效简易推拿》编委会名单

主　编：成向东

副主编：石艳芳　张　伟　张　程　王宇澄

编　委：牛东升　李青凤　刘红霞　张金华　石　沛　魏丽朋　戴俊益
李明杰　于永珊　葛龙广　霍春霞　高婷婷　杨　硕　李　迪
余　梅　李　利　王能祥　赵永利　石玉林　樊淑民　谢铭超
王会静　王　娟　徐开全　杨慧勤　崔丽娟　石艳婷　李　丹
逯春辉　李　军　李　青　梁焕成　常玉欣　黄山章　王　丽
袁雪飞　张景泽　张俊生　张辉芳　张　瑞　王　莉

书　　名　真有效简易推拿
出版发行　青岛出版社
社　　址　青岛市海尔路182号（266061）
本社网址　http://www.qdpub.com
邮购电话　13335059110　0532-85814750（传真）0532-68068026
责任编辑　刘晓艳　逄　丹
制　　作　北京世纪悦然文化传播有限公司
摄　　影　浩瀚世视
制　　版　青岛艺鑫制版印刷有限公司
印　　刷　青岛嘉宝印刷包装有限公司
出版日期　2014年2月第1版　2014年2月第1次印刷
开　　本　16开（715mm × 1010mm）
印　　张　17.5
书　　号　ISBN 978-7-5552-0033-8
定　　价　36.80元

编校质量、盗版监督服务电话　4006532017　0532-68068670
青岛版图书售后如发现质量问题，请寄回青岛出版社出版印务部调换。
电话：0532-68068629
本书建议陈列类别：医疗保健类

前言

推拿是中国古老的健身方法，早在先秦时期，神医扁鹊就用推拿的方法为人们治病。推拿疗法，既可以调治疾病，又能保健强身，使人延年益寿。其主要的优势在于不花钱或少花钱，就能治病养生，且简便易行，易学易懂，人人会用，见效快、疗效好、安全可靠，保健效果佳，无副作用。所以，它能够长期在民间广泛流传与应用。

在当今医学临床中，推拿疗法不仅可以调治外科病，还可以调治内科、妇科、男科、儿科等疾病，对于慢性疾病、功能性疾病、发育性疾病也有很好的疗效。

为了让您明白推拿祛病、健身的妙处，并能掌握实用的推拿方法，很好地调治自己的身体，以应对生活中各种常见的不适与疾病，我们编撰了该书。

全书共分为十一章。第一章，重点介绍推拿常用穴位，让您对身体经络有一个全面了解。第二章，主要介绍居家推拿常识，让您了解推拿的方法、工具、注意事项等问题。第三章，介绍 21 种常见疾病的推拿疗法，如果您好好掌握，小病小痛捏捏按按就能搞定。第四、第五、第六章，分别针对夫妻、老人、孩子等家庭成员经常出现的问题，献上独特的推拿疗法，呵护家人健康。第七章和第八章，分别介绍如何解决亚健康和常见职业病，使您的身心不受疾病的困扰。第九章，重点介绍日常生活中一些突发疾病的应急推拿方法，使您在关键时刻“化险为夷”。第十章和第十一章，向您介绍防病健身的推拿方法和不同体质人群的推拿理疗方案，让您拥有健康好体质、益寿延年。

希望这本书能悉心呵护您和家人的健康，教您通过按按捏捏、拍拍打打，就能达到有病祛病、无病健身的目的。

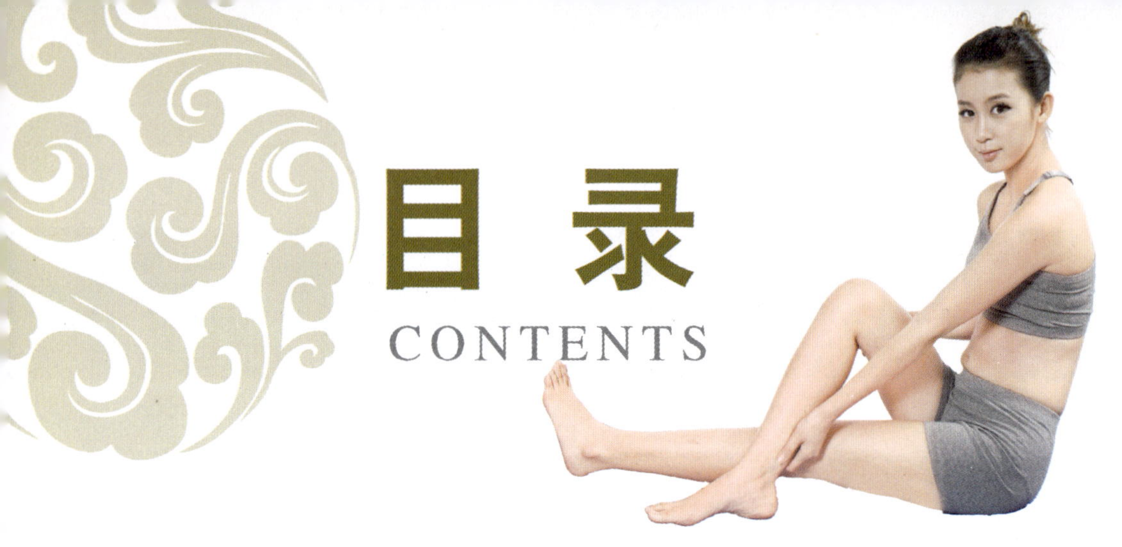

目 录

CONTENTS

第一章 认识穴位——居家推拿的先决条件

第二章 推拿小常识——掌握推拿的基础知识

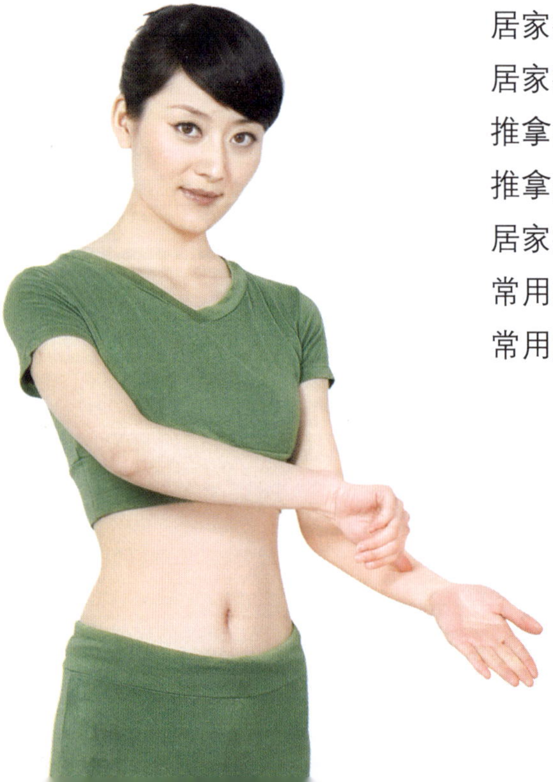

第三章 常见病推拿——防病治病真有效

第四章 为感情加分——夫妻推拿消除难言之隐

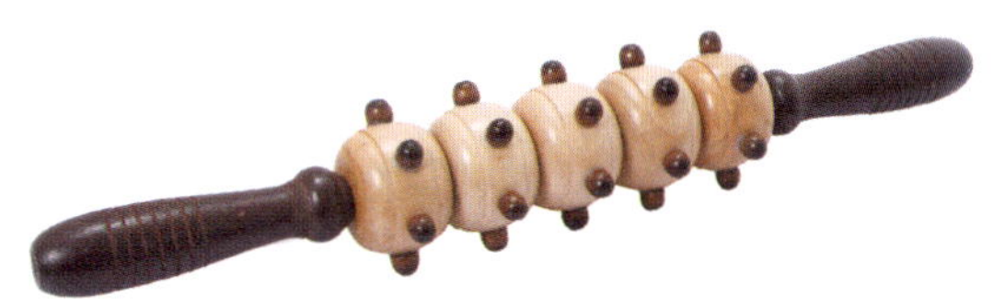

第五章 为父母按摩——改善中老年慢性病

第六章 为孩子按摩——把健康用双手送给孩子

第七章 推拿消除亚健康——缓解压力，消除不适

第八章 职场疲劳一扫光——自己动手舒筋活络

第九章 家庭自救方案——突发病症的应急推拿

第十章 防病养生长寿——居家推拿自我保健

第十一章 按出平和体质不生病——不同体质者的推拿调养

穴位又称腧穴，是全身气血、经络输注的地方，与人体各组织器官有密切联系。它既能反映身体病痛，又能接受刺激，防治疾病。要想通过推拿刺激穴位祛病养生，首先要找准穴位。

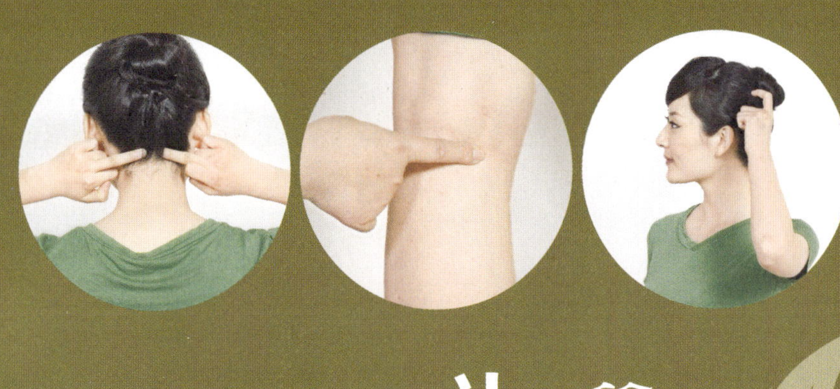

第一章

认识穴位

——居家推拿的先决条件

取穴的基本方法

穴位又称腧穴，是全身气血、经络输注的地方，与人体各组织器官有密切联系。它既能反映身体病痛，又能接受刺激，防治疾病。

人体已确定有针对性功效的穴位大部分位于十四条经络上，按照气血流注循行规律，这十四条主要的经脉即手太阴肺经、手阳明大肠经、足阳明胃经、足太阴脾经、手少阴心经、手太阳小肠经、足太阳膀胱经、足少阴肾经、手厥阴心包经、手少阳三焦经、足少阳胆经、足厥阴肝经，以及起到联系十二经脉作用的督脉、任脉。

想要通过推拿刺激穴位，首先要找准穴位。常用的取穴方法有以下几种。

体表标志取穴法

体表标志取穴法是以人体解剖学的各种体表标志为依据来确定腧穴位置的方法，又称自然标志定位法。体表标志可分为以下两种。

1.固定的标志：指人体固有的解剖标志，如各部位由骨节、肌肉所形成的突起、凹陷及五官轮廓、发际、指（趾）甲、乳头、肚脐等，是在自然姿势下可见的标志，可以借助这些标志确定腧穴的位置。如以腓骨小头为标志，在其前下方凹陷中定阳陵泉；以足内踝尖为标志，在其上3寸，胫骨内侧缘后方定三阴交；以眉头定攒竹；以脐为标志，脐中即为神阙，其旁开2寸定天枢等。

2.活动的标志：指各部的关节、肌肉、肌腱、皮肤随着活动而出现的空隙、凹陷、皱纹、尖端等，是在活动姿势下才会出现的标志，据此亦可确定腧穴的位置。如在耳屏与下颌关节之间，微张口呈凹陷处取听宫；下颌角前上方约1横指，当咬肌隆起、按之凹陷处取颊车等。

手指同身寸取穴法

手指同身寸取穴法也叫“手指比量法”，即用按摩对象本人的手指为测量工具来量取穴位，分为以下三种。

1.中指同身寸法

以中指中节屈曲时内侧两端纹头之间的宽度作为1寸，可用于四肢部取穴和背部取穴。

2.拇指同身寸法

以拇指指间关节的横向宽度作为1寸，适用于四肢取穴。

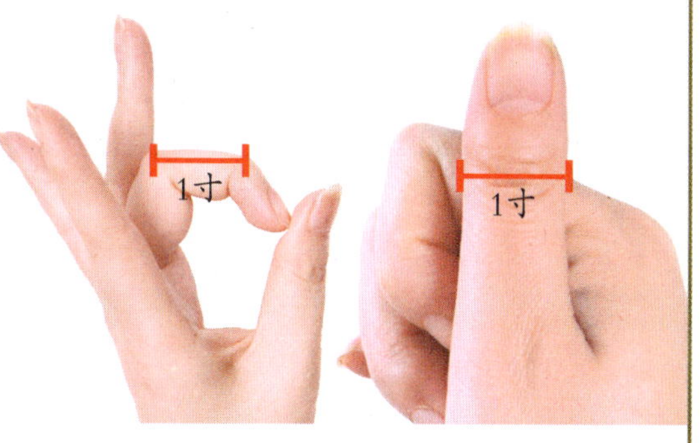

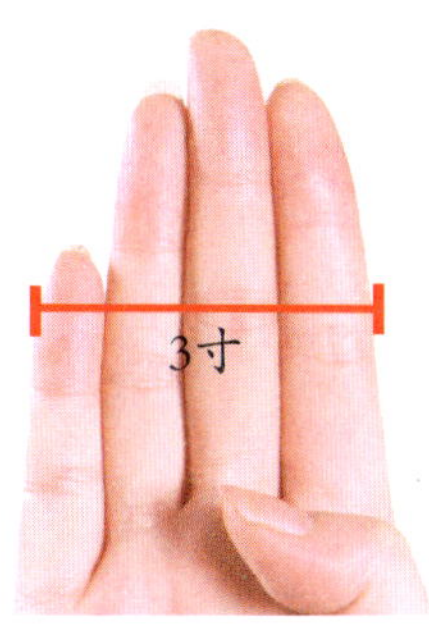

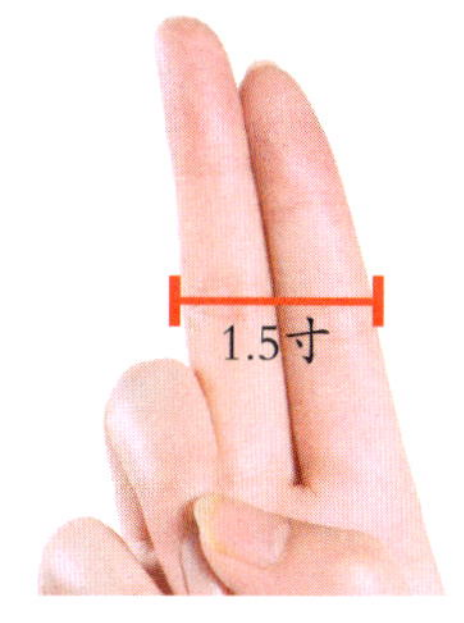

3.横指同身寸法

将食指、中指、无名指、小指并拢，以中指中节横纹处为准，画一条水平线，横向宽度为3寸；食指和中指中节的侧面横纹之间的宽度为1.5寸，适用于头、躯干、四肢取穴。

Tips

手指的大小、宽度，由于年龄、体格、性别的不同而有很大的区别。因此，应用手指同身寸取穴法时，应以按摩对象本人的手指定位取穴，以缩小位置的偏差。上述三种“寸”的定义一致，使用手指同身寸法定位取穴的时候，根据习惯或方便程度取用其中一种即可。

简易取穴法

简易取穴法是一种简便快速的取穴方法，用于某些特定穴位的选取，如双手下垂中指指端取风市；两耳尖直上连线中点取百会；手握半拳，中指指尖切压在掌心的第2横纹上取劳宫。

骨度分寸定位法

骨度分寸定位法是利用人体的骨节作为标志，将两骨节之间的长度折量为一定的分寸，用作确定穴位位置的方法。不论男女、老少、高矮、胖瘦，均可按一定的骨度分寸在其自身上测量。现时采用的骨度分寸是以《灵枢·骨度》所规定的人体各部的分寸为基础，结合历代医家的折量分寸而确定的。

人体头面部常用穴位

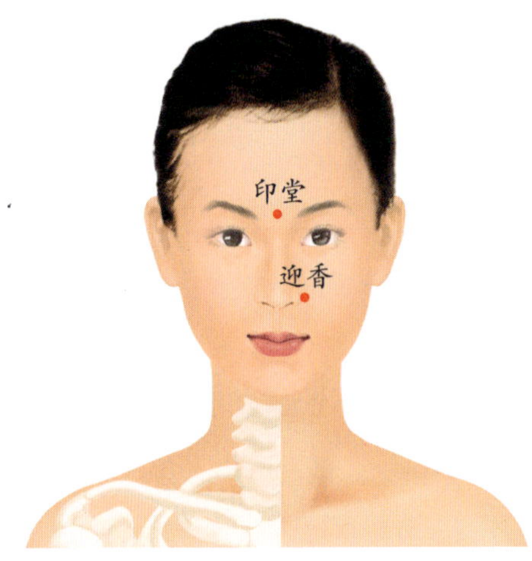

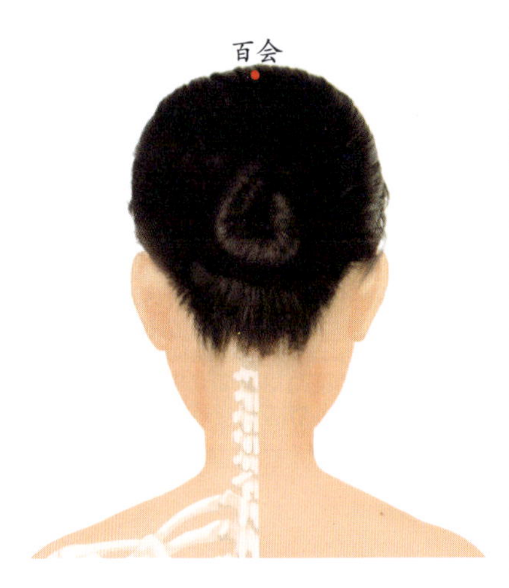

迎香穴	缓解鼻腔各种不适
快速取穴法	鼻翼外缘当鼻唇沟中，即为迎香
主治	鼻炎、鼻塞、鼻窦炎、流鼻水、鼻病、牙痛、感冒等
所属经脉	手阳明大肠经
印堂穴	**清脑明目，通鼻开窍**
快速取穴法	在两眉头连线与头正中线交接处
主治	头痛、前头痛、失眠、高血压、鼻塞、流鼻水、鼻炎、鼻部疾病、目眩、眼部疾病等
所属经脉	督脉
百会穴	**息风醒脑，升阳固脱**
快速取穴法	将耳郭折叠向前，找到耳尖。经过耳尖做一连线，与头正中线的交点处，即为百会穴
主治	头痛、头重脚轻、痔疮、高血压、低血压、宿醉、目眩、失眠、焦躁等
所属经脉	督脉

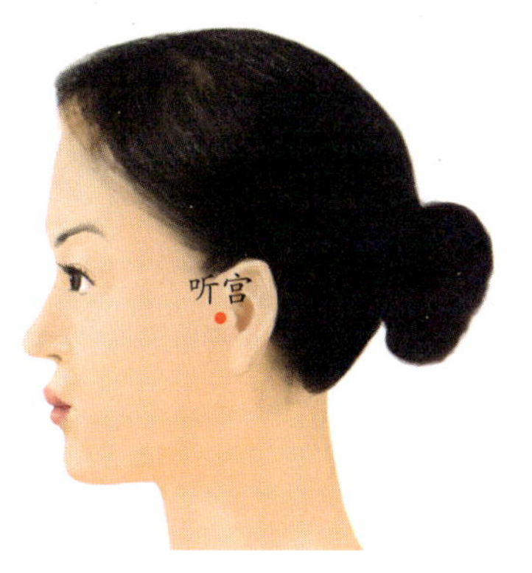

听宫穴	保护耳朵及听力
快速取穴法	耳屏正中的前方，张开嘴巴时的凹陷处即是听宫穴
主治	耳鸣、耳聋、牙痛、癫痫、三叉神经痛、头痛、目眩头昏
所属经脉	手太阳小肠经

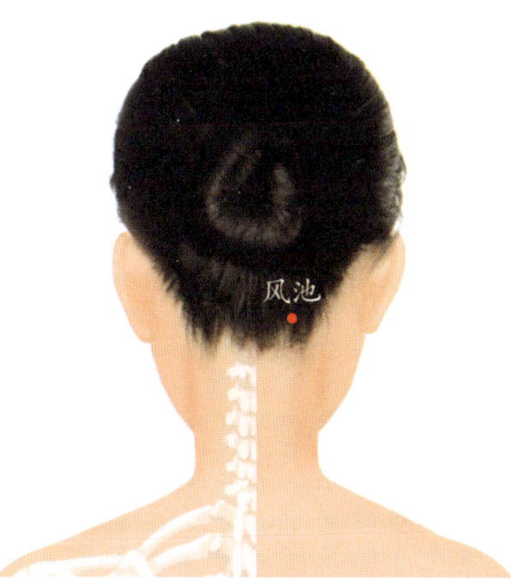

风池穴	疏风解表
快速取穴法	颈部耳后发际下的凹窝内，相当于耳垂齐平的位置即是风池穴
主治	头痛、眩晕、颈项强痛、目赤痛、鼻出血、耳聋、中风、口眼歪斜、疟疾、感冒、落枕
所属经脉	足少阳胆经

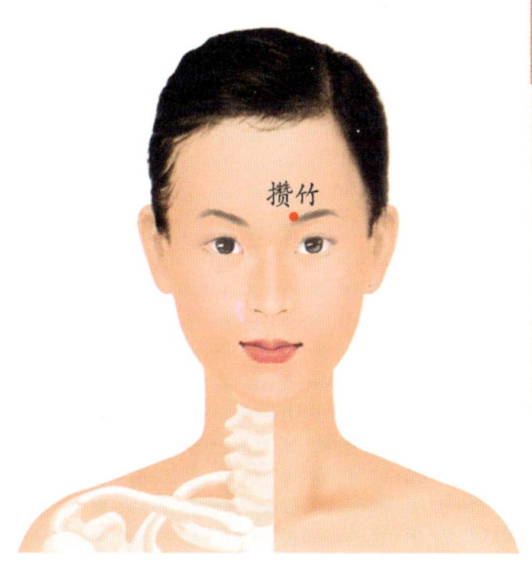

攒竹穴	疏风清热，通络明目
快速取穴法	眉毛内侧边缘凹陷处即是攒竹穴
主治	眉棱骨痛、目视不明、目赤肿痛、呃逆、腰痛、膈肌痉挛
所属经脉	足太阳膀胱经

人体背部常用穴位

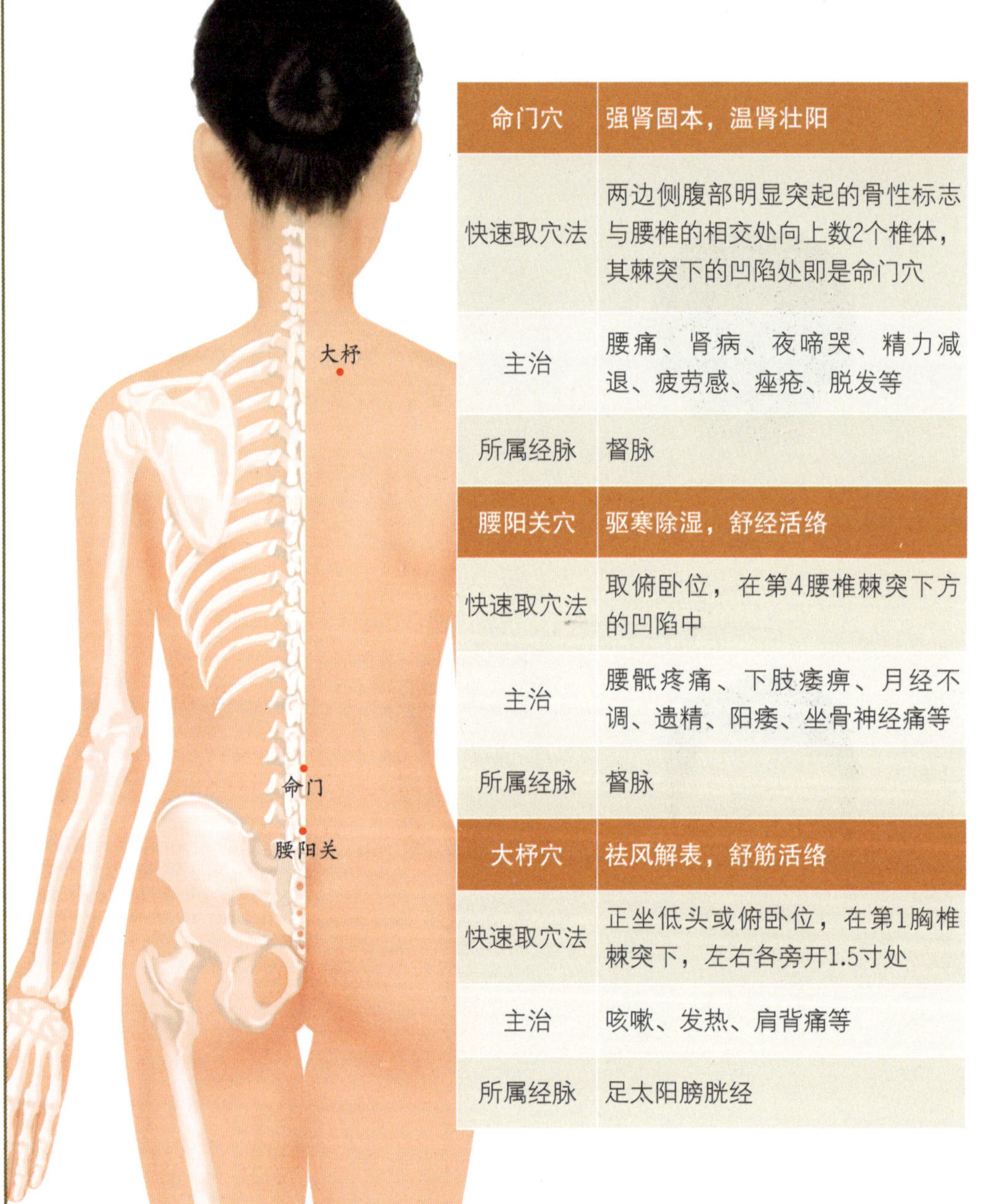

命门穴	强肾固本，温肾壮阳
快速取穴法	两边侧腹部明显突起的骨性标志与腰椎的相交处向上数2个椎体，其棘突下的凹陷处即是命门穴
主治	腰痛、肾病、夜啼哭、精力减退、疲劳感、痤疮、脱发等
所属经脉	督脉
腰阳关穴	驱寒除湿，舒经活络
快速取穴法	取俯卧位，在第4腰椎棘突下方的凹陷中
主治	腰骶疼痛、下肢痿痹、月经不调、遗精、阳痿、坐骨神经痛等
所属经脉	督脉
大杼穴	祛风解表，舒筋活络
快速取穴法	正坐低头或俯卧位，在第1胸椎棘突下，左右各旁开1.5寸处
主治	咳嗽、发热、肩背痛等
所属经脉	足太阳膀胱经

大椎穴	缓解颈肩疼痛
快速取穴法	低头时，用右手摸到脖子后方最突出的一块骨头，就是第7颈椎，该处下方的凹陷处
主治	幼儿体质虚弱、哮喘、颈酸疼、肩部酸痛、手臂疼痛、手臂麻痹、中暑、黄疸等
所属经脉	督脉
肺俞穴	治疗呼吸道疾病
快速取穴法	低头，找到第7颈椎，往下数3个突起的棘突下，左右各旁开1.5寸处
主治	咳嗽、肺炎、支气管炎、哮喘、咳血、盗汗、背部冷痛等
所属经脉	足太阳膀胱经
心俞穴	宽心理气，通络安神
快速取穴法	找到第7颈椎，往下数5个突起的骨节，在其棘突下，左右各旁开1.5寸处
主治	冠心病、心绞痛、风湿性心脏病、心律失常、失眠、神经衰弱、惊悸、咳嗽、吐血、健忘、盗汗、梦遗、癫痫等
所属经脉	足太阳膀胱经

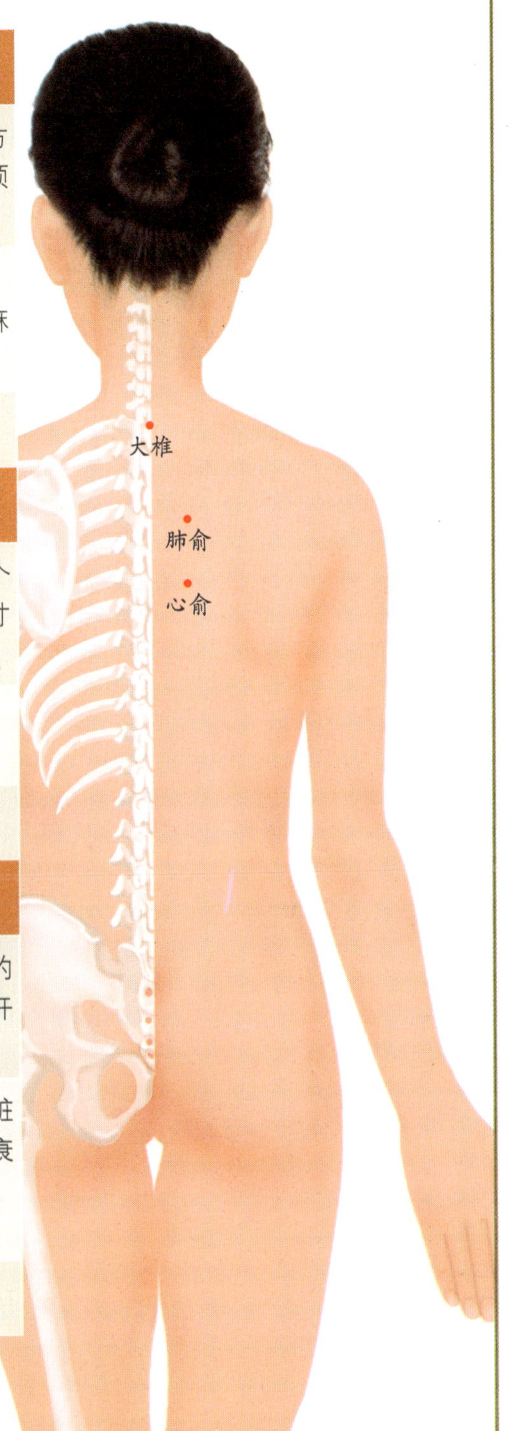

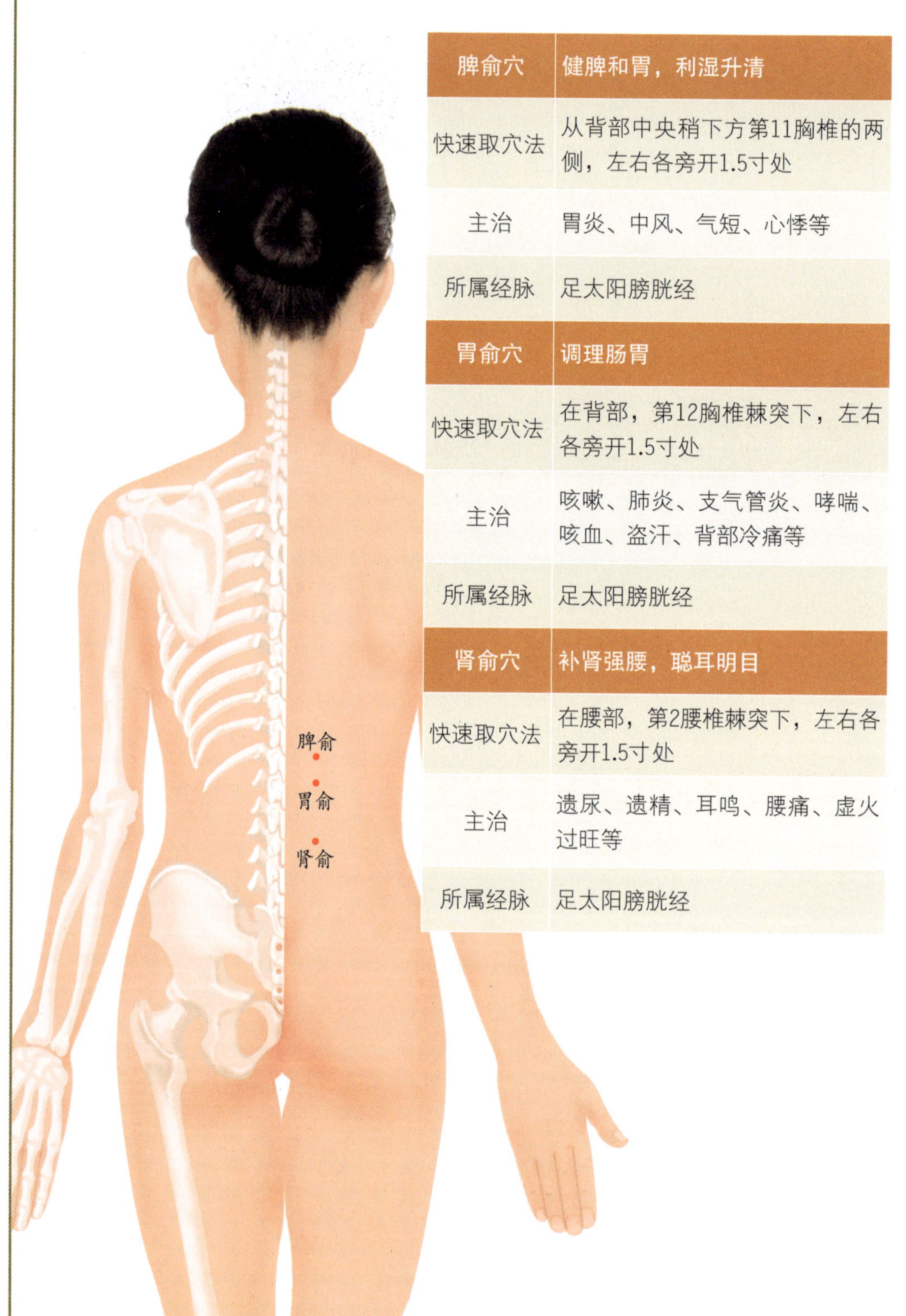

脾俞穴	健脾和胃，利湿升清
快速取穴法	从背部中央稍下方第11胸椎的两侧，左右各旁开1.5寸处
主治	胃炎、中风、气短、心悸等
所属经脉	足太阳膀胱经

胃俞穴	调理肠胃
快速取穴法	在背部，第12胸椎棘突下，左右各旁开1.5寸处
主治	咳嗽、肺炎、支气管炎、哮喘、咳血、盗汗、背部冷痛等
所属经脉	足太阳膀胱经

肾俞穴	补肾强腰，聪耳明目
快速取穴法	在腰部，第2腰椎棘突下，左右各旁开1.5寸处
主治	遗尿、遗精、耳鸣、腰痛、虚火过旺等
所属经脉	足太阳膀胱经

人体胸腹部常用穴位

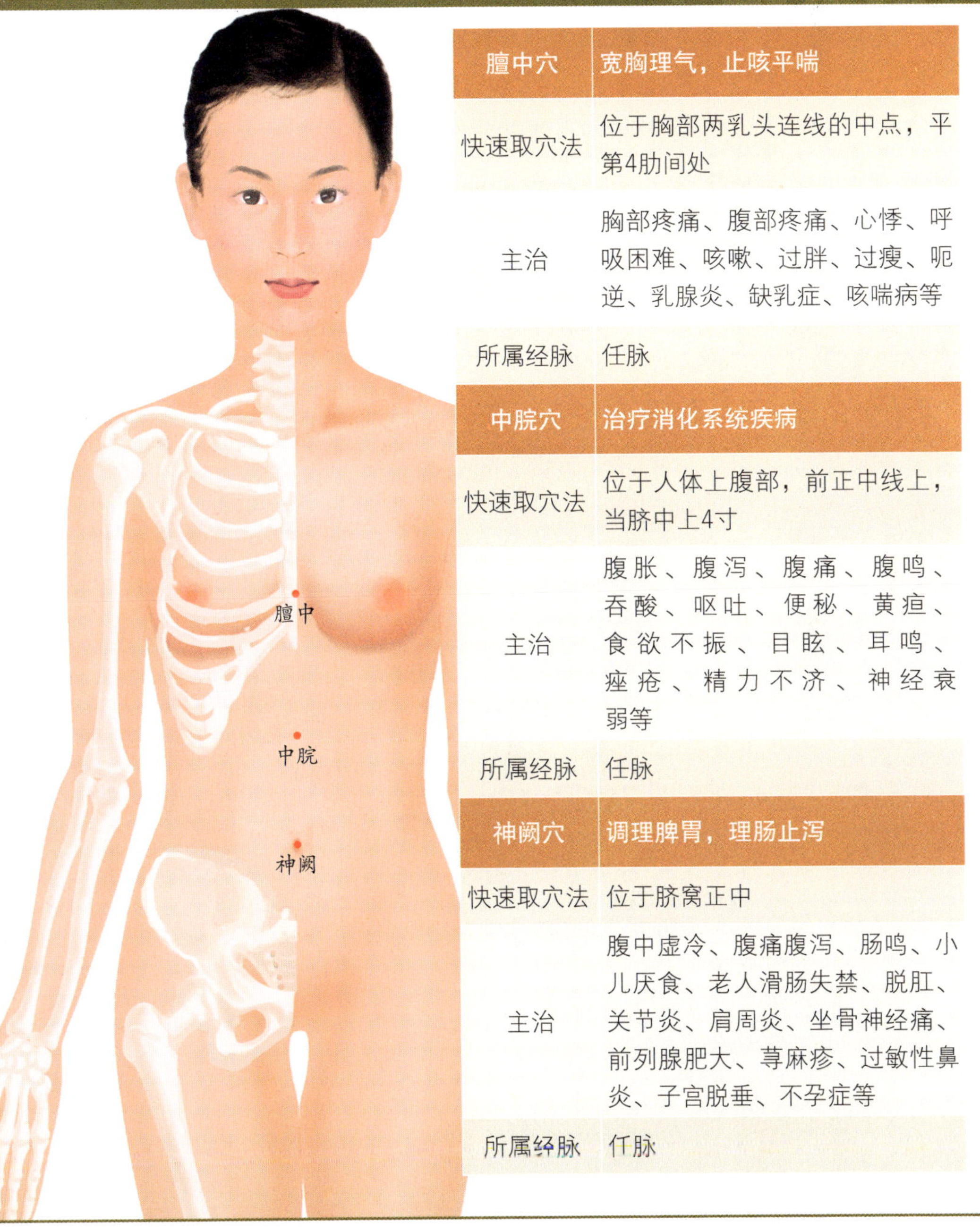

膻中穴	宽胸理气，止咳平喘
快速取穴法	位于胸部两乳头连线的中点，平第4肋间处
主治	胸部疼痛、腹部疼痛、心悸、呼吸困难、咳嗽、过胖、过瘦、呃逆、乳腺炎、缺乳症、咳喘病等
所属经脉	任脉
中脘穴	治疗消化系统疾病
快速取穴法	位于人体上腹部，前正中线上，当脐中上4寸
主治	腹胀、腹泻、腹痛、腹鸣、吞酸、呕吐、便秘、黄疸、食欲不振、目眩、耳鸣、痤疮、精力不济、神经衰弱等
所属经脉	任脉
神阙穴	调理脾胃，理肠止泻
快速取穴法	位于脐窝正中
主治	腹中虚冷、腹痛腹泻、肠鸣、小儿厌食、老人滑肠失禁、脱肛、关节炎、肩周炎、坐骨神经痛、前列腺肥大、荨麻疹、过敏性鼻炎、子宫脱垂、不孕症等
所属经脉	任脉

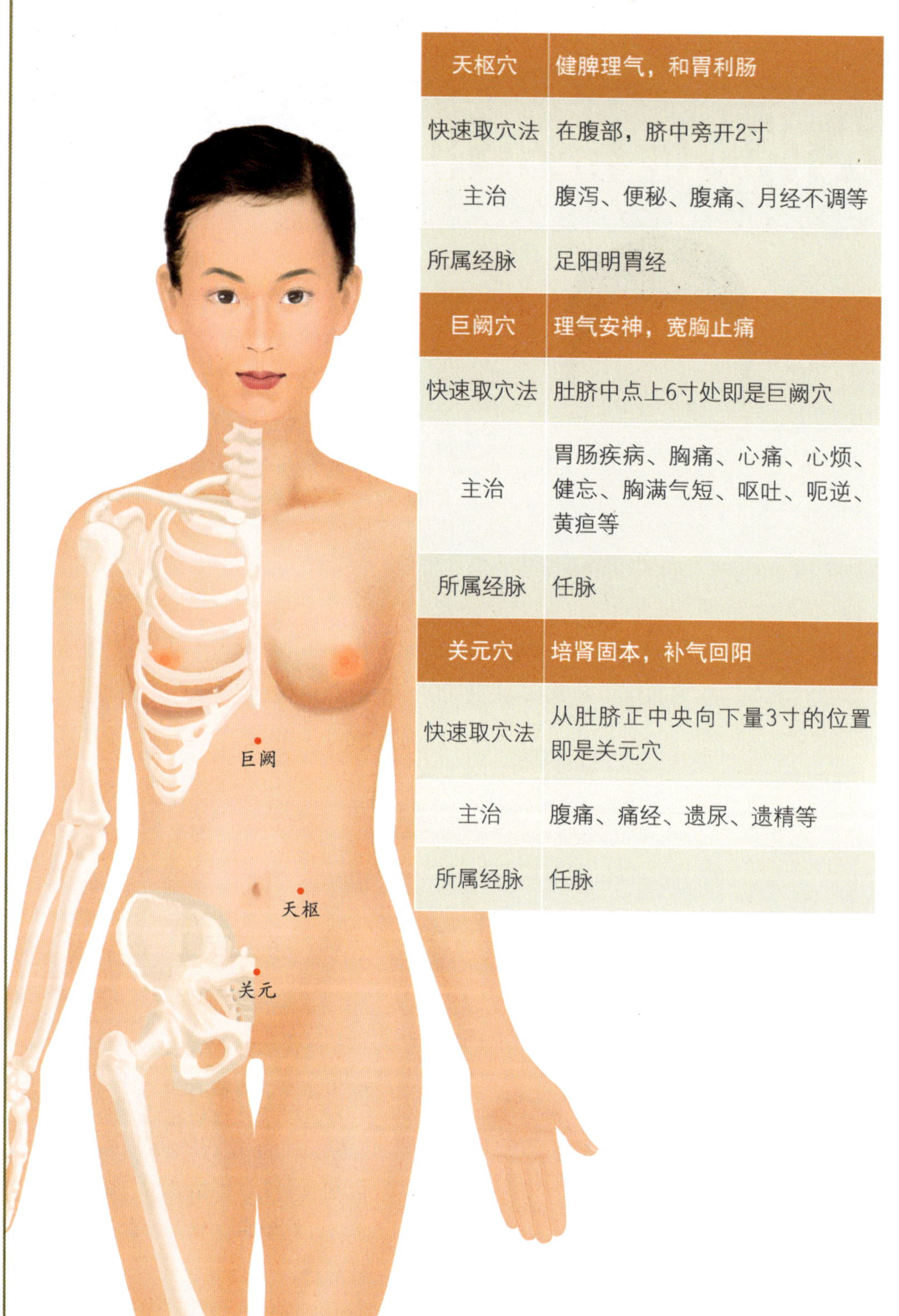

天枢穴	健脾理气，和胃利肠
快速取穴法	在腹部，脐中旁开2寸
主治	腹泻、便秘、腹痛、月经不调等
所属经脉	足阳明胃经
巨阙穴	理气安神，宽胸止痛
快速取穴法	肚脐中点上6寸处即是巨阙穴
主治	胃肠疾病、胸痛、心痛、心烦、健忘、胸满气短、呕吐、呃逆、黄疸等
所属经脉	任脉
关元穴	培肾固本，补气回阳
快速取穴法	从肚脐正中央向下量3寸的位置即是关元穴
主治	腹痛、痛经、遗尿、遗精等
所属经脉	任脉

人体上肢常用穴位

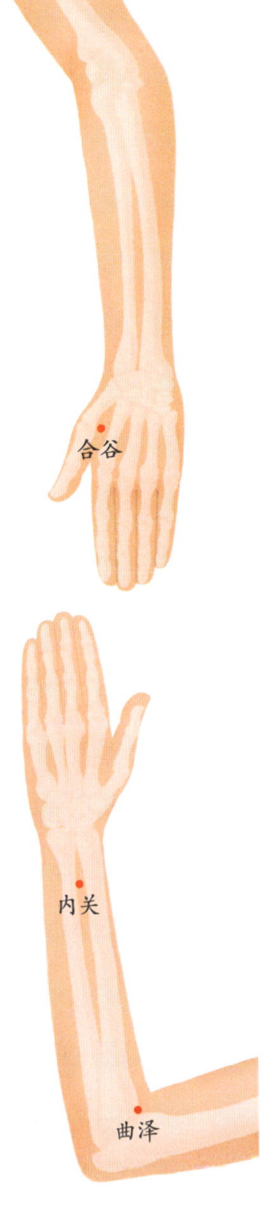

合谷穴	镇静止痛，通经活络
快速取穴法	一手拇指弯曲，另一手虎口分开，弯曲的拇指指间关节卡在另一只手张开的虎口处，自然落下，拇指尖处即是
主治	牙疼、牙龈肿痛、痤疮、赘疣、三叉神经痛、眼睛疲劳、喉咙疼痛、耳鸣、面神经麻痹、口眼歪斜、打嗝等
所属经脉	手阳明大肠经
内关穴	宁心安神，理气镇痛
快速取穴法	一手握拳，腕掌侧突出的两筋之间的点，距腕横纹3指宽的位置即是内关穴
主治	心痛、胸闷气急、胃痛、失眠、手臂疼痛、眼睛充血、恶心欲吐、胸肋痛、上腹痛、心绞痛、腹泻、精神异常等
所属经脉	手厥阴心包经
曲泽穴	清暑泄热，和胃降逆
快速取穴法	微屈肘关节，肘横纹上，大筋内侧凹陷处，能感觉到动脉搏动处即是
主治	心绞痛、风湿性心脏病、心肌炎、胃疼呕吐、烦躁、肘臂痛、上肢颤动、咳嗽等
所属经脉	手厥阴心包经

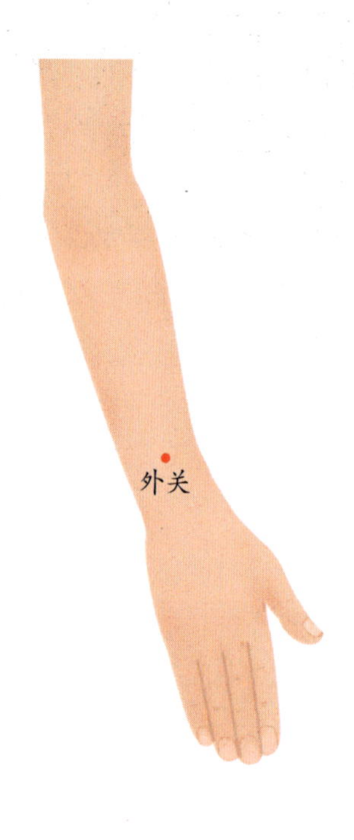

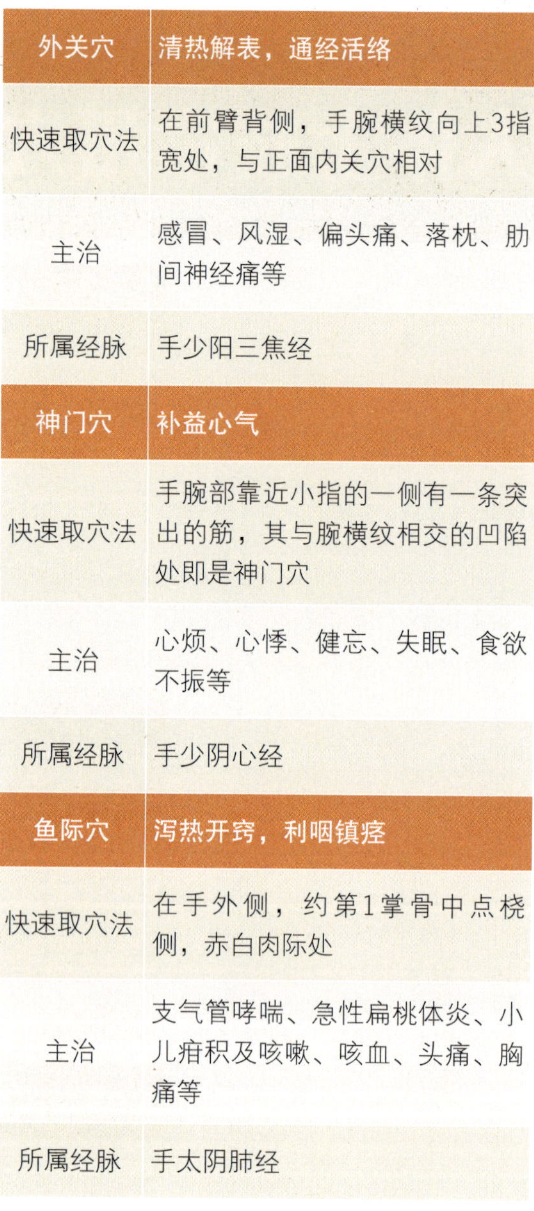

外关穴	清热解表，通经活络
快速取穴法	在前臂背侧，手腕横纹向上3指宽处，与正面内关穴相对
主治	感冒、风湿、偏头痛、落枕、肋间神经痛等
所属经脉	手少阳三焦经
神门穴	**补益心气**
快速取穴法	手腕部靠近小指的一侧有一条突出的筋，其与腕横纹相交的凹陷处即是神门穴
主治	心烦、心悸、健忘、失眠、食欲不振等
所属经脉	手少阴心经
鱼际穴	**泻热开窍，利咽镇痉**
快速取穴法	在手外侧，约第1掌骨中点桡侧，赤白肉际处
主治	支气管哮喘、急性扁桃体炎、小儿疳积及咳嗽、咳血、头痛、胸痛等
所属经脉	手太阴肺经

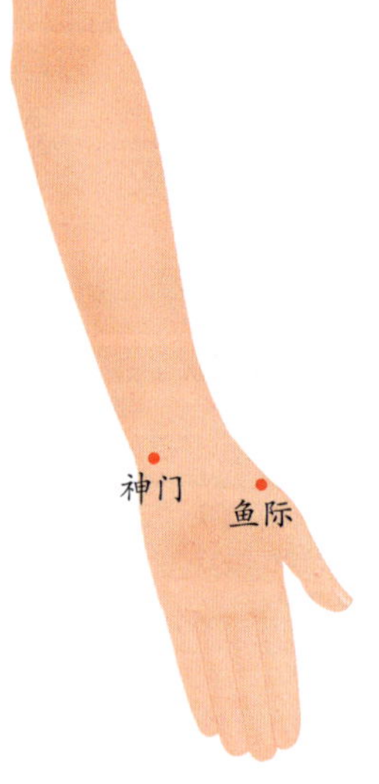

人体下肢常用穴位

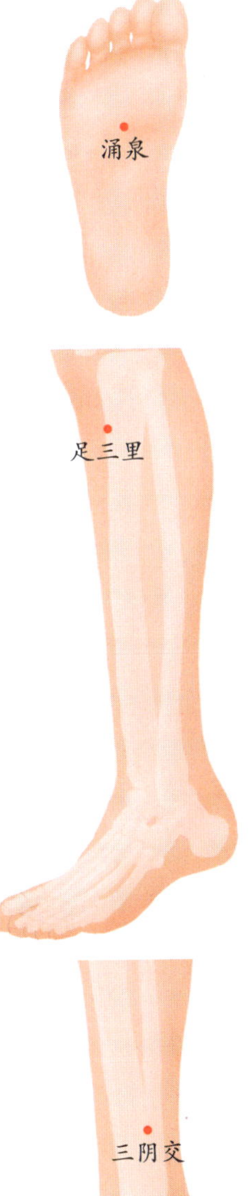

涌泉穴	开窍醒神，宁心安神
快速取穴法	足底（不包括脚趾）前1/3与后2/3交界处
主治	神经衰弱、精力减退、倦怠感、妇科病、失眠、高血压、晕眩、焦躁、糖尿病、过敏性鼻炎、更年期综合征等
所属经脉	足少阴肾经
足三里穴	健脾和胃，通经活络
快速取穴法	在小腿前外侧，外膝眼下3寸，距胫骨前缘1横指（中指）处
主治	消化系统疾病、头痛、牙痛、神经痛、鼻部疾病、呼吸器官疾病、胃下垂、食欲不振、便痢、腹部胀满、呕吐等
所属经脉	足阳明胃经
三阴交穴	健脾胃，益肝肾，调经带
快速取穴法	在小腿内侧找到足内踝尖（内侧踝关节隆起最高点），将4指并拢，食指处即是
主治	腹痛腹胀、月经不调、崩漏带下、阴道炎、不孕不育、肝炎、肾炎、泌尿系统感染、失眠、神经衰弱、荨麻疹、神经性皮炎
所属经脉	足太阴脾经

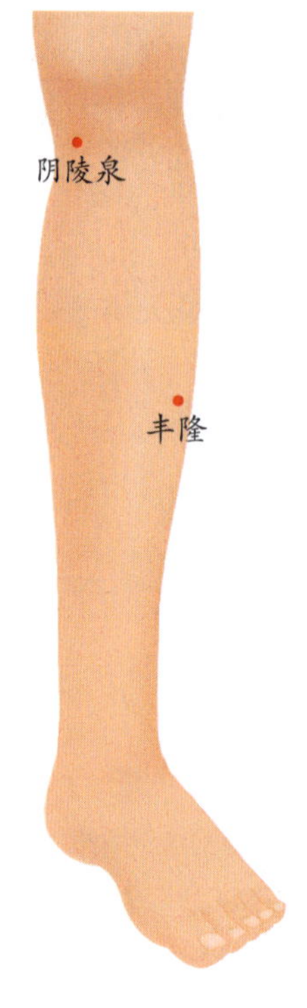

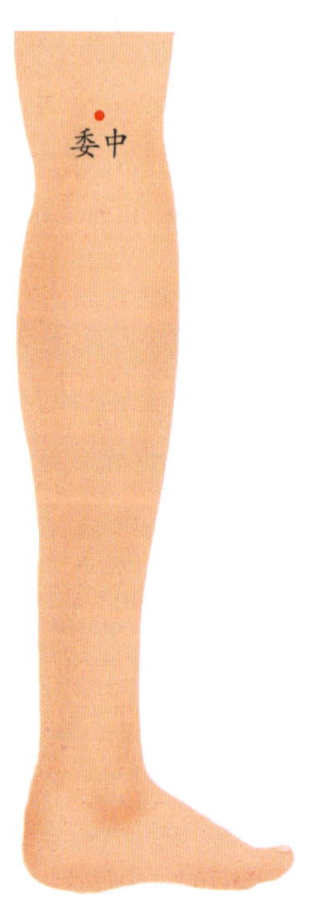

丰隆穴	通调心脉，活血化瘀
快速取穴法	外膝眼和外踝尖连线的中点，当外踝尖上8寸，即是丰隆穴
主治	头痛、眩晕、咳嗽痰多、癫狂、下肢痿痹、耳源性眩晕、高血压、神经衰弱、精神分裂症、支气管炎、腓肠肌痉挛、肥胖症等
所属经脉	足阳明胃经
阴陵泉穴	健脾渗湿，益肾固精
快速取穴法	小腿内侧，从膝关节往下摸，至胫骨内侧髁下方凹陷处即是阴陵泉穴
主治	腹胀、腹泻、水肿、黄疸、喘逆、小便不利或失禁、阴茎痛、遗精、膝痛等
所属经脉	足太阴脾经
委中穴	散瘀活血，清热解毒
快速取穴法	膝盖后面凹陷中央的腘横纹的中点即是委中穴
主治	腰肌劳损、腰背痛、腹痛、小便不利等
所属经脉	足太阳膀胱经

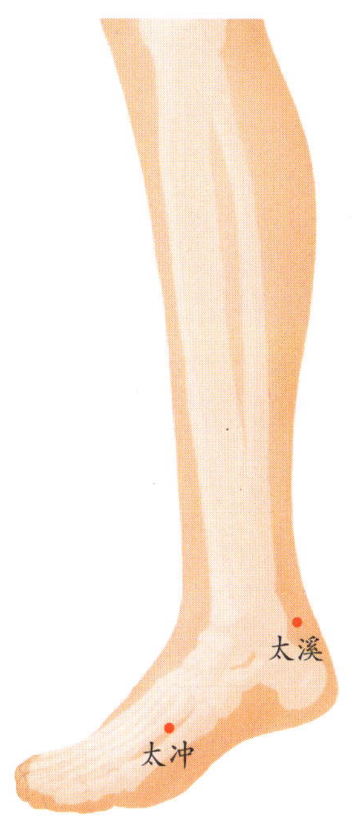

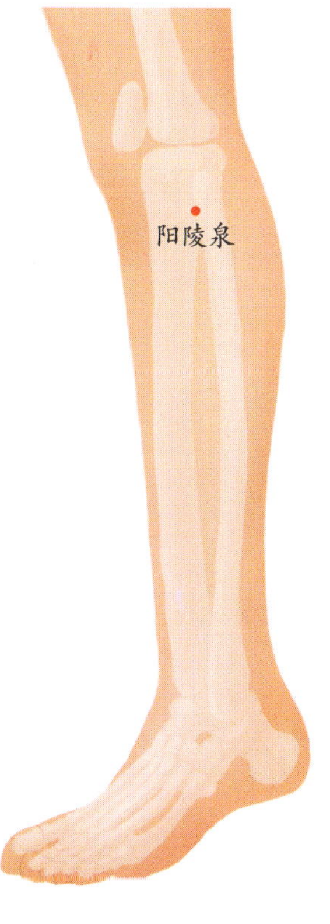

太溪穴	补肾益阴，清退虚热，壮补元阳
快速取穴法	足内踝尖和跟腱（脚后跟往上，足踝后部粗大的肌腱）之间的凹陷处即是太溪穴
主治	喉痛、齿痛、不寐、遗精、阳痿等
所属经脉	足少阴肾经
阳陵泉穴	疏肝利胆，强健腰膝
快速取穴法	用右手手掌轻握左膝盖前下方，拇指外其余4指向内，大拇指指腹所在的膝关节外侧一个小的突起前下方凹陷处即是阳陵泉穴
主治	痉挛肿痛、坐骨神经痛、半身不遂、下肢痿痹等
所属经脉	足少阳胆经
太冲穴	疏肝利胆，息风宁神
快速取穴法	在足背部，从第1、第2趾间沿第1跖骨内侧向小腿方向触摸，摸到第1个凹陷处即是太冲穴
主治	头痛、眩晕、目赤肿痛、口眼歪斜、胁痛、腹胀、呃逆、行路困难、月经不调、疝气、遗尿、癫痫、小儿惊风等
所属经脉	足厥阴肝经

推拿疗法很神奇，只要揉揉按按就能起到祛病养生的功效。但在推拿前，要先掌握一些推拿的基础知识，以便于能够运用正确的方法推拿。本章从推拿对人体的益处、常用推拿手法、常用的推拿工具、推拿宜忌等方面介绍，只要掌握了这些基础知识，就能自己在家推拿，保健养生。

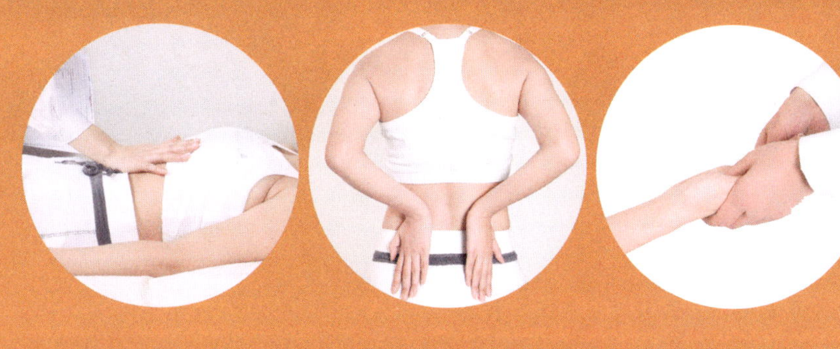

第二章

推拿小常识

——掌握推拿的基础知识

居家推拿的简介、功效及特点

推拿是什么

推拿是通过穴位、经络或神经系统的传导，直接或间接地刺激肌肉、骨骼、关节、韧带、神经、血管，产生局部或全身性的反应，这种变化使人体内部的各种生理机能逐渐趋于正常，增加人体抵抗力，达到“有病治病，无病健身”的目的。

推拿对人体的益处

推拿对呼吸系统的作用：通过对穴位、经络、神经等的刺激及传导作用，影响肺的功能。如按摩肺俞、膈俞及相关穴位，能够调整胸膈、肺的状态，从而产生镇咳、平喘、化痰作用，可加深呼吸，增加氧气的吸入和二氧化碳的排出，恢复肺的弹性。同时使呼吸肌发达，增加肺活量，使肺保持良好状态。

推拿对消化系统的好处：推拿的刺激使胃肠道平滑肌的张力、弹力、收缩力增加，从而加速胃肠蠕动，同时通过交感神经的作用，使支配内脏器官的神经兴奋，促进胃肠消化液的分泌。

对免疫系统的好处：推拿可提高人体的免疫力，使白细胞的数量增加，并能增强白细胞的噬菌能力。

对神经系统的好处：局部推拿可使周围神经兴奋性提高，加速反射传导作用，从而调节内脏的活动，如刺激第5胸椎处，可使贲门括约肌松弛。

对血液系统的好处：能清除血液中的有害物质，还可降低胆固醇、血脂。

对运动系统的好处：推拿可使肌肉纤维被动活动，使被牵拉的肌肉放松，消除疲劳，提高肌肉的运动能力。

对皮肤的好处：推拿按摩首先与皮肤接触，使皮下毛细血管扩张、充血、温度增高，使腺体分泌增加，故皮肤润泽而有弹性，可美容养颜，并且有减少皮下脂肪堆积的功效，可作为减肥手段之一。

对疼痛的好处：推拿按摩使细胞膜的稳定性增强，改变钾离子浓度，使疼痛症状缓解或消失。

对淋巴循环的好处：改善淋巴循环，加速水肿及渗出物等病理产物的代谢，有利于肿胀、渗出物的消除。

居家推拿的注意事项

给他人推拿的注意事项

1. 推拿前要修剪指甲，用温水洗手，将指环等有碍操作的物品摘掉。
2. 要耐心地向推拿对象说明推拿流程，态度要温和。
3. 调整好推拿对象的坐卧姿势，既要舒适又要便于操作。
4. 推拿手法要轻重合适，并随时观察推拿对象表情，使推拿对象有舒服感。
5. 每次推拿时间以20~30分钟为宜。
6. 在推拿对象情绪波动较大的情况下，如大怒、大喜、大恐、大悲等情绪时，不宜按摩。
7. 饭后不要立即推拿，最好在饭后2小时左右推拿。
8. 推拿时要注意保暖，以防着凉。

自我推拿的注意事项

1. 根据自己的实际情况和需要，选用适宜的推拿方法，并按规定的手法、经络、穴位依次进行。
2. 推拿手法上应先轻后重、由浅入深，循序渐进，切勿用力过大，以免擦伤皮肤。同时要清洁双手，修剪指甲。
3. 在推拿时放松肌肉，自然呼吸，宽衣松带。
4. 在空气流通、温度适宜的室内进行推拿，每日可做1~2次，每次20~30分钟。
5. 女性怀孕期间，不宜按摩肩井、合谷、三阴交、昆仑等穴位以及小腹、腰骶部，以防早产、流产等不良反应发生。
6. 患有严重的心、肝、肾等疾病若要推拿，须遵医嘱。
7. 患有传染性疾病者，如肝炎、肺结核、流感、流脑、性病等，不宜推拿。

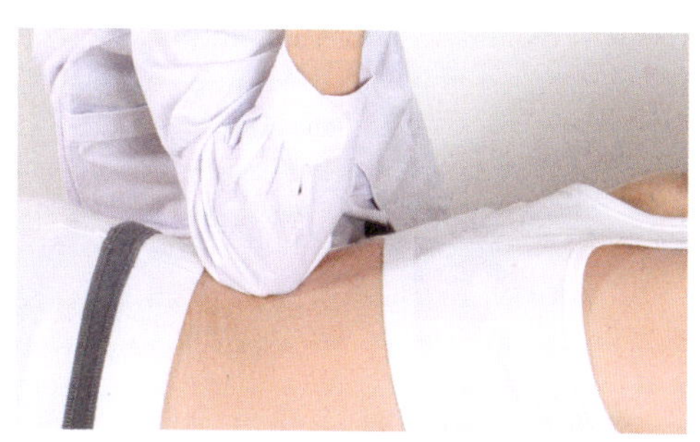

推拿的禁忌证

当身体处于某些特殊状态时，切勿进行推拿，以免对人体造成伤害。以下几种情况不宜进行推拿。

1. 各种急性传染病患者不能推拿，以防疾病传染和延误治疗。
2. 有急性炎症（如丹毒、疥疮、脓肿、骨髓炎、蜂窝组织炎、白喉等）和各种化脓性感染及结核性关节炎患者不能推拿，以免炎症扩散、蔓延。
3. 有各种大面积皮肤病和各种皮肤溃疡、烧伤、烫伤的患者不能推拿，以免创面感染。但如果患者只是某些部位有一般皮肤病而且没有传染性，则可选择皮肤完好无损的部位进行推拿。
4. 各种容易引起出血性疾病（如血小板减少、白血病等）的患者不能推拿，以免引起或加重出血。
5. 各种肿瘤（原发性或继发性恶性肿瘤）患者不能推拿。
6. 急性风湿性脊椎炎患者，不能推拿；危重患者、恶性贫血患者，也不能推拿。
7. 骨关节、骨质疾病或急性软组织损伤导致的局部组织肿胀者，如关节肿痛、关节脱位、骨折患者，不能推拿。但是关节复位后留有后遗症者可以推拿。
8. 各种急症患者（如急性阑尾炎、胃肠道急性穿孔等）不能推拿，应及时就医。
9. 妇女月经期、妊娠期，不宜对腹部进行推拿，以免增加经血量或引起流产、早产。
10. 有严重心、肝、脾、肺、肾功能不全的患者，不可进行推拿。
11. 年老体弱者、久病极度消瘦者、过度饥饿者或饭前、饭后半小时应慎用推拿。

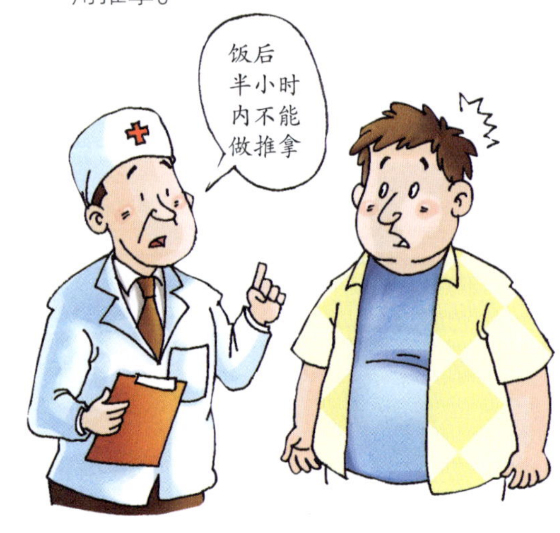

推拿的时间掌控及推拿后的反应应对

推拿的时间掌控

推拿时间以20~30分钟为宜，若是敏感性皮肤可缩短至10~15分钟，因为推拿时间过长会使皮肤表层温度提高，血液循环加速，使敏感程度加剧；刚清洁过的暗疮性皮肤尤其要缩短按摩时间，否则可能导致皮肤炎症的扩散。

推拿中的反应应对

在推拿、按摩过程中，身体会有各种反应，须针对身体反应选择正确的操作方法，可使推拿效果更佳。

酸	气血不足，可通过按摩将新鲜气血引过来。
麻	气至血不至，可以巡经络向上找到敏感点推拿、按摩。
胀	气有余而血不足，可多按摩此处，揉散即可。
痛	有瘀血阻塞，可用刮痧、按摩等方式消除浅层瘀血。
痒	气血在冲击此处的脏污，可按摩此处。
木	气血均未至，需要通过推拿、按摩将新鲜气血引过来。
酸痛	因血少，进而流动缓慢，然后产生瘀滞，不通则痛，按摩即可。
僵硬疼痛	肢体受到酸痛侵袭后，没有及时进行调治，使血液在此处形成瘀血，变得僵硬疼痛。落枕、颈椎病、肩周炎或者关节炎等都属此类型，可通过推拿、按摩来调理。

居家推拿的基本手法

推法 |通|经|利|窍|

手法	用拇指、手掌、拳面及肘尖紧贴治疗部位，运用适当的压力，进行单方向的直线移动的手法。
平推法	用指、掌、拳面沿经络循行或沿肌肉纤维走向直线推动，着力要均匀、速度宜缓慢。
直推法	用手指、掌或鱼际部位紧贴皮肤，用力着实，推进速度和力度要均匀、持续，动作要协调，保持一定的与皮肤垂直的力度，做单方向直线推法。
分推法	以两手拇指或多指，按压在施术部位，向两侧相反方向，分开推动的方法。
合推法	以两手指或两掌，从两个不同方向，位置相对地向中间点汇拢推进的方法。
要领	肩及上肢放松，操作向下的压力要适中、均匀，用力深沉平稳，呈直线移动，不可歪斜，推进的速度宜缓慢均匀，每分钟50次左右。
功效	具有行气止痛、温经活络、调和气血的功效。

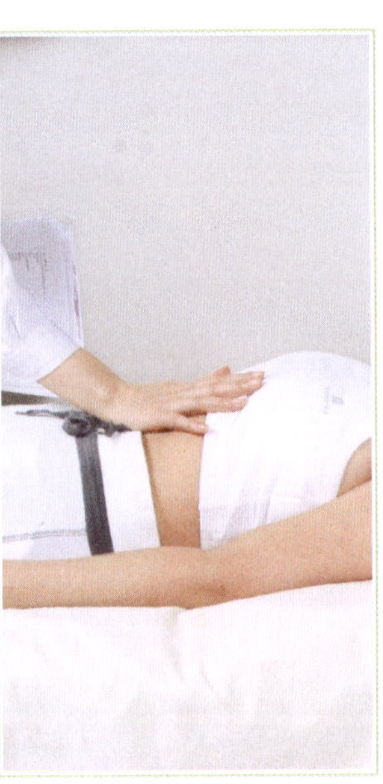

拿法 |舒|筋|活|络|

手法	用拇指与食指、中指或用拇指与其余四指螺纹面着力，做对称性相对用力，在一定的穴位或部位上进行一紧一松的捏提动作的一种手法。
三指拿法	此拿法以手指为主。此法适用于手指、足趾等身体较小的部位。
五指拿法	用拇指与其余四指指面为着力部位，相向对称用力挤压，捏而提起。
要领	腕关节要放松，巧妙运用指力，手指动作要协调柔和灵活。力量要由轻到重，轻重和谐。不可用指端去扣掐。
功效	舒筋活络，解表发汗，镇静止痛，开窍提神。

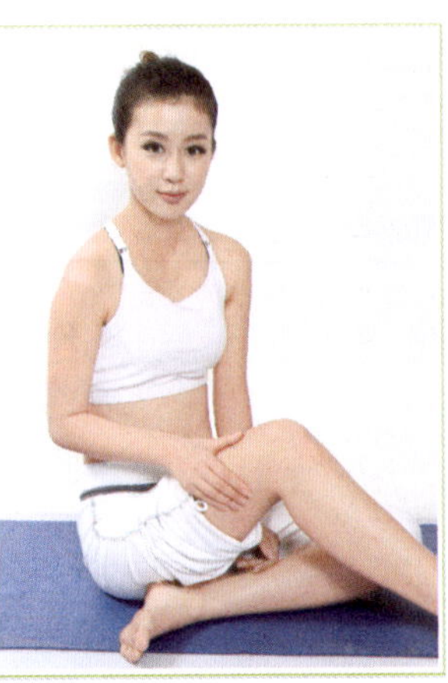

摩法 消化疾病和时尚美容的常用按摩手法

手法	用手掌或指腹轻放于体表治疗部位，做环形的、有节律的摩动手法。
指摩法	手指并拢，指掌部自然伸直，腕微屈曲，以食指、中指、无名指及小指的中节和末节指腹贴附于施术部位的皮肤上，做直线或环旋摩动的手法。
掌摩法	手掌自然伸直，腕关节放松，贴附于施术部位，以掌心和掌根为着力点，在腕及前臂带动下，持续、连贯、有节奏地环转摩动，叫掌摩法。此法用于腰背部及胸腹部。
要领	腕关节放松，指掌关节自然伸直，着力部位紧贴体表，前臂连同腕部做缓和协调的环旋抚摩活动，顺时针或逆时针方向均匀往返操作。
功效	具有益气和中、消积异滞、疏肝理气、调节肠胃、活血散瘀、消肿止痛等功能。

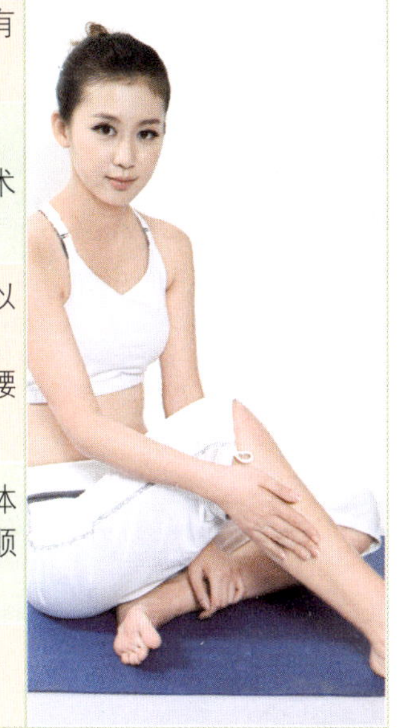

按法 一般用于胸胁病痛

手法	用拇指、掌根等部位按压体表一定的部位或穴位，逐渐用力，向下用力，并持续几秒至半分钟。
指按法	以拇指指腹或食指、中指、无名指指腹，按压体表的方法，此方法常用于穴位。
指腹按压法	用另一手拇指重叠按压，此方法常用于穴位。
指端按法	以指端按压，此方法常用于穴位。
屈指按法	食指屈曲，以指背按压，此方法常用于穴位。
掌按法	以掌根、全掌或鱼际部位进行按压的，此方法常用于背、腹等较大部位。
要领	垂直按压，固定不移，用力由轻到重，稳而持续，忌用暴力。指按法结束时不宜突然放松，应逐渐递减按压的力量。
功效	安心宁神，镇静止痛，温中散寒，矫正畸形。

捏法 行气活血，对脏腑功能有益

手法	用拇指和食指、中指相对，挟提皮肤，双手交替捻动，向前推进。
啄捏法	以双手微握，无名指与小指握向掌心，虎口向上，食指自然微弯。用拇指与中指指腹相对用力，一张一合，反复、持续、快速地捏拿皮肤。
要领	以腕关节用力为主，指关节作连续不断灵活轻巧地挤捏，双手同时操作要协调，用力均匀柔和，速度可快可慢，快者每分钟100~120次，慢者每分钟30~60次。
功效	具有调和阴阳、增补元气、健脾和胃、疏通经络、行气活血的作用。

揉法 缓解疲劳

手法	用手的不同部位，着力于一定的部位上，做圆形或螺旋形的揉动，以带动该处的皮下组织随手指或掌的揉动而滑动的手法。
大鱼际揉法	用手掌大鱼际在治疗部位上进行轻柔灵活的揉动的方法。
掌根揉法	用掌根附着于施术部位上，以肘关节为支点，前臂做主动运动，带动腕掌做小幅度的回旋运动，使掌根部在施术部位上进行柔和的连续不断的旋转揉动的方法。
肘部揉法	用肘部置于施术部位处，以肘关节为支点，上臂做主动运动，带动施术部位旋转揉动的方法。
拇指揉法	以腕关节为支点，拇指主动做环转运动，余指配合拇指做助力运动，使拇指螺纹面在施术部位上做连续不断的旋转揉动的方法。
中指揉法	中指指间关节伸直，掌指关节微屈，以中指螺纹面着力于施术部位或穴位上的方法。
功效	具有加速血液循环、改善局部组织的新陈代谢、活血散瘀、缓解痉挛和减轻疼痛的作用。

擦法 温经透热，治疗寒症

手法	用指或掌为着力部位，在施术部位做直线快速往返运动，使之摩擦生热的手法。
指擦法	将食指、中指并拢，用螺纹面做往返的直线擦动的方法。
鱼际擦法	用鱼际在穴位上做往返的直线擦动的方法。
掌擦法	用手掌在穴位上做往返的直线擦动的方法。
要领	腕关节要伸直，使前臂与手接近相平，以肩关节为支点，带动手掌作前后或左右直线往返擦动，不可歪斜，手掌向下的压力要均匀适中，动作要均匀而连贯。
功效	此手法常用于疏通经络、调和气血、放松肌肉、祛风散寒、解痉止痛。

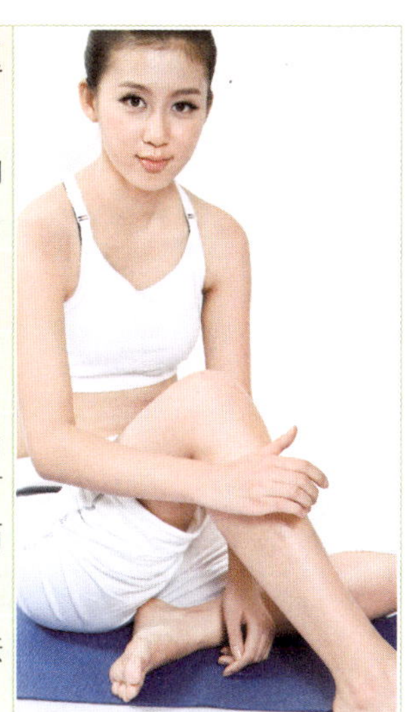

㨰法 加大受力，疏通经络

手法	用手背近小指侧部分或小指、无名指、中指的掌指关节突起部分着力，通过腕关节伸屈和前臂旋转的复合运动，持续不断地作用于被按摩的部位上的方法。
拳㨰法	单手半握拳，贴近于皮肤体表部位进行直线操作，用腕关节带动第2至第5掌指关节背侧完成，腕关节的旋转是以手背的尺侧来完成的。
小鱼际㨰法	是第5掌指关节背侧要贴近体表部位进行直线或弧线操作，不能拖动或跳动，肘关节微屈部肌肉要放松，压力、频率、摆动幅度要均匀，动作要协调灵活。
要领	肩臂和手腕要放松，肘关节微屈约120度角，即腕关节屈曲、前臂旋后时向外㨰动约80度角，腕关节伸展，前臂旋前时向内㨰动约40度角，着力要均匀，动作要协调而有节律，一般㨰动的频率每分钟约140次。
功效	具有活血散瘀、消肿止痛、缓解肌肉痉挛的功效。此外，还能增强肌肉的活动能力和韧带的柔韧性，促进血液循环及消除肌肉疲劳。

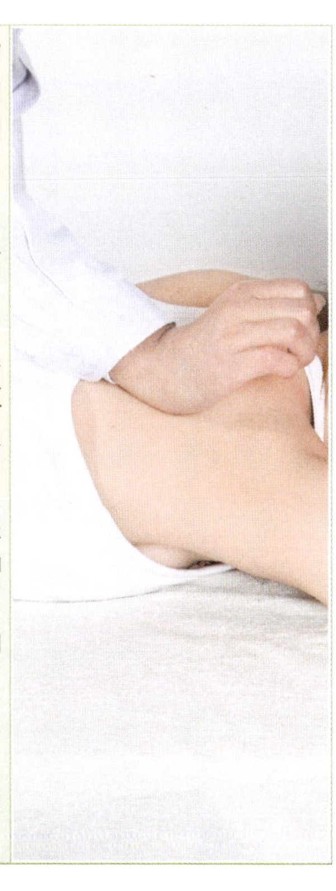

搓法 放松肌肉，解痉止痛

手法	两手掌面夹住肢体，对称用力做相反方向的来回快速搓揉，或做顺时针方向的回环搓揉，即做双掌对揉的动作。
指搓法	此搓法以手指为主。此法适用于手指、足趾等身体较小的部位。
鱼际搓法	此搓法以两手鱼际为主。此法适用于人体四肢远端肌肉。
掌面搓法	此搓法以手掌面为主。此法适用于腰背、胸腹、肩背、四肢近端肌肉等面积较大的部位。
要领	操作时两手用力要对称，动作柔和而均匀，搓动要快，移动要慢。
功效	此手法常用于疏通经络、调和气血、放松肌肉、祛风散寒、解痉止痛。

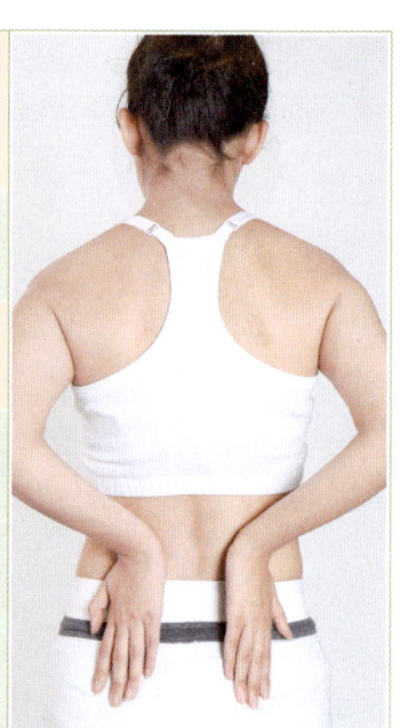

拍法 急慢性腰肌劳损的常用按摩手法

手法	手指自然并拢，用腕关节摆动作起落，反复着力于体表施术部位的方法。
四指拍打法	以食指、中指、无名指、小指并拢，平放拍打部位，使皮肤微红为度。
指背拍打法	五指自然屈曲，用腕部屈伸带动手指，以指背拍打施术部位。
虚掌拍打法	五指并拢呈空掌状，在体表进行拍打。
五指撒拍法	五指撒开，伸直，用小指外侧前端，顺肢体或肌筋的方向，于施术部位进行拍打的方法。
要领	拍打时，肩、肘、腕要放松，以手腕发力，着力轻巧而有弹性，动作要协调灵活，频率要均匀。
功效	有促进血液循环、舒展肌筋、消除疲劳和调节神经肌肉兴奋性的作用。

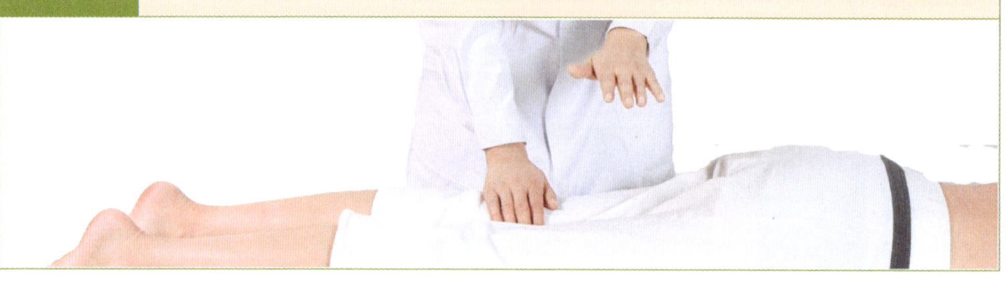

抖法 |肢|体|放|松|，|滑|利|关|节|

手法	用单手或双手握住患肢远端，做连续的、小幅度的、频率较高的上下抖动的手法。
肢体抖动法	用双手或单手握住肢体远端，微用力做连续小幅度的上下快速抖动。
肌肉抖动法	用手轻轻抓住肌肉，进行短时间的左右快速抖动。
要领	动作要连续、均匀，频率由慢到快，再由快到慢；抖动的幅度要小，频率一般较快，用力不要过大。
功效	具有舒筋通络、放松肌肉、滑润关节的功效。

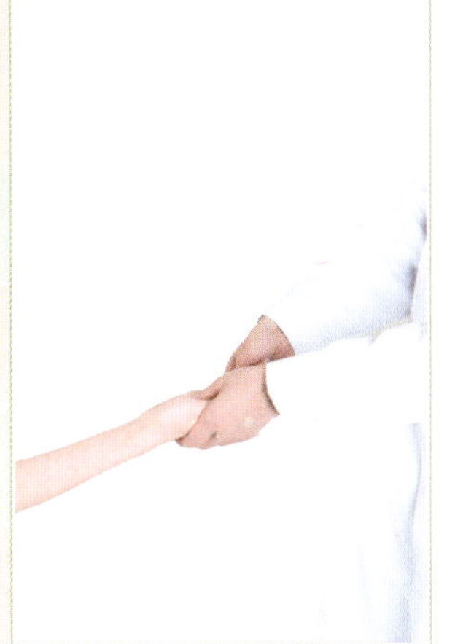

点法 |刺|激|穴|位|，|疏|通|经|络|

手法	用屈曲的指间关节突起部分为着力点，按压于某一治疗点上的方法。
拇指端点法	用手握空拳，拇指伸直并紧贴于食指中节的桡侧面，以拇指端为着力点压于治疗部位。
屈拇指点法	以手握拳，拇指屈曲抵住食指中节的桡侧面，以拇指指间关节桡侧为着力点压于治疗部位。
屈食指点法	是以手握拳并突出食指，用食指近节指间关节为着力点压于治疗部位。
要领	动作要灵活，用力可稍大，要带动皮肤一起揉动，不要和体表有摩擦移动。

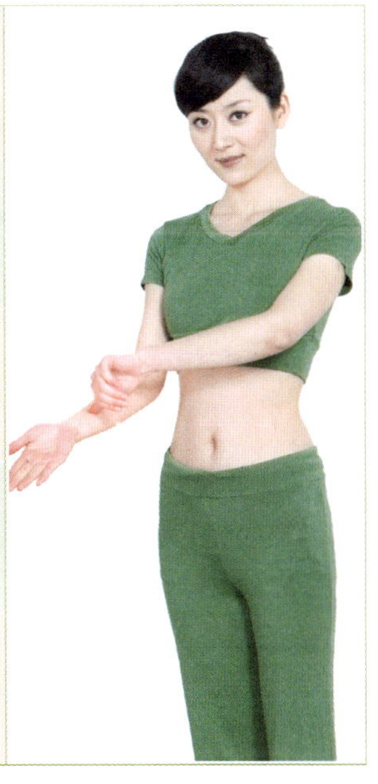

常用的推拿工具

木槌、按摩棒、击打棒

用木槌、按摩棒、击打棒凸出的一端进行击打按摩。

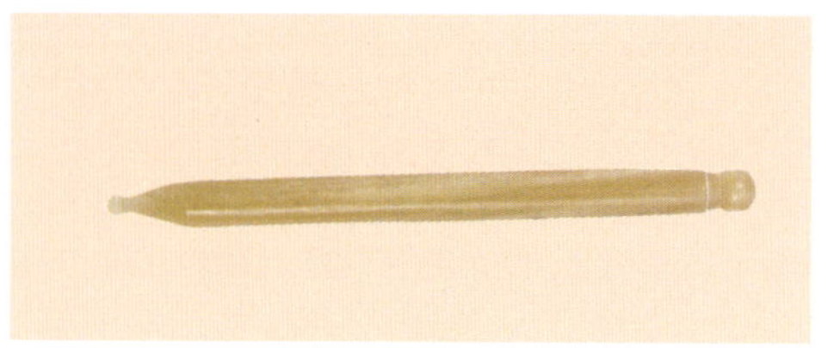

足底按摩器

脚踩在按摩器上面，凸起的部分可以按摩脚底。

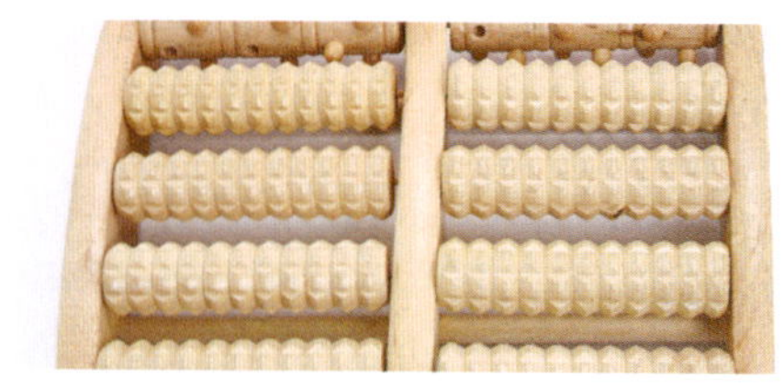

米粒、菜籽、王不留行子

在1厘米见方的药用胶布中央放一粒米或菜籽、王不留行子，在指压或按摩后贴在穴位上，有保持按摩效果的作用。

鹅卵石

可将鹅卵石踩在脚底，来回搓动，按摩足底。

夹子

用夹子夹住疼痛穴位，能达到同捏法一样的按摩效果，而且十分便捷。

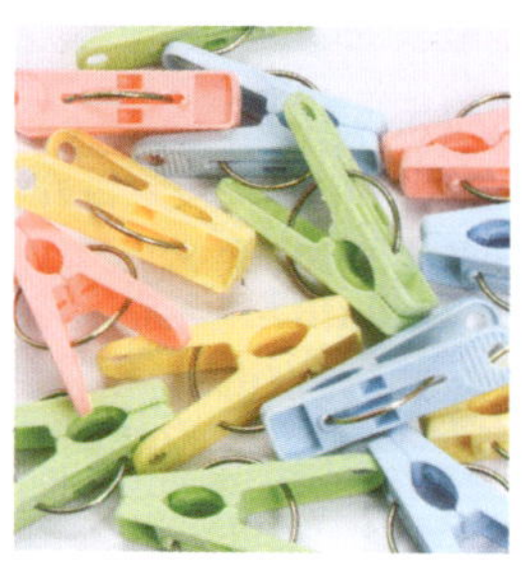

牙签

使用牙签不带尖的一端，按压指尖、耳朵等窄小部位上的穴位。

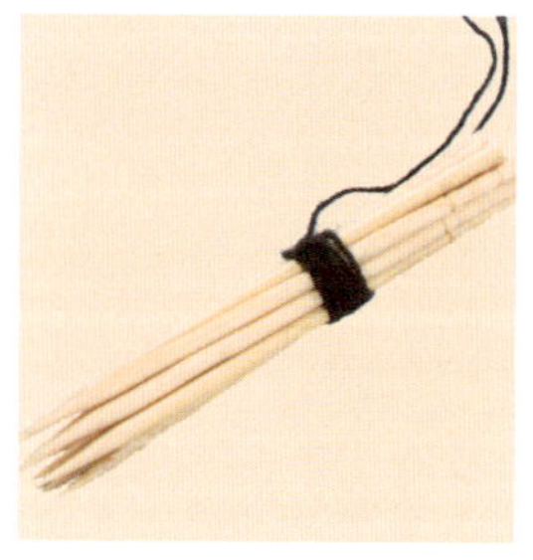

戒指、套环

用戒指、套环坚硬突起的部分按压颈周、手腕、脚腕及手指周围的穴位，有舒筋活络的作用。

木棍

将木棍一端用布包裹住，用以击打穴位，可以缓解疲劳、疏通筋骨。

圆珠笔、铅笔、钥匙

在脚掌、手掌、胳膊这些面积较小的部位施加较强的力时，用圆珠笔或铅笔代替手指会更方便；钥匙压住穴位部分的面积较小，刺激较强。

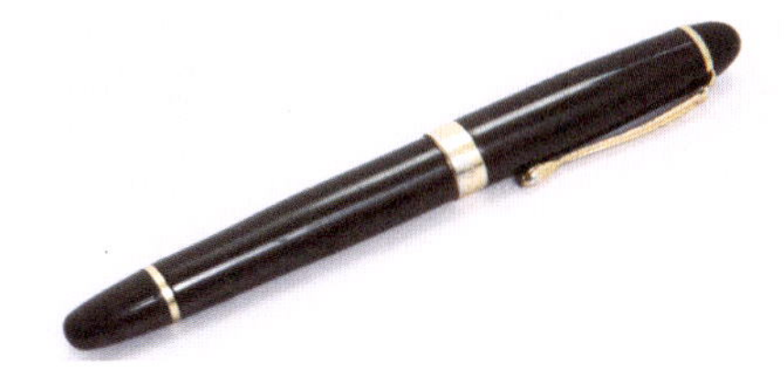

牙刷、软毛刷、浴刷

利用牙刷、软毛刷、浴刷沿经络的循行路线进行刷擦，可以代替摩法或擦法，不仅省力而且效果更佳。但要注意力度，不可将皮肤擦破。

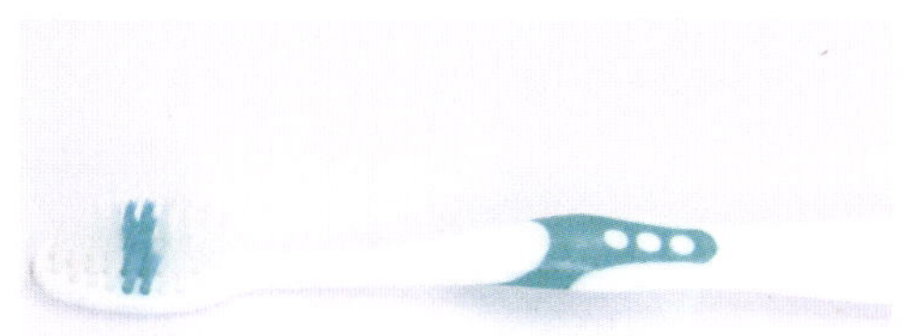

核桃、小球

核桃和小球都可以用作按摩道具。可将核桃和小球放在脚底，稍用力使其滚动，刺激脚底的穴位，促进血液循环。

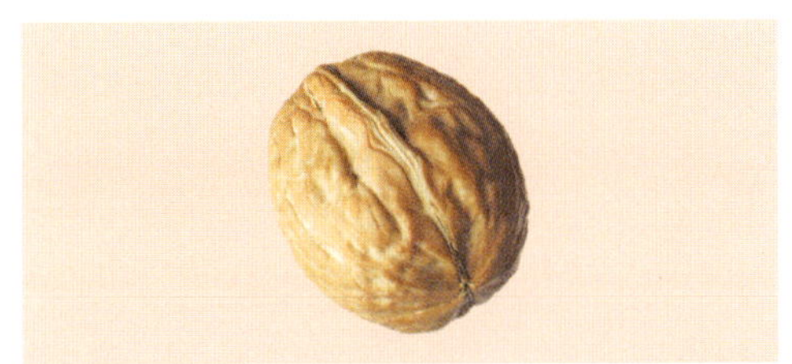

夹趾器、按摩环

夹趾器是用脚趾夹住按摩器进行穴位按摩；按摩环是将脚伸入环内，上下移动，刺激小腿部穴位。

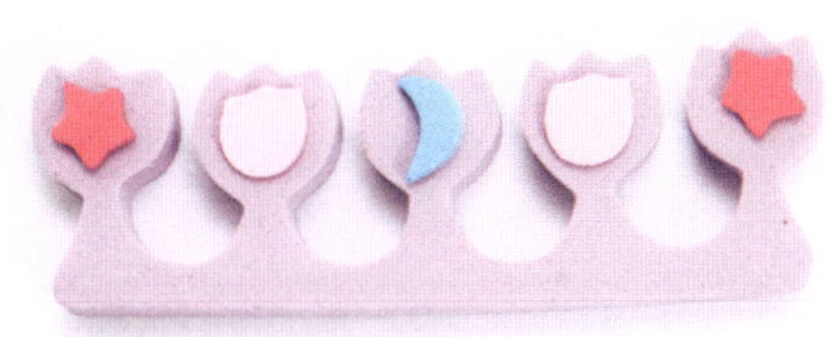

梳子

用梳了梳头或手心，可以较好地刺激这两个部位的穴位；梳背和梳柄则可以用来拍打或按摩背部、颈部等部位，起到促进血液循环的作用。

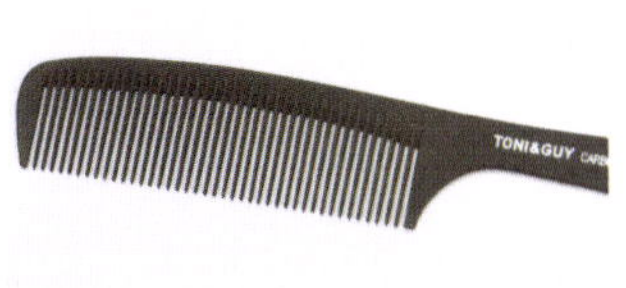

热水袋

将装满热水的热水袋用毛巾包住，放在疼痛部位，可有效促进血液循环，缓解疼痛，尤其适用于经期腹痛。

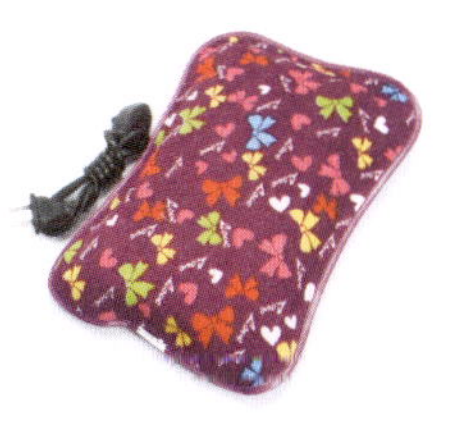

滚摩器

用滚轮按摩器进行揉法、击打法按摩，可消除肿胀，操作方便。

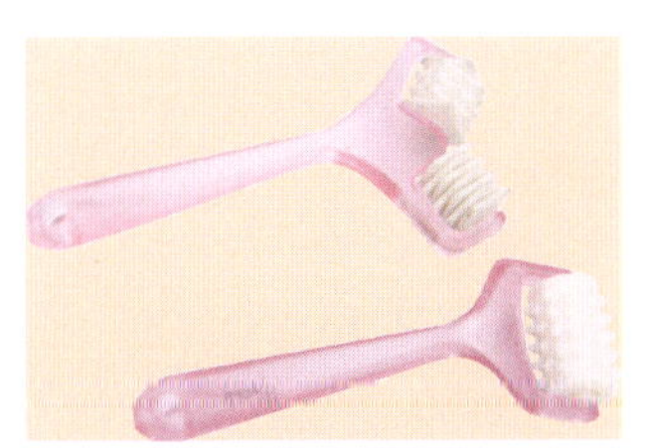

常用的推拿介质

推拿介质是指在推拿按摩过程中，为了减少对皮肤的摩擦损害，或者为了借助某些药物的辅助作用，而在推拿部位的皮肤上涂抹的液体、膏剂或粉末。

类别	名称	说明
水剂	凉水	有清凉肌肤和退热作用，一般用于外感热证。
	红花酒精	将1克红花浸泡于100毫升酒精中，2周后即可使用。有活血祛瘀的功效，用于穴位按摩及四肢酸痛。
	薄荷水	取5%的薄荷脑5克，浸入75％酒精100毫升内配制而成。具有温经散寒、清凉解表、清利头目和润滑作用，常用于治疗小儿虚寒性腹泻及软组织损伤，用于擦法、按揉法可加强透热效果。
	生姜汁	将适量生姜切碎、捣烂，取汁液。有发汗解表、温中健胃、助消化的功效，既可用于风寒感冒，又可用于胃寒呕吐及腹痛、腹泻之证。
	葱姜汁	由葱白和生姜捣碎取汁，也可将葱白和生姜切片，浸泡于75％酒精中使用。能加强温热散寒作用，常用于冬春季保健按摩及小儿虚寒证。

类别	名称	说明
粉剂	滑石粉	即医用滑石粉，有润滑皮肤的作用，多用于小儿推拿、按摩，一般在夏季常用。
	爽身粉	有润滑皮肤、吸水的作用，可代替滑石粉。
油剂	红花油	由水杨酸甲酯、红花、薄荷脑配制而成。有消肿止痛的作用，用于急性或慢性软组织损伤。
	香油	运用擦法时涂上少许香油，加强手法透热效果。
	传导油	由玉树油、甘油、松节油、酒精、蒸馏水等量配制而成。用时摇匀，有消肿止痛、祛风散寒的作用，适用于软组织慢性劳损和痹症。
酒剂	白酒	有活血祛风、散寒除湿、通经活络的作用，对发热病人还有降温作用，一般用于急性扭挫伤，适用于成人推拿。
	外用药酒	将归尾30克、乳香20克、没药20克、血竭10克、马钱子20克、广木香10克、生地10克、桂枝30克、川草乌20克、冰片1克浸泡于1500毫升高浓度白酒中，2周后即可使用。此药酒有行气活血、化瘀通络的功效，适用于各种慢性软组织损伤、骨和软骨退行性病症。

每个人都会受到常见病的困扰，得了感冒怎么办？头痛怎么办？牙疼怎么办？……很多人都会首选打针吃药。其实，生活中的很多常见病，都是可以通过推拿攻克的。只要找准了穴位，轻轻一按，疾病就会悄悄隐退。

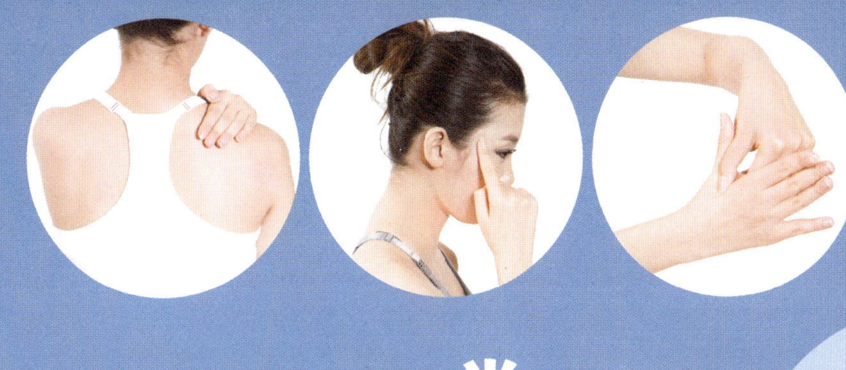

第三章

常见病推拿——防病治病真有效

感冒

病症链接

感冒是一种自愈性疾病，医学上称急性上呼吸道感染，并且经常伴随喉、气管、肺、口腔、鼻窦、中耳、眼及颈淋巴结等并发症，一年四季经常发病，反反复复不好治疗。总体上分为风寒感冒和风热感冒两种。

病因

受凉、伤风，或者由病毒感染、细菌和病毒混合感染，或变态反应引起的上呼吸道感染。

症状表现

风寒感冒：恶寒重，发热轻，或不发热，头痛无汗，身体酸痛，鼻塞声重，流清涕，喉咙发痒，咳嗽有白痰。

风热感冒：发热重，微恶寒，汗出不畅，头胀且痛，咳嗽有痰，黏稠发黄，鼻塞流黄浊涕，咽喉肿痛。

居家按摩治疗处方

按揉大椎穴，按压风池穴，揉风门穴，推揉太阳穴。

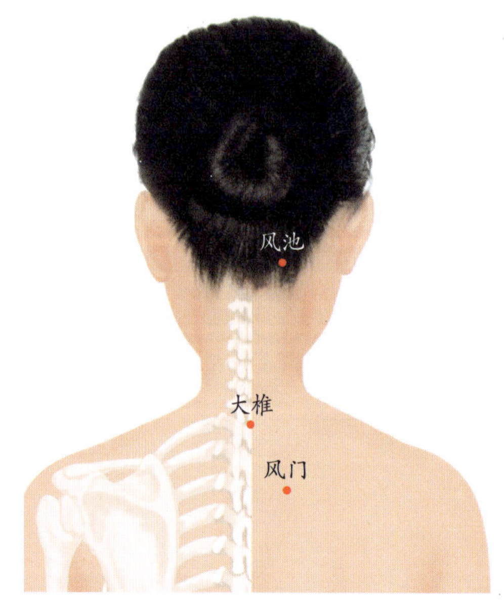

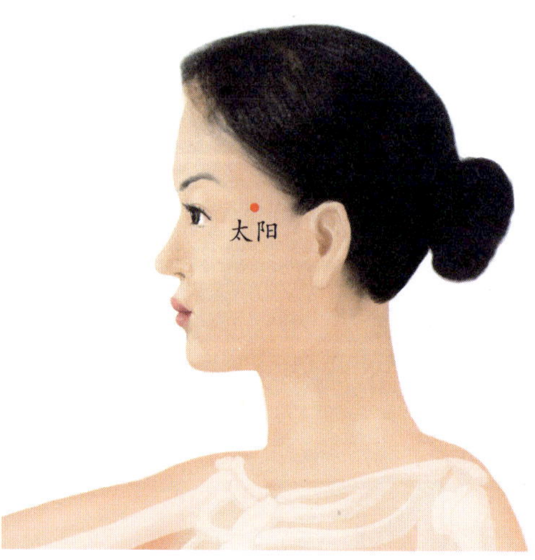

按揉大椎穴

取穴窍门：低头时，摸到颈后突起最高的高骨，在这块高骨的下方凹陷处即是大椎穴。

取穴原理：大椎穴是人体所有阳经汇聚之处，可抵御外邪，治疗外感表证引起的风寒、风热感冒。

按摩方法：用食指按揉颈后的大椎穴，以皮肤发热发红为度。

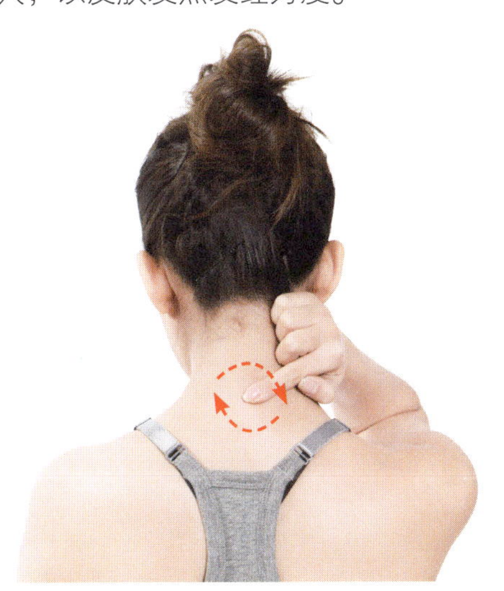

按压风池穴

取穴窍门：颈部耳后发际下的凹窝内，相当于耳垂齐平的位置即是风池穴。

取穴原理：起到清热疏风解表的作用，特别适合风热感冒。

按摩方法：双手抱拢头部，用双手拇指或食指指腹按压两侧的风池穴约1分钟，至有酸、胀、麻、重感觉为度，以感到局部发热、浑身轻松为止。

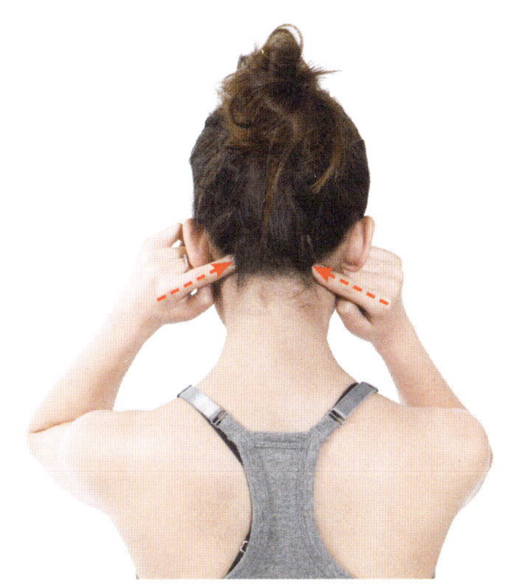

揉风门穴

取穴窍门：食指、中指并拢，越过肩伸向背部，大椎穴下第2个棘突下凹陷的中心旁开1.5寸即是风门穴。

取穴原理：有宣通肺气、调理气机的功效，可缓解由肺气失宣引起的咳嗽、流鼻涕等感冒症状。

按摩方法：用拇指或食指指腹按揉风门穴36次，以有酸、麻、胀感为度。

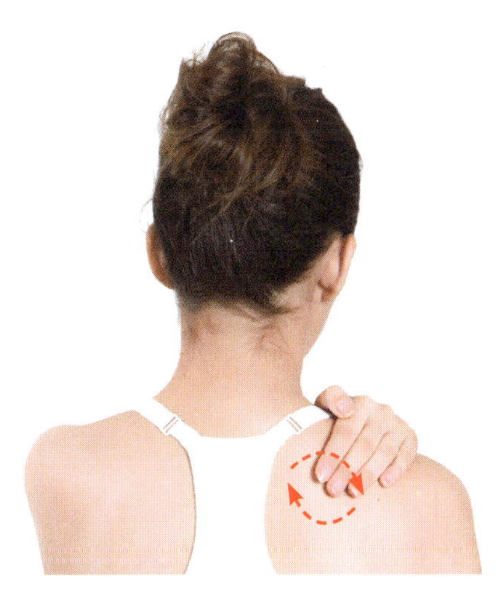

推揉太阳穴

取穴窍门：头部侧面，眉梢和外眼角中间向后1横指凹陷处即是太阳穴。

取穴原理：疏通脑部经络，去虚火，清脑明目，可改善由感冒引起的头痛症状。

按摩方法：用两拇指外侧自前向后直推太阳穴30~50次，再用食指指腹向耳方向揉30~50次。

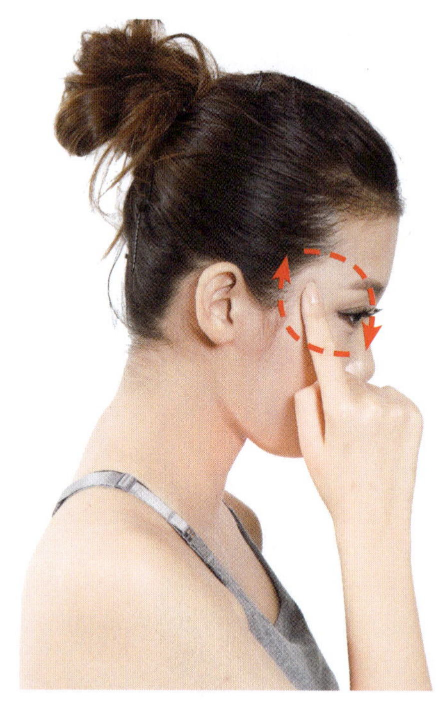

注意事项

- 一定要注意保暖，尤其要注意脚的保暖。
- 睡眠要充足，不要睡得过晚，足够的睡眠可提高人体的免疫力，加速感冒的治愈。
- 每天要保证充足的饮水，多吃含维生素C丰富的新鲜蔬菜水果，有助于感冒的痊愈。
- 感冒期间饮食应以清淡口味为主，避免油腻、辛辣和生冷的食物。
- 感冒时应避免吸烟，吸烟会干扰呼吸道纤毛活动，加重感冒的呼吸道症状。

精选小偏方

热姜水泡脚

将5~6片生姜放入热水中，双脚浸于热姜水中，水以能浸到踝骨为宜。浸泡时可在热姜水中加点盐、醋，并不断添加热水，浸泡至脚面发红为止，晚上睡前泡1次，盖被保暖，第二天感冒症状即可减轻。

随症加减

风寒感冒

恶寒重，发热轻，或不发热，头痛无汗，身体酸痛，鼻塞声重，流清涕，喉咙发痒，咳嗽有白痰。

取穴与部位：风池、大椎、肺俞、曲池、尺泽、列缺、外关、合谷、太阳、印堂、迎香、前额、颈项。

按摩方法

1. 按揉风池、大椎、肺俞穴，每穴2~3分钟。
2. 拿颈项3~5遍，以感到酸胀为度。
3. 按揉曲池、尺泽、列缺、外关、合谷等穴，每穴1分钟。
4. 推太阳、印堂等穴，每穴约3分钟。
5. 按揉迎香穴1分钟，分抹前额2分钟。

风热感冒

发热重，微恶寒，汗出不畅，头胀且痛，咳嗽有痰，黏稠发黄，鼻寒流黄浊涕，咽喉肿痛。

取穴与部位：风池、大椎、曲池、鱼际、肩井、中府、云门。

按摩方法

1. 按揉风池、大椎、曲池等穴，每穴2~3分钟。
2. 按揉鱼际穴1分钟，拿肩井穴2分钟。
3. 点按中府、云门穴，每穴约3分钟。

注：肺俞穴位置见17页图。
印堂穴、迎香穴位置见14页图。
鱼际穴位置见22页图。

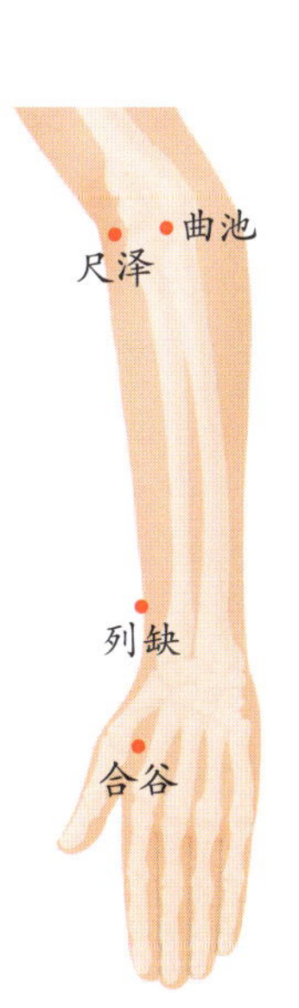

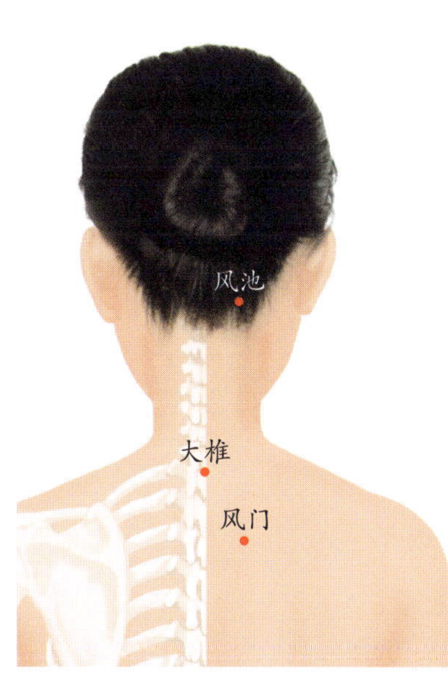

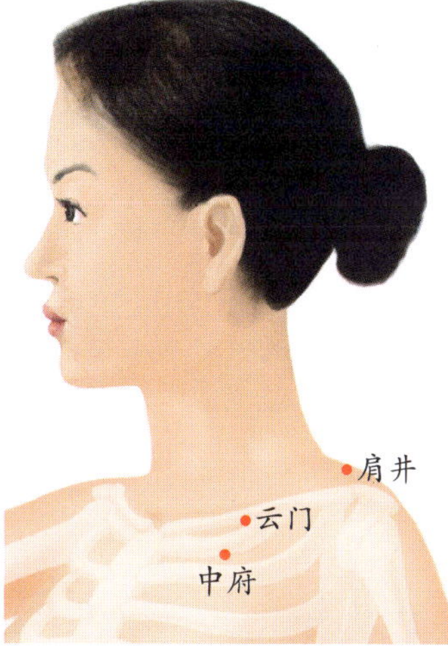

鼻炎

病症链接

鼻炎是由于鼻腔血管的神经调节功能紊乱，导致以鼻黏膜血管扩张、腺体分泌增多为特征的慢性炎症。病变表现为鼻黏膜肿胀，血管扩张、充血，黏液分泌增多，间质内淋巴细胞和浆细胞浸润。

病因

1.气候变化：当气候变化较大时，无论是骤凉骤热均易使鼻黏膜受到刺激而引起鼻炎。

2.环境因素：空气中的有害物质直接刺激鼻腔黏膜而成为引起鼻炎发病率高的主导因素。

3.鼻邻近器管病变：如扁桃体炎、咽炎、腺样体炎等病变炎症可扩散到鼻腔而引起鼻炎。

4.滥用药物：如长期使用滴鼻净或服用降压药等均可引起药物性鼻炎。

5.全身因素：许多全身慢性病如贫血、糖尿病、风湿、结核、肝肾疾病及内分泌病变均可使机体抵抗力降低，鼻黏膜血液循环障碍而引发鼻炎。

症状表现

1.通常会有间歇性鼻塞或者是交替性鼻塞，间歇性鼻塞是指在运动后或者天热时鼻塞减轻，在寒冷或者是夜间低温时鼻塞加重；交替性鼻塞表现为一侧通畅，另一侧鼻塞，往往在侧卧的时候，下侧鼻腔鼻塞较为严重，上侧则通气较好。

2.鼻涕较多，多是呈现半透明黏性，如果是在继发感染后会呈现脓涕。此外，可能还会引发咽喉不适，如咳嗽多痰等。

3.还会引起间断性嗅觉减退、头痛不适。

居家按摩治疗处方

按揉迎香穴，揉鼻通穴，推擦印堂穴，按揉合谷穴。

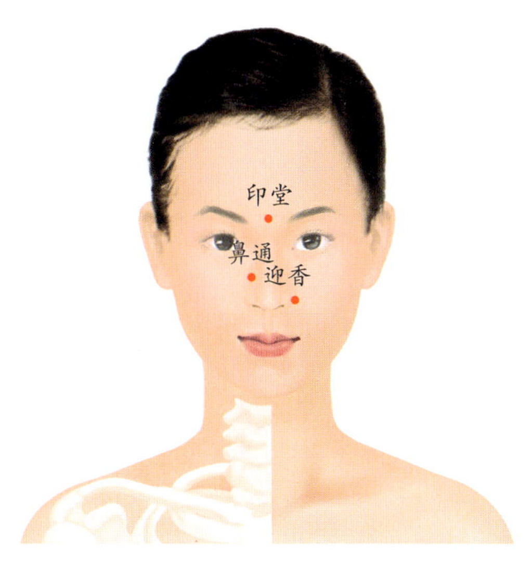

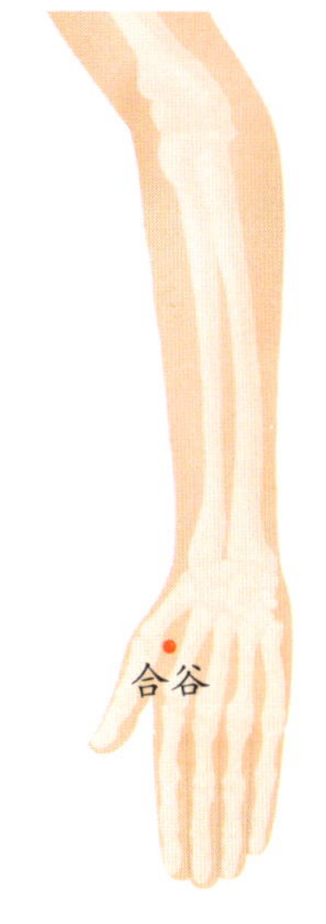

按揉迎香穴

取穴窍门：在鼻翼外缘中点旁，当鼻唇沟中。

取穴原理：能解除鼻塞症状，改善通气，对治疗鼻炎导致的鼻塞有良好的效果。

按摩方法：用两只手的食指指腹按住迎香穴，由内而外转36圈。

揉鼻通穴

取穴窍门：鼻唇沟上端尽处即是鼻通穴。

取穴原理：能促进鼻部的血行，增强鼻黏膜的功能，从而使鼻子通畅。

按摩方法：用双手食指或中指的指腹摩揉鼻通穴50次。早晚各1次，指端按压力度要适中。

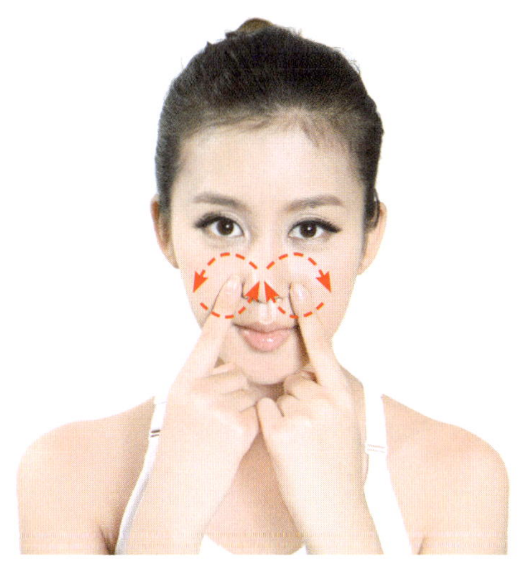

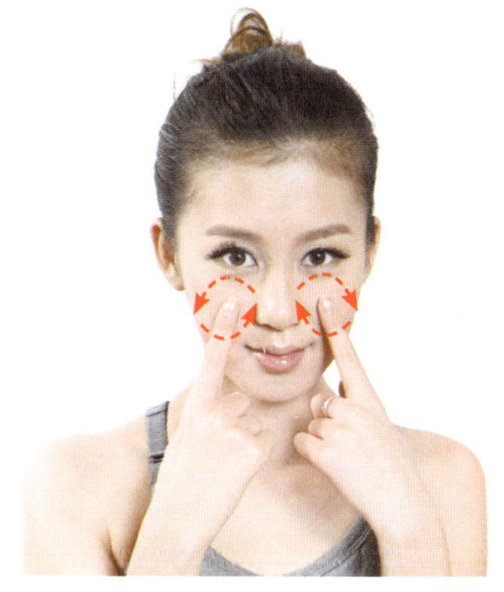

推擦印堂穴

取穴窍门：两眉头连线的中点，凹陷处即是印堂穴。

取穴原理：清脑明目，通鼻开窍，对缓解鼻腔不适有很好的效果。

按摩方法：将大拇指与食指并在一起，稍微用力进行按压，然后再慢慢向上推，如此反复按摩2~3分钟。

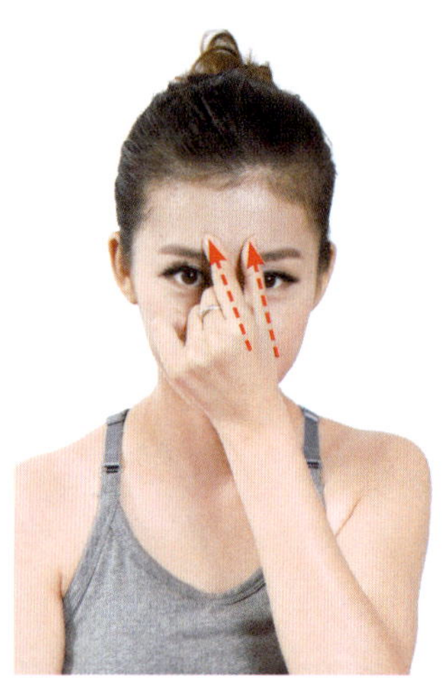

按揉合谷穴

取穴窍门：一手拇指弯曲，另一手虎口分开，弯曲的拇指指间关节卡在另一只手张开的虎口处，自然落下，拇指尖处即是。

取穴原理：促进血液循环，能舒缓鼻塞、头晕、疲倦等症状。

按摩方法：用左手的大拇指和食指上下揉动右手的合谷穴200下，再用右手的大拇指和食指上下揉动左手的合谷穴200下。

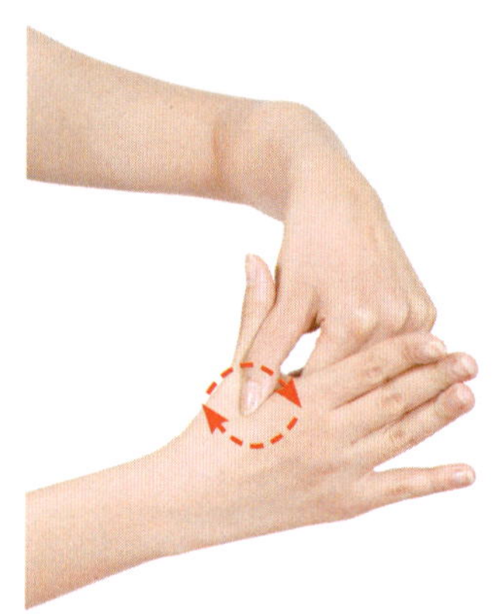

注意事项

- 保持工作、生活环境的空气清洁，避免接触灰尘及化学气体，特别是有害气体。
- 改掉挖鼻的不良习惯。
- 慎用鼻黏膜收缩剂，尤其不要长期不间断地使用。
- 注意保暖，适当时候戴上口罩，洗澡后应擦干头发再入睡，避免感冒。
- 尽量少吸烟、饮酒，少食刺激性食物。

精选小偏方

塞葱白汁棉团

取适量葱白洗净，捣烂，用纱布滤汁，放几小团指甲盖大小的药棉浸葱汁备用。治疗时先用棉签蘸淡盐水清洁鼻孔，然后将浸了葱汁的小棉花团塞入鼻孔内，保持数分钟，一开始感到刺鼻，渐渐会失去刺激性，当效力消失后再换新棉团，每次如此塞0.5~1小时。一天2~3次。

慢性咽炎

病症链接

慢性咽炎是指咽部黏膜、淋巴组织及黏液腺的弥漫性炎症，常反复发作，经久不愈。临床症状有咽部发干、发痒、灼热、疼痛、有异物感、吞咽不适、声音嘶哑或失音等，重症者伴有咳嗽、咳痰等症状，晨起较甚。

病因病机

1.气候骤变，起居不慎，肺卫不固，风热邪毒乘虚而入，从口鼻直袭咽喉，而发为急性咽炎。

2.风寒外侵，营卫失和，不能驱邪外出，邪气郁而化热，郁结咽喉而发为急性咽炎。

症状表现

咽部干燥，灼热疼痛，吞咽困难，严重时有发热、头痛、纳呆、全身不适等症状。

居家按摩治疗处方

按揉廉泉穴，按揉人迎穴，按揉天突穴，点揉照海穴。

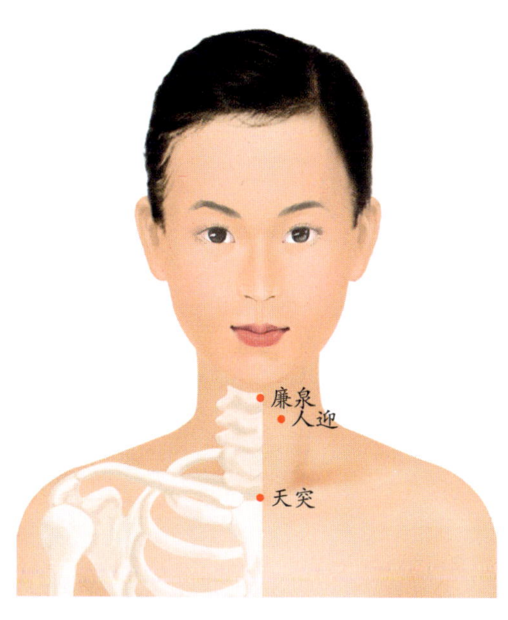

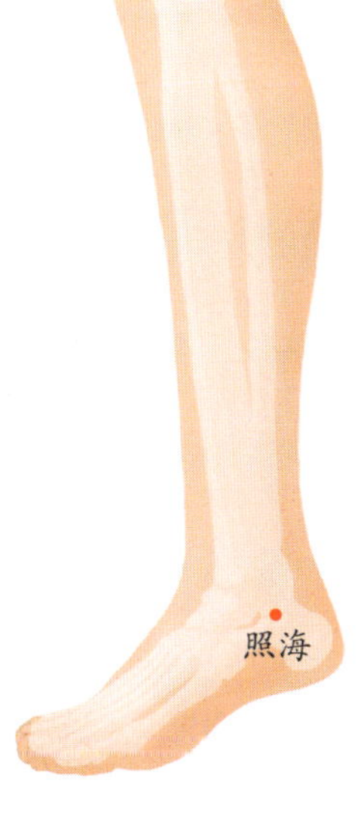

按揉廉泉穴

取穴窍门：在颈部正中线与喉结正上方横皱纹交叉处，用指头压迫，可感觉到舌根的位置，舌骨上缘凹陷处即是廉泉穴。

取穴原理：减轻咽黏膜层慢性充血、小血管扩张，能缓解咽喉肿痛。

按摩方法：用拇指指腹按揉廉泉穴2~3分钟，手法轻柔，有酸胀感为度。

按揉人迎穴

取穴窍门：拇指、小指弯曲，中间3指伸直并拢，无名指紧贴喉结，食指指腹所在的位置，能感觉到脉搏跳动的地方即是人迎穴。

取穴原理：能促进喉部气血流通，消除咽部疲劳。

按摩方法：用食指按揉人迎穴2~3分钟，手法轻柔，有酸胀感为度。

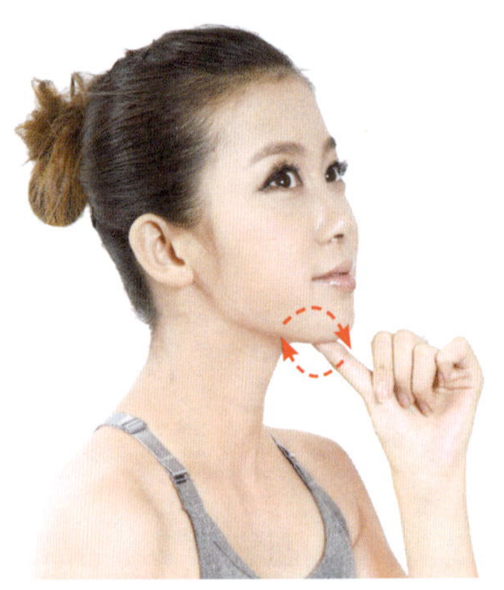

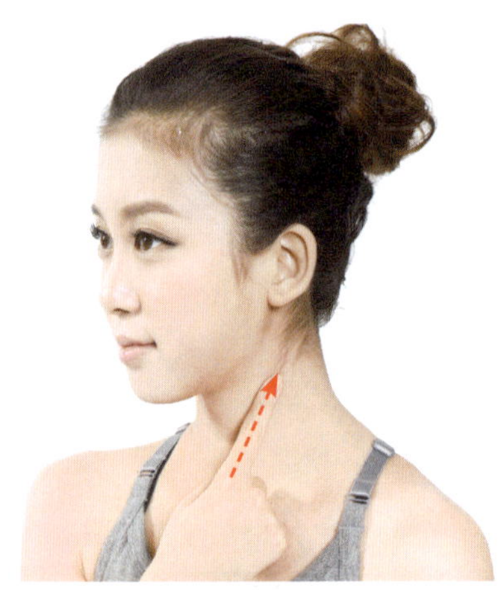

按揉天突穴

取穴窍门：两锁骨内侧的凹陷处，胸骨上窝中央的咽喉位置即是天突穴。

取穴原理：清咽利喉，宣通肺气，可减轻慢性咽炎患者喉咙的异物感。

按摩方法：用食指指端按揉天突穴2~3分钟，方向尽量向下，避免刺激食管，手法轻柔。

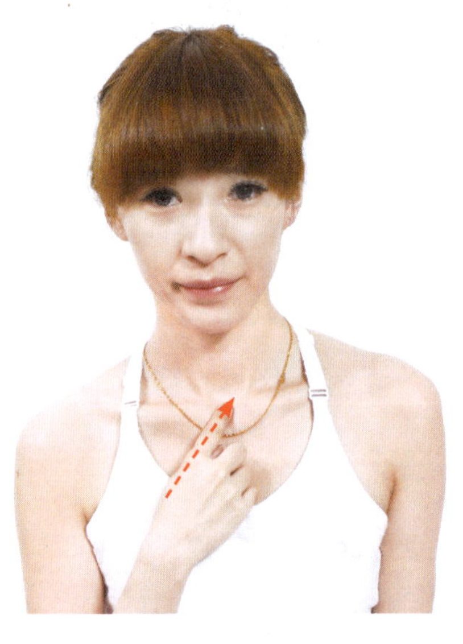

点揉照海穴

取穴窍门：内踝尖下方凹陷处即是照海穴。

取穴原理：激发肾中精气，引水液上行，滋润喉咙。

按摩方法：用拇指点揉照海穴3~5分钟，以有酸胀感为度。

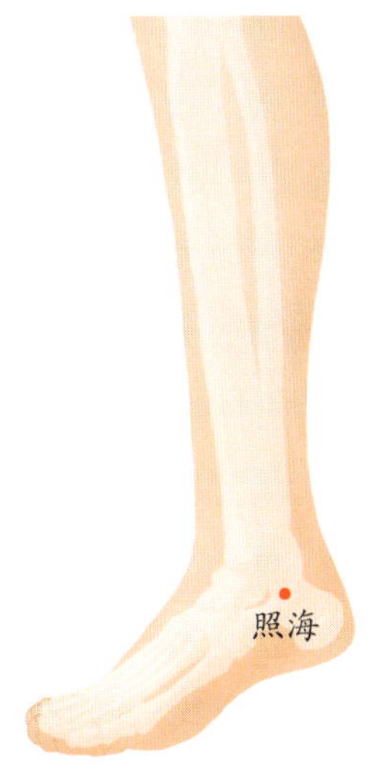

注意事项

- 饮食宜清淡，忌食辛辣之物。适当多吃梨、生萝卜、话梅等食物，以增强利咽作用。
- 控制胃酸，睡前2小时避免进食。
- 锻炼身体，增强抵抗力，防止伤风感冒。
- 情致不畅是导致慢性咽炎反复发作的一大诱因。慢性咽炎患者平时应注意保持心情舒畅。
- 避免粉尘、烟雾及有害气体的刺激。
- 不要吸烟、饮酒，减少对咽部的刺激。

精选小偏方

柠檬茶

将一个柠檬洗净，切成薄片，一片柠檬撒上一层白砂糖，码放在瓶子里，最后用蜂蜜泡上。

一个星期以后就可以喝了，每天早上用温水泡一片喝。

口腔溃疡

病症链接

口腔溃疡，又称为“口疮”，是发生在口腔黏膜上的表浅性溃疡，呈圆形或卵圆形，表现为口腔黏膜红肿、溃烂、起水疱，可因食用刺激性食物引发疼痛，一般1~2个星期可以自愈。若口疮经常发生或此起彼伏称复发性口疮。其病损呈溃疡性损害，溃疡具有周期性、复发性及自限性等特点。严重者还会影响食欲，对日常饮食造成极大不便。

病因

1.与免疫有着很密切的关系。有的患者表现为免疫缺陷，有的患者则表现为自身免疫反应。

2.有明显的家族遗传倾向，父母一方或多方若患有复发性口腔溃疡，其子女就比一般人更容易患病。

3.由其他疾病引起，比如消化系统疾病中的胃溃疡、十二指肠溃疡、慢性或迁延性肝炎、结肠炎等。

4.睡眠不足、过度疲劳、精神紧张、工作压力大、月经周期的改变也会引起口腔溃疡。

症状表现

1.轻型口疮：好发于口腔黏膜角化差的部位，溃疡呈圆形或椭圆形，大小、数目不等，愈后不留瘢痕。

2.疱疹样口疮：溃疡小且数目可多达20个以上，分布较广泛，无成簇及融合现象，有疼痛及伴有头痛、低热等全身症状，愈后不留瘢痕。

3.腺周口疮：好发于唇内侧及口角区黏膜。溃疡多单个发生，且大而深，呈弹坑状，边缘隆起，底不平微硬，病程长，愈后可留下瘢痕。

4.白塞病：白塞病是一种全身免疫系统疾病，可侵害人体多个器官，主要表现为反复口腔和会阴部溃疡、皮疹、下肢结节红斑、眼部虹膜炎、食道溃疡等，若已出现口、眼及生殖器、皮肤损害时，则应结合其他系统损害分析进行诊断。

居家按摩治疗处方

按揉巨阙穴，按压温溜穴，按揉承浆穴，按压地仓穴。

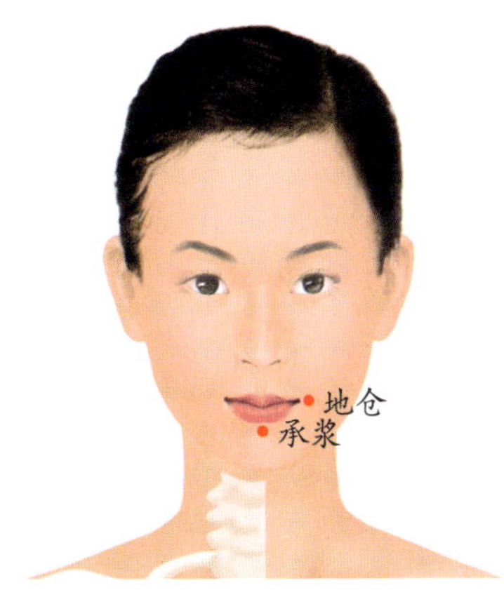

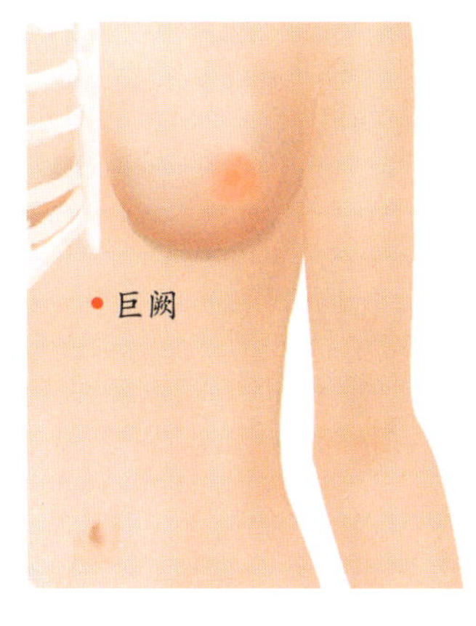

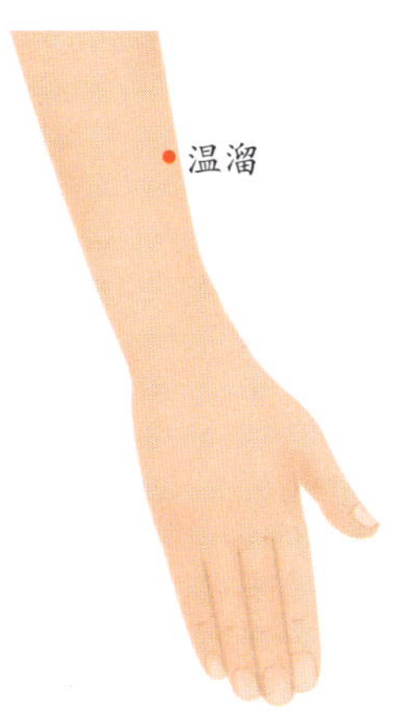

点按巨阙穴

取穴窍门： 肚脐中点上6寸处即是巨阙穴。

取穴原理： 引肾水上行，导心火下行，能防治心火旺盛引起的口腔溃疡。

按摩方法： 晚饭后两小时，最好是睡前，用拇指或食指辅以无名指点按巨阙穴约10分钟，按至穴位发热为止。

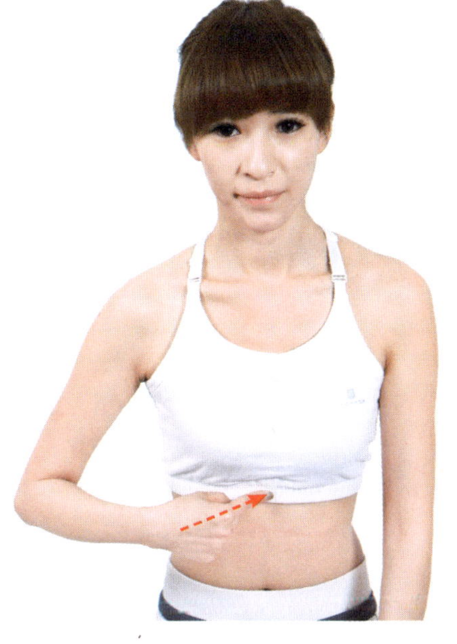

按压温溜穴

取穴窍门： 拇指向上翘起，拇指背侧腕横纹处，两条肌腱之间的凹陷处向上量5寸即是温溜穴。

取穴原理： 可清热消炎，能治疗虚火上炎引起的口腔溃疡。

按摩方法： 一手握住对侧的手臂，用拇指指腹按压温溜穴1~3分钟，以有酸痛感为度。

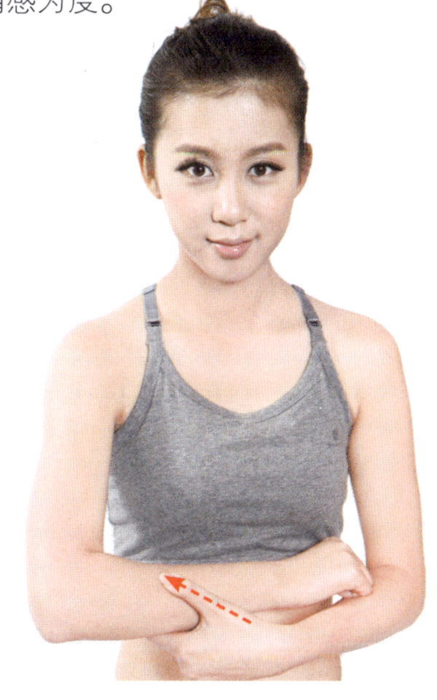

按揉承浆穴

取穴窍门：下唇与下颌之间的中央凹陷处即是承浆穴。

取穴原理：能改善口周组织的营养状况，可加速创口愈合。

按摩方法：用食指或中指指腹轻轻按揉承浆穴1~3分钟。

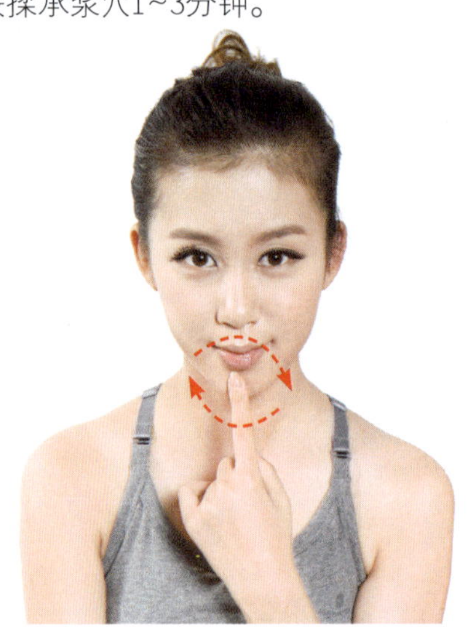

按压地仓穴

取穴窍门：在唇角外侧两旁，平视时瞳孔的直下方。

取穴原理：清泻脾胃邪火，能促进口腔溃疡愈合。

按摩方法：用食指或中指指腹垂直按压地仓穴1~3分钟，以有酸胀感为度。

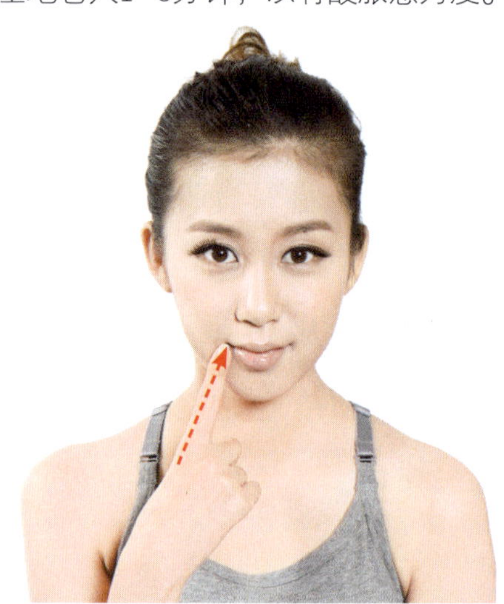

注意事项

- 平常应多注意保持口腔的清洁，常用漱口水或淡盐水漱口。
- 生活起居有规律，保证充足的睡眠。
- 饮食宜清淡，少食辛辣、厚味的刺激性食品，保持大便通畅。
- 妇女经期前后要注意休息，保持心情愉快，避免过度疲劳。
- 多吃水果、新鲜蔬菜等，平时多饮水。

精选小偏方

口含蜂蜜

晚饭后漱净口腔，用1勺蜂蜜敷在溃疡处，含1~2分钟再咽下，重复2~3次。第2天疼痛就会减轻，连续数日，口腔溃疡的创面就会加速愈合。

支气管哮喘

病症链接

支气管哮喘是一种常见的过敏性疾病，在过敏因素刺激下，引起支气管痉挛、黏膜肿胀、分泌物增加，从而导致管腔狭窄，气道不畅，以反复发作的呼吸困难伴有哮鸣音为主症，属于中医学“哮症”范围。从哮喘的发病原因来看，主要有寒邪入肺、饮食偏嗜、脾肾阳虚等。

病因病机

1.外感风寒或风热，或吸入花粉、烟尘等，壅阻肺气，肺失宣降，不能输布津液而凝津成痰，阻遏气道而发为哮喘。

2.饮食不节、恣食生冷、喜肥甘厚味等，致脾运失健，痰浊内生，壅遏肺气而发为哮喘。

3.久病肺气不足，肾虚纳气无力，或情绪过激，劳累过度，触引内伏之痰饮也可引发哮喘。

症状表现

胸闷，气促，呼吸困难，喉中哮鸣，呼气时间延长，不能平卧，汗出甚至紫绀。发作可持续数分钟、数小时或更长时间。

居家按摩治疗处方

按揉肺俞穴，按摩中府穴，按压定喘穴，按揉膻中穴。

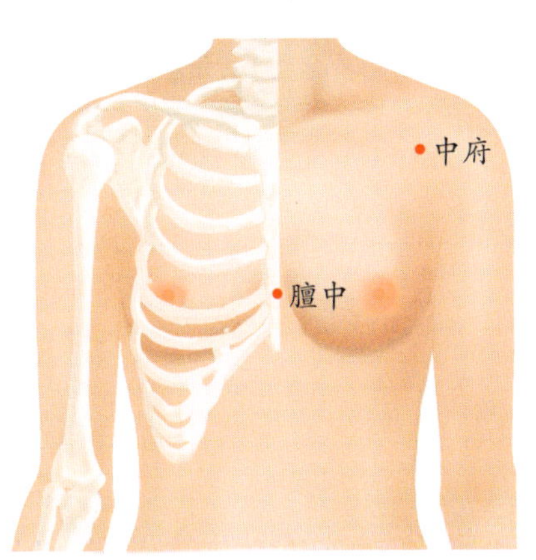

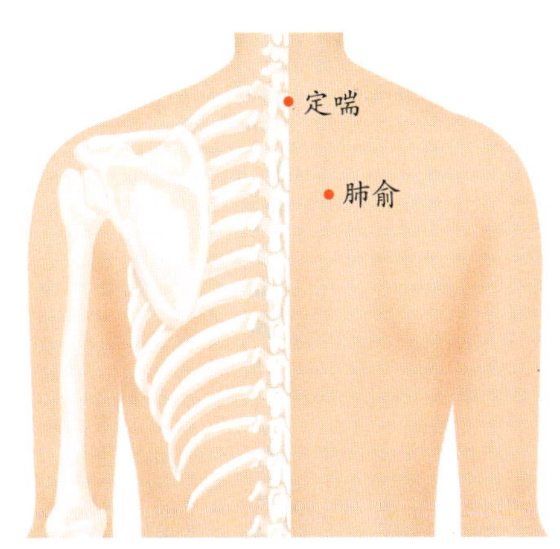

按揉肺俞穴

取穴窍门：低头，找到第7颈椎，往下数3个突起的棘突下，左右各旁开1.5寸处。

取穴原理：能解除支气管痉挛，改善气道阻力，对治疗支气管哮喘有良好的效果。

按摩方法：用拇指或食指指腹按揉肺俞穴2~3分钟。

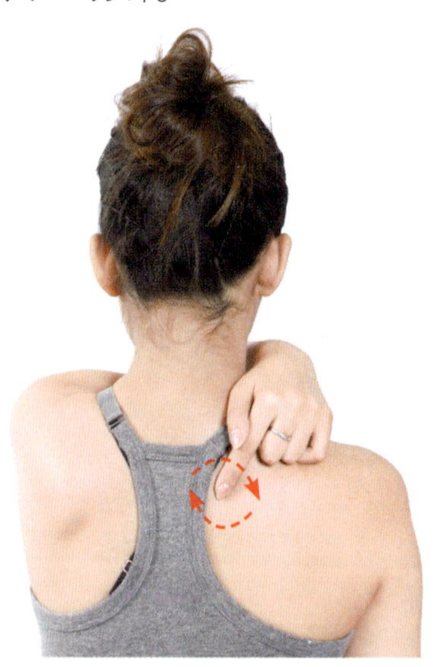

按压定喘穴

取穴窍门：低头时，摸到颈后突起最高的高骨，其下方凹陷处旁开0.5寸处即是定喘穴。

取穴原理：能调整呼吸运动，增强抗过敏性，改善支气管哮喘的症状。

按摩方法：用双手食指指腹或指节同时向下按压定喘穴1~2分钟，以有酸痛感为度。

按摩中府穴

取穴窍门：锁骨中点旁开2横指的凹陷处，其下1寸即是中府穴。

取穴原理：能缓解支气管平滑肌痉挛，改善肺通气量，缓解支气管哮喘症状。

按摩方法：用拇指或食指指腹按摩中府穴5分钟，以有酸痛感为度。

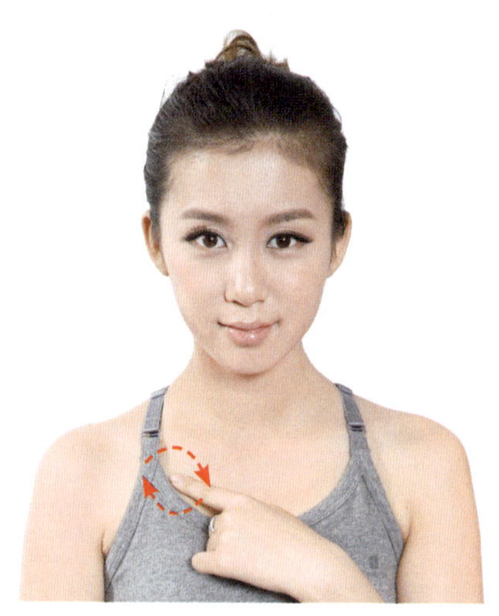

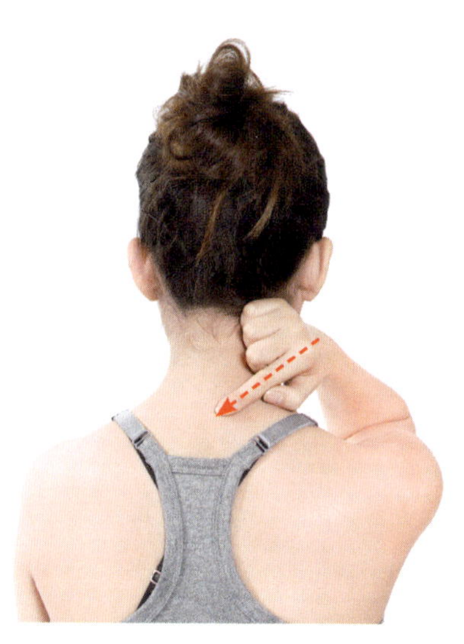

按揉膻中穴

取穴窍门：两乳头连线的中点即是膻中穴。

取穴原理：能清肺化痰，抑制支气管分泌物增加，保证呼吸顺畅。

按摩方法：用食指或中指的指腹按揉膻中穴3~5分钟，力量适中，不可过重。

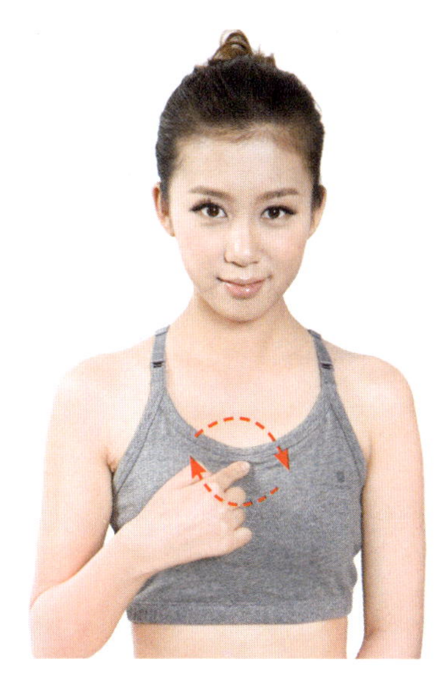

注意事项

- 哮喘病人饮食应温热、清淡，多吃富含维生素的食物。
- 忌食可诱发哮喘的食物，比如螃蟹、虾、牛奶等。
- 多饮水，每日饮水应达2000毫升。
- 注意保暖，避免感冒。
- 找出过敏原因，避免接触引发哮喘的过敏原，如花粉、动物皮屑，以及床席、枕头、被褥、沙发、衣服上的粉尘等。
- 在空气污染严重的时候，尽量避免在户外活动。
- 改掉吸烟、饮酒的习惯，以免加重哮喘。
- 冬天气温偏低，从温暖的室内进入室外的时候，应做好防寒工作，避免接触冷空气，导致哮喘发作。

精选小偏方

白萝卜汁

将白萝卜500克洗净，连皮切碎，用干净纱布将其汁液挤出来饮用，每天1次，连服5~7天，具有辅助治疗哮喘病的功效。

肩周炎

病症链接

肩周炎是肩关节周围肌肉、韧带、肌腱、滑囊、关节囊等软组织损伤、退变而引起的关节囊和关节周围软组织的一种慢性无菌性炎症。中医认为肩周炎的形成有内因、外因两个因素。内因多是由于年老体弱、肝肾不足、气血亏虚；外因多是由于风寒湿邪、外伤及慢性劳损。本病多见于体力劳动者。如得不到有效的治疗，有可能严重影响肩关节的功能活动，妨碍日常生活。

病因病机

1.年老体虚，正气不足，营卫渐虚，气血不足，筋失濡养，而发为肩周炎。

2.肩周局部感受风寒，或汗出当风，或睡卧露肩，感受风寒湿邪，经脉拘急，导致局部气血运行不畅，而发为本病。

3.习惯偏侧而卧，或慢性劳损导致局部气血运行不畅，气血瘀滞，而发为本病。

4.外伤后恶血停聚于肌肉筋骨之间，气血运行不畅，易受风寒湿邪侵犯，恶血与外邪侵袭则发为本病。

症状表现

1.疼痛：其疼痛性质多为酸痛或钝痛。早期，肩部疼痛剧烈，肿胀明显，疼痛可扩散至同侧颈部和整个上肢。后期，肩部疼痛减轻，但局部活动障碍显著。

2.活动障碍：病程越长，活动障碍越明显。常不能完成穿衣、洗脸、梳头、触摸对侧肩部等动作。肩关节上举、后伸、内收、外展、内旋动作受限制。

3.肌肉萎缩：病程较久者，由于疼痛和废用，出现肩部肌肉广泛性萎缩，以三角肌最为明显，但疼痛感明显减轻。

4.怕冷：肩周炎患者肩部怕冷，不少患者终年用棉垫包肩，即使在暑天，肩部也不敢吹风。

5.压痛：大多数患者在肩关节周围可触到有明显的压痛点，压痛点多在肱二头肌长头腱沟、肩峰下滑囊、喙突、冈上肌附着点等处。

居家按摩治疗处方

按摩肩髃穴，拿捏肩髎穴，掐按肩贞穴，按压天宗穴。

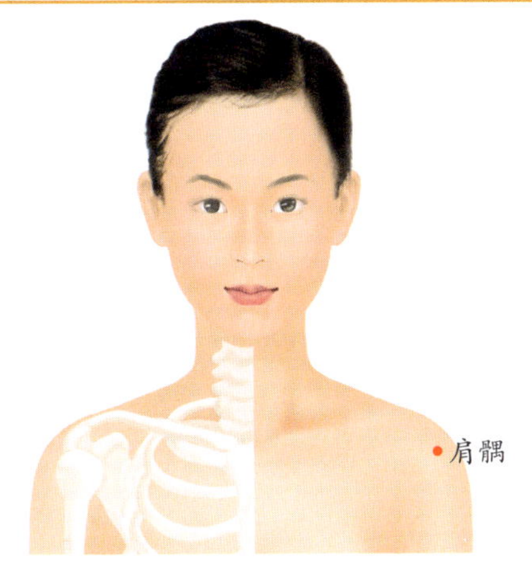

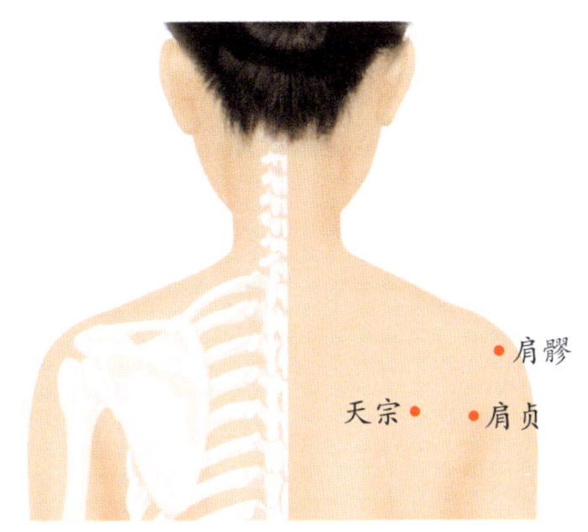

按摩肩髃穴

取穴窍门：手臂向外平举，肩部会有两个凹陷，前面的凹陷即是肩髃穴。

取穴原理：促进气血循环，改善气血瘀滞引起的酸痛、僵硬等症状。

按摩方法：将右手搭到左肩，四指尽量展开，抓牢肩部，掌心紧贴肌肉，用大拇指旋转按摩，其余4指抓提肩部；之后用左手采用同样的方法按摩右肩，3~5分钟。

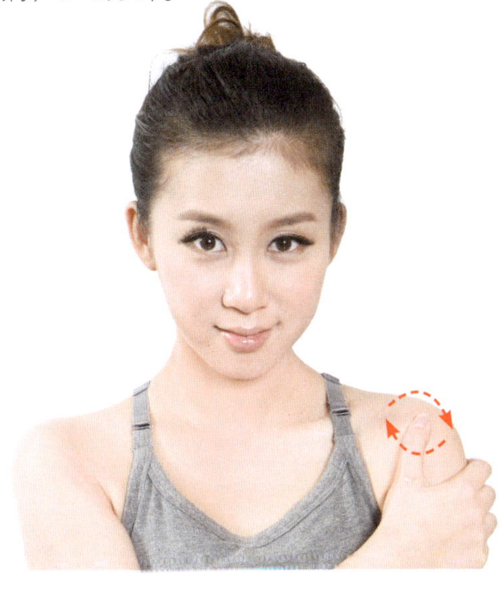

拿捏肩髎穴

取穴窍门：手臂向外平举，肩部会有两个凹陷，后面的凹陷处即是肩髎穴。

取穴原理：通经活络，对臂痛不能举、胁肋疼痛等症状，有明显的缓解和治疗作用。

按摩方法：用左手拇指、食指和中指拿捏右侧肩髎穴，之后再用右手3指拿捏左侧肩髎穴，3~5分钟。

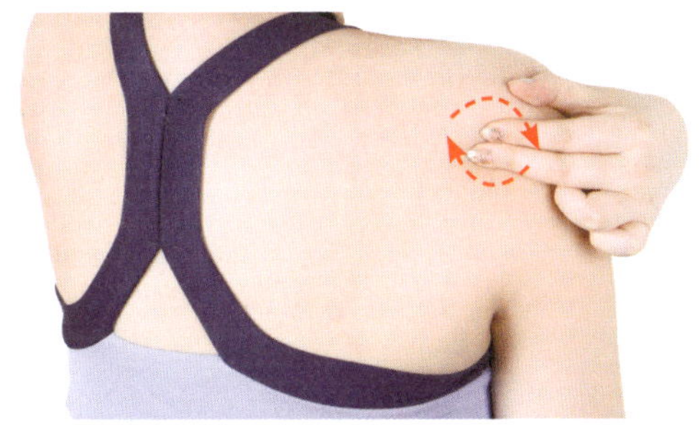

掐按肩贞穴

取穴窍门：双臂互抱，双手伸向腋后，中指指腹所在的腋后纹头上1寸即是肩贞穴。

取穴原理：促使局部气血通畅，循环加快，减轻肩部疼痛。

按摩方法：用中指指腹按左右两侧的肩贞穴各1~3分钟。

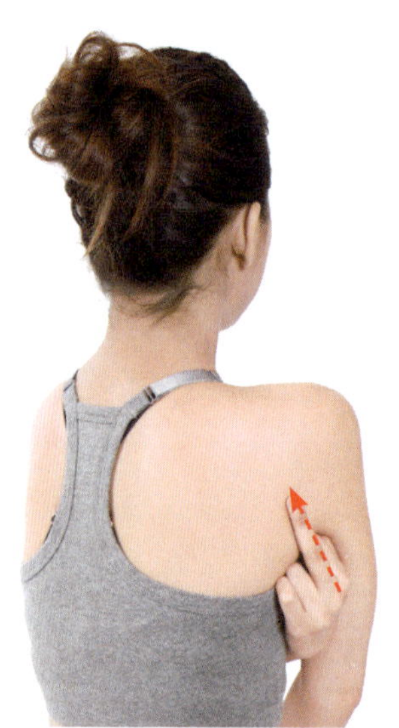

按压天宗穴

取穴窍门：用对侧手，由颈下过肩，手伸向肩胛骨处，中指指腹所在的肩胛骨冈下窝的中央处即是天宗穴。

取穴原理：调节神经功能，改善局部血供，促进病变组织的新陈代谢，消除局部软组织的无菌性炎症。

按摩方法：以拇指均衡按压两侧天宗穴2~3分钟，以有酸、胀、痛感为度。

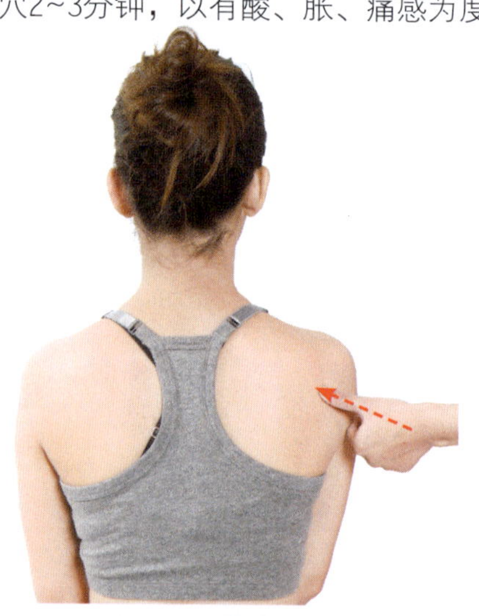

注意事项

- 切忌吃生冷或寒凉的食物，因为生冷或寒凉食品能刺激肌肉收缩，从而诱发或加重病情。
- 睡眠中注意姿势，多以仰卧为宜，并且避免在睡眠过程中将肩部暴露在外。
- 注意起居寒暖，避免在阴冷、潮湿的环境中居住，避免风扇直吹肩部。

精选小偏方

热敷姜葱泥

取老生姜、葱头各250克，捣烂成泥，用小火炒热后加高度白酒，再炒片刻。睡前趁热敷在疼痛处，再用毛巾或布条包紧。第二天早上取下，到晚上再将其炒热继续敷用。

痛风

病症链接

痛风是由于人体内嘌呤的代谢发生了紊乱，导致尿酸的合成增加或排出减少，当血尿酸浓度过高时，尿酸以钠盐的形式沉积在关节、软组织、软骨和肾脏中，引起组织的炎性反应。

病因

1.原发性痛风：多有遗传性，原发性肾脏尿酸排泄减少约占原发性高尿酸血症的90%，具体发病机制不清，可能为多基因遗传性疾病，但应排除肾脏器质性疾病。

2.继发性痛风：指继发于其他疾病过程中的一种临床表现，也可因某些药物所致。

症状表现

1.通常在夜间发作，急性单关节或多关节疼痛通常是首发症状，疼痛进行性加重，呈剧痛，类似于急性感染，有肿胀、局部发热等。

2.局部皮肤紧张、发热、有光泽，外观呈暗红色或紫红色，大踇趾的跖趾关节疼痛最常见（足痛风），足弓、踝关节、膝关节、腕关节和肘关节等也是常见发病部位，全身表现包括发热、心悸、寒战及白细胞增多。

居家按摩治疗处方

刮按昆仑穴，按揉太溪穴，推按复溜穴，推按筑宾穴。

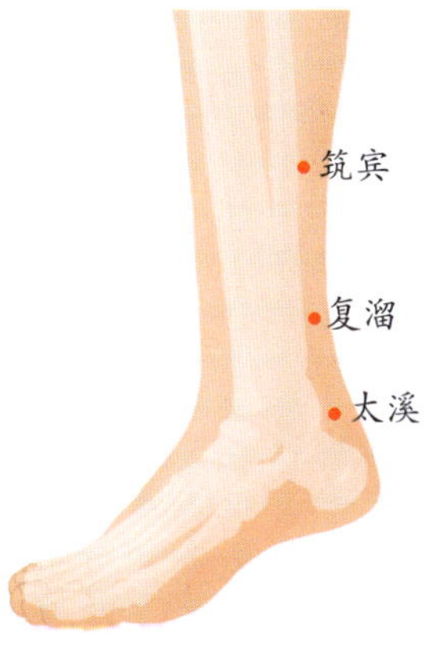

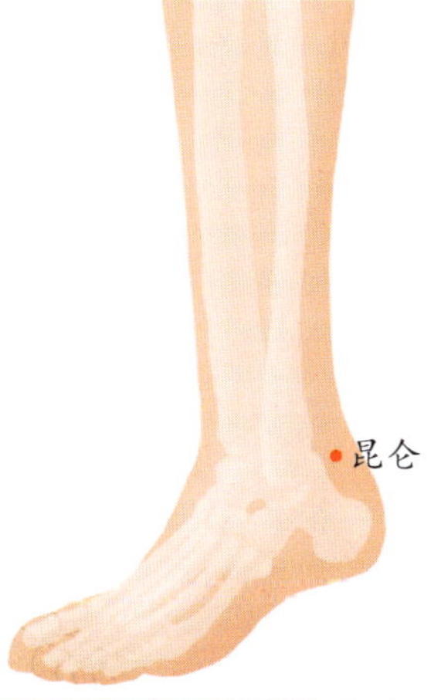

刮按昆仑穴

取穴窍门：外踝尖和跟腱（脚后跟往上，足踝后部粗大的肌腱）之间的凹陷处即是昆仑穴。

取穴原理：疏通经络，使尿酸顺利排出体外。

按摩方法：大拇指弯曲，用指关节由上向下轻轻刮按两侧昆仑穴各1~3分钟。

按揉太溪穴

取穴窍门：内踝尖和跟腱（脚后跟往上，足踝后部粗大的肌腱）之间的凹陷处即是太溪穴。

取穴原理：清除尿中毒素，降低血尿酸浓度。

按摩方法：用对侧手的拇指指腹按揉太溪穴3分钟，力量柔和，以有酸胀感为度。

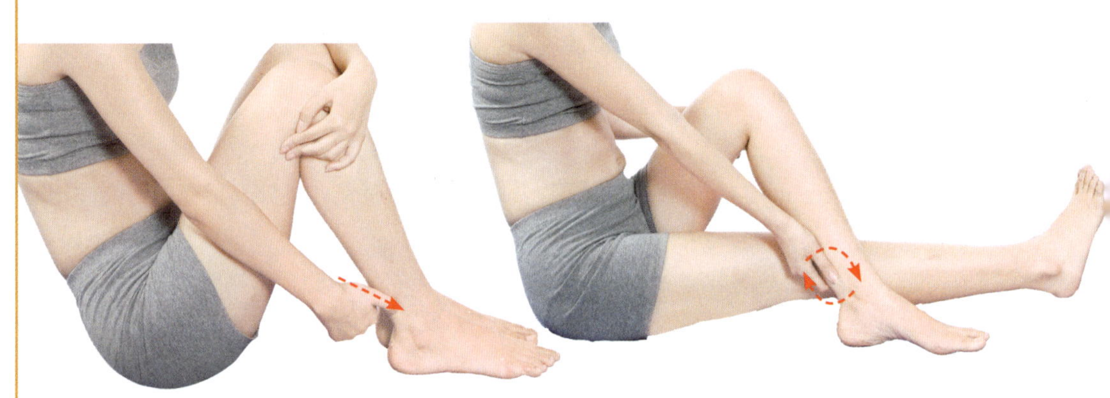

推按复溜穴

取穴窍门：内踝尖和脚跟后部粗大的肌腱之间的凹陷处向上量2寸即是复溜穴。

取穴原理：抑制血液中尿酸增加，调节人体水分代谢。

按摩方法：用大拇指指腹由上向下推按两侧复溜穴各1~3分钟。

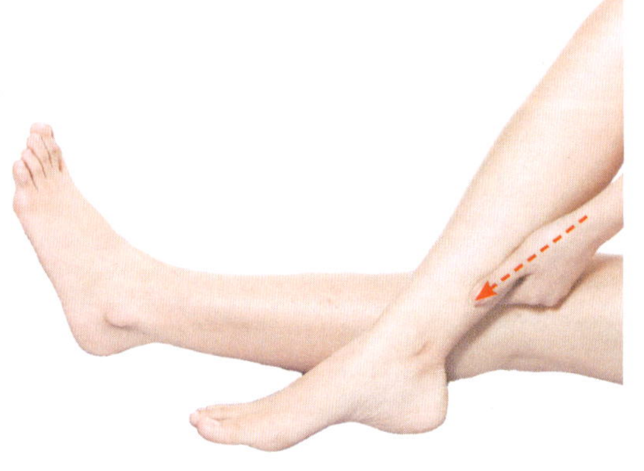

推按筑宾穴

取穴窍门： 内踝尖和脚跟后部粗大的肌腱之间的凹陷处向上量5寸即是筑宾穴。

取穴原理： 加强肾脏对各种毒素的代谢功能，促进尿酸的排泄。

按摩方法： 用大拇指或食指指腹由下向上推按两侧筑宾穴各1~3分钟。

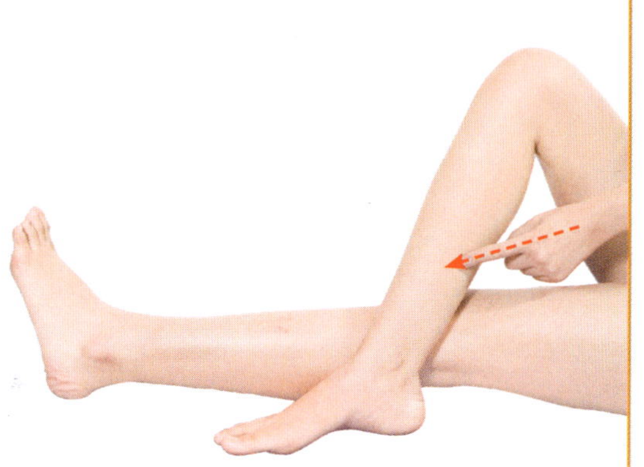

注意事项

- 尽量不吃嘌呤含量高的肉类、动物内脏及豆类等食物。
- 平日多喝水，每日应该喝水2000~3000毫升，饮水最佳的时间是两餐之间及晚上和清晨。
- 避免暴饮暴食或饥饿。
- 节制烟酒，尤其不能酗酒。
- 不喝浓茶、咖啡等饮料。
- 禁用或少用影响尿酸排泄的药物：如青霉素、四环素、胰岛素、维生素B_1、维生素B_2等。
- 肥胖者要积极减肥，减轻体重。
- 注意劳逸结合，避免过度劳累或精神紧张。

精选小偏方

泡盐水浴

每天临睡前用温水加浴盐泡澡15~20分钟，可促进关节血液循环，加速尿酸的排泄，减少尿酸沉积。

胃及十二指肠溃疡

病症链接

胃及十二指肠溃疡是指胃和十二指肠与胃液接触的部位的慢性溃疡，主要原因是原本用来消化食物的胃酸和胃蛋白酶却刺激了自身的胃壁和十二指肠壁，从而损伤了黏膜。

病因

1.精神紧张、生活起居、饮食不规律、食物不洁及神经功能失调等原因皆可导致胃、十二指肠抵抗力降低，加之胃所分泌的胃酸及消化酶过多，侵蚀了胃、十二指肠的表面，造成溃疡。溃疡的疼痛，是胃酸对破溃的黏膜表面发生刺激作用所造成的。

2.此外，大量吸烟的人和胃酸分泌过多的人也特别容易罹患胃及十二指肠溃疡。

症状表现

典型的胃及十二指肠溃疡多有长期、慢性、周期性、节律性上腹痛，与饮食密切相关。十二指肠溃疡主要表现为上腹部疼痛，可为钝痛、灼痛、胀痛或剧痛，也可表现为仅在饥饿时隐痛不适，多有饥饿痛及夜间痛，进食可缓解；而胃溃疡则为进食后痛。

居家按摩治疗处方

点按手部胃肠点，按掐足三里穴，点按中脘穴，按压足部大脑反射区。

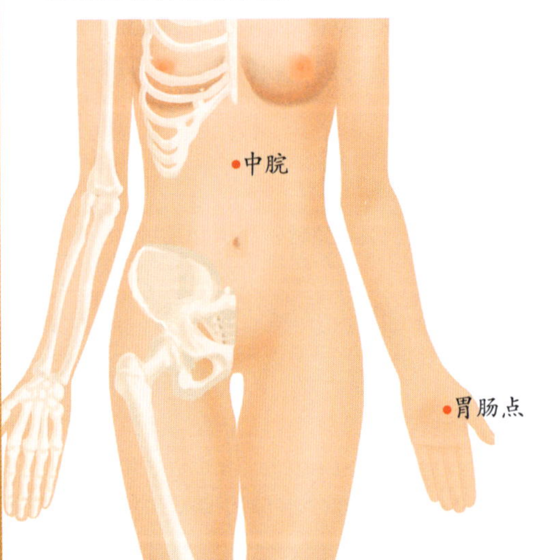

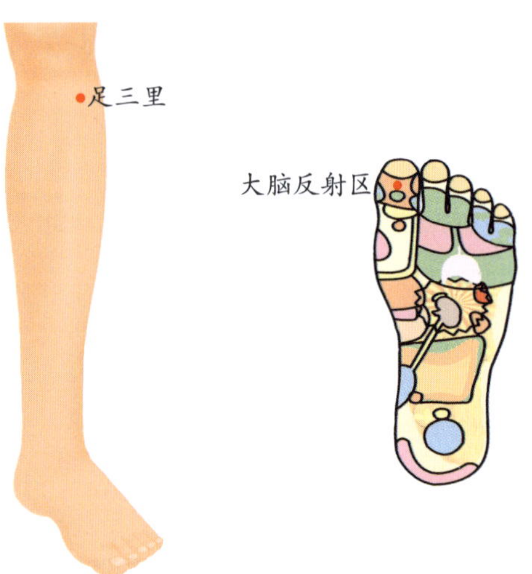

点按胃肠点

取穴窍门：手掌生命线的正中央即是胃肠点。

取穴原理：抑制胃酸分泌，调整胃肠功能。

按摩方法：用拇指指腹点按胃肠点约2分钟，以有疼痛感为度。

按掐足三里穴

取穴窍门：在小腿前外侧，外膝眼下3寸，距胫骨前缘1横指（中指）处。

取穴原理：是胃经的要穴，能够调理胃肠功能，改善胃酸的分泌，也是保健的常用主穴。

按摩方法：用拇指指端按掐足三里穴，一掐一松，以有酸胀、发热感为度，连做36次，左右两侧交替进行。

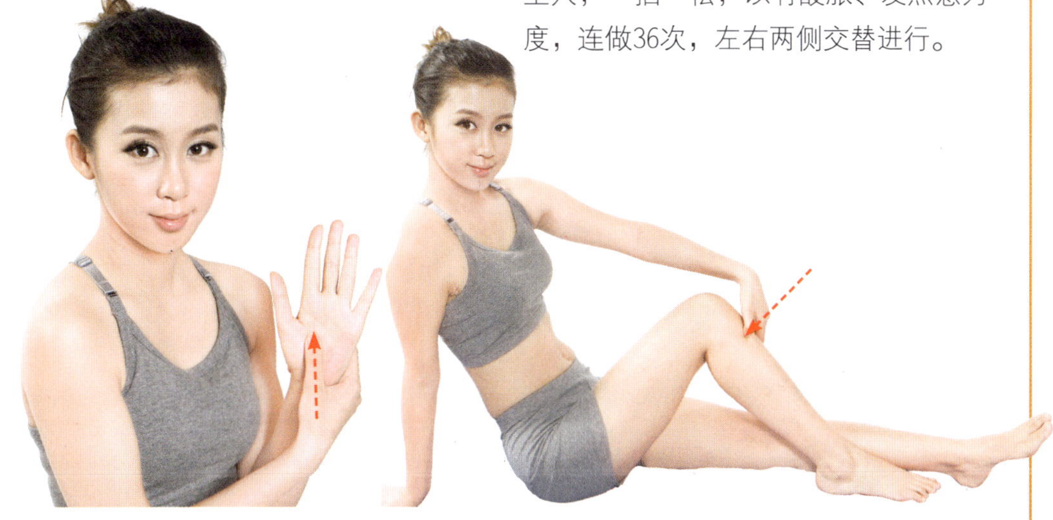

点按中脘穴

取穴窍门：从肚脐中央向上量4寸即为中脘穴。

取穴原理：调理脾胃功能，促进消化吸收，缓解胃及十二指肠溃疡所致的疼痛。

按摩方法：用拇指指腹着力点按中脘穴，用力均匀，有一定力度，若感到指下有胃蠕动感或听到肠鸣音更佳。

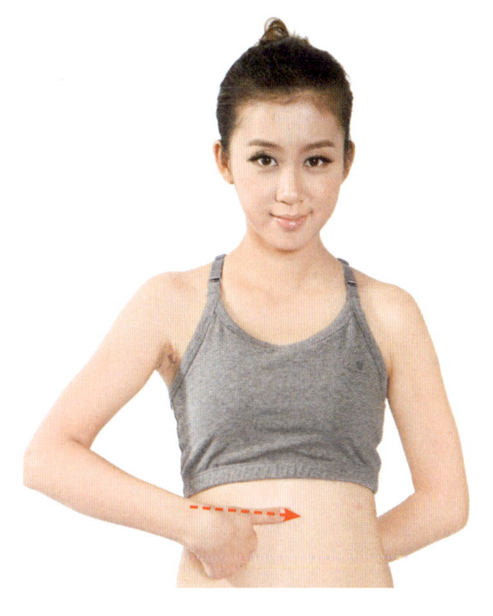

按压大脑反射区

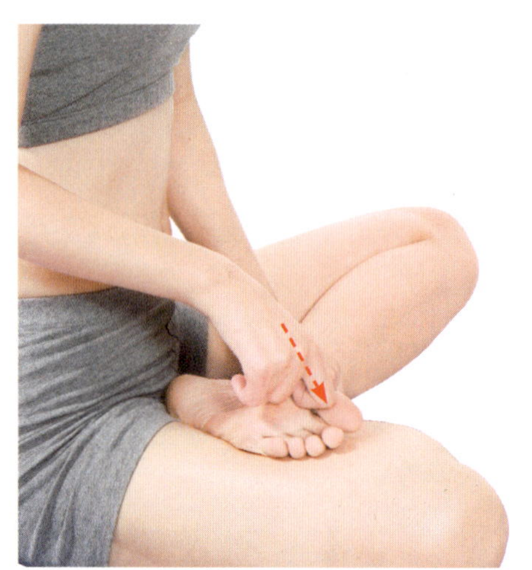

取穴窍门：双脚踇趾趾腹的全部即是大脑反射区，右半部大脑反射区在左脚上，左半部大脑反射区在右脚上。

取穴原理：调整精神因素对胃酸分泌的影响。

按摩方法：食指弯曲，以指关节用力按压足部的大脑反射区1分钟，结束时用食指和中指关节用力夹住大踇趾，充分抖动后快速撤走。

注意事项

- 饮食要有规律，三餐定时、定量，不暴饮暴食，不饥饱无常。
- 饮食宜精细，避免进食刺激性食物及难消化的食物，戒烟、酒，多吃富含维生素的食品。
- 保持适当的柔缓运动，如散步、慢跑、打太极拳等。
- 生活要规律，注意休息，避免过度疲乏。
- 注意保暖，避免受冷，同时还应少吃生冷瓜果。
- 注意放松情绪，避免精神紧张、情绪激动或过分忧虑。

精选小偏方

土豆蜜膏

取鲜土豆1000克洗净，切细，加水捣烂，用洁净纱布绞取液汁，再放锅中小火煎熬，浓缩至稠黏时，加入一倍量的蜂蜜，再煎至稠黏浓如蜜时，停火冷却后装瓶。每次服用1汤匙，每日2次，空腹服下，连服15~20天。

头痛

病症链接

头痛是一种临床常见的症状，通常将局限于头颅上半部，包括眉弓、耳轮上缘和枕外隆突连线以上部位的疼痛统称头痛。许多疾病均可引起头痛，中医认为，头痛可分为外感和内伤两大类。外感头痛多因感受风、寒、湿、热等外邪所致，而以风邪为主；内伤头痛与肝、脾、肾三脏有关。此外，外伤跌仆，久病入络，气滞血瘀，脉络瘀阻，亦可导致头痛。

病因病机

1.起居不慎，坐卧当风，致感受风寒湿热等外邪，外邪上犯头部，阻遏清阳之气，气血不畅，不通则痛。

2.情志抑郁不畅，致肝气失于疏泄，络脉失于条达拘急而头痛；或平素急躁易怒，气郁化火，肝阴损耗，肝阳上亢，上扰清阳而发为头痛。

3.平素饮食不节，嗜食肥甘厚味，或劳伤脾胃，以致脾胃虚弱，脾不能运化输布水谷津液，痰湿内生，上蒙清窍而发头痛；或痰阻脑脉，痰瘀痹阻，气血不畅，脉络失养而发头痛。

4.先天不足，或劳欲伤肾，或年老，或久病不愈，或产后、失血之后，气血亏虚，不能荣养脑脉，髓海不充，而致头痛；或外伤跌仆，血脉瘀阻，脉络失养而致头痛。

症状表现

以头痛为主要表现，表现为前额、额颞、巅顶、顶枕部，甚至全头部疼痛。头痛性质多种多样，常见胀痛、闷痛、隐痛、跳痛、刺痛、撕裂样痛、电击样疼痛、针刺样痛，或头痛如裂，部分伴有血管搏动感及头部紧箍感，以及恶心、呕吐、头晕等症状。程度有轻有重，疼痛时间有长有短。可以突然发作，亦可反复发作，疼痛持续时间为数分钟、数小时、数天或数周不等。

居家按摩治疗处方

推揉太阳穴，按压养老穴，按压攒竹穴，点揉风池穴。

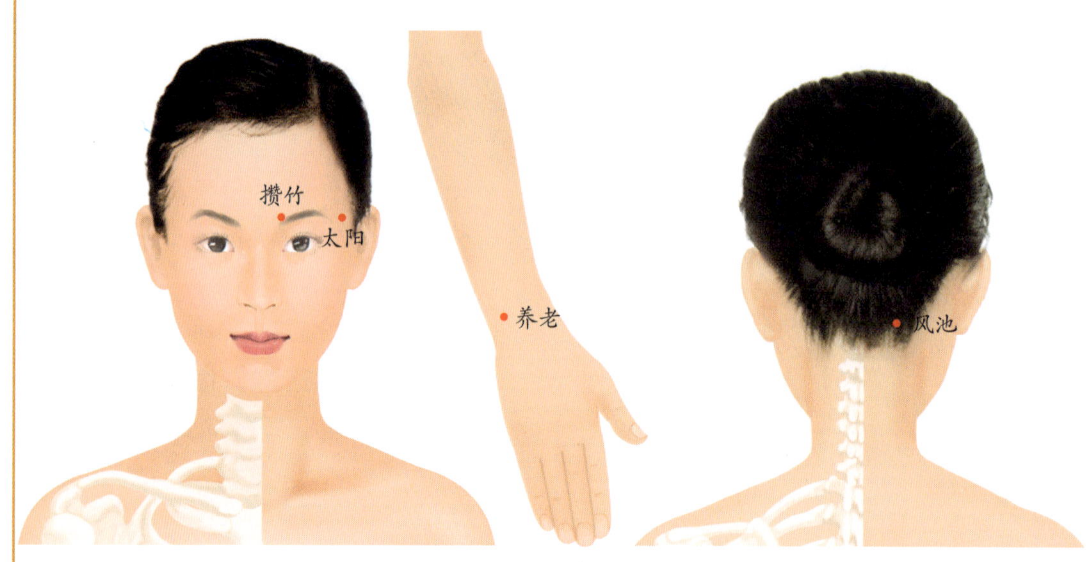

推揉太阳穴

取穴窍门：头部侧面，眉梢和外眼角中间向后1横指凹陷处即是太阳穴。

取穴原理：太阳穴有疏通脑部经络、去虚火、清脑明目的作用，可改善头痛症状。

按摩方法：用两拇指外侧自前向后直推太阳穴30~50次，再用食指指腹向耳部揉30~50次。

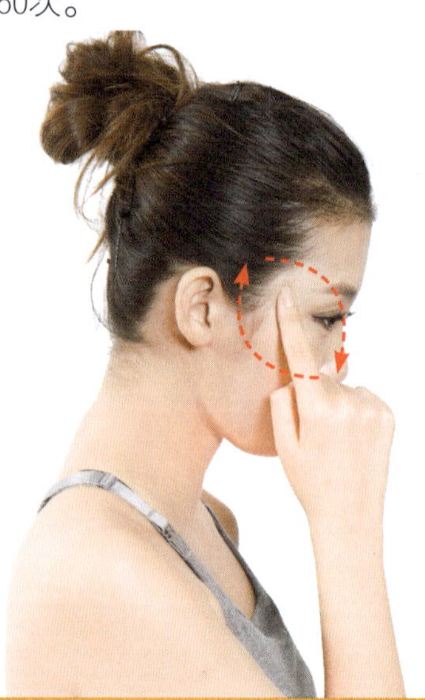

按压养老穴

取穴窍门：前臂背面，靠近手背，在小指侧，在手腕突出的骨头近心端拇指侧的凹陷处即为养老穴。

取穴原理：有清头明目、舒筋活络的作用，对缓解头痛有一定的功效。

按摩方法：用另一只手的拇指指腹端按压。

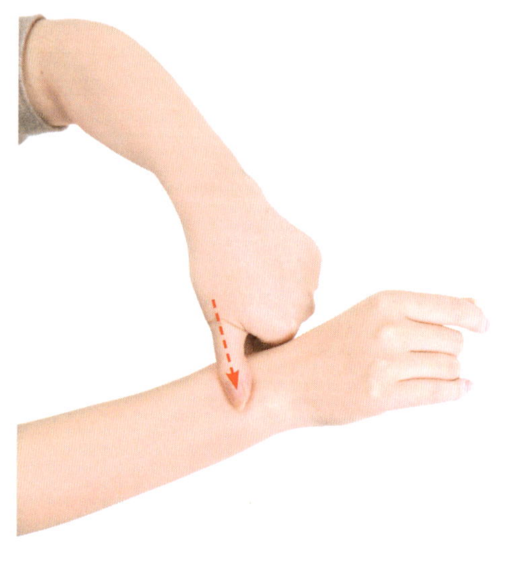

按压攒竹穴

取穴窍门：眉毛内侧边缘凹陷处即是攒竹穴。

取穴原理：有清热明目、祛风通络的作用，可缓解头痛、眶上神经痛。

按摩方法：双目闭合，用双手的食指指腹稍加用力，轻轻按压攒竹穴1分钟。

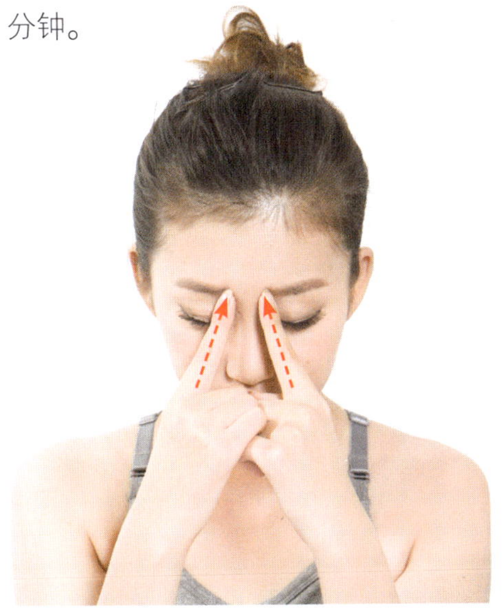

点揉风池穴

取穴窍门：颈部耳后发际下的凹窝内，相当于耳垂齐平的位置即是风池穴。

取穴原理：增加大脑供血，以缓解头痛头晕、目花耳鸣等症状。

按摩方法：闭目放松，用双手食指向耳尖方向用力点揉两侧风池穴1~2秒后，放松，再点按1~2秒，如此反复操作1分钟，保持闭目1分钟再缓缓睁开眼睛。

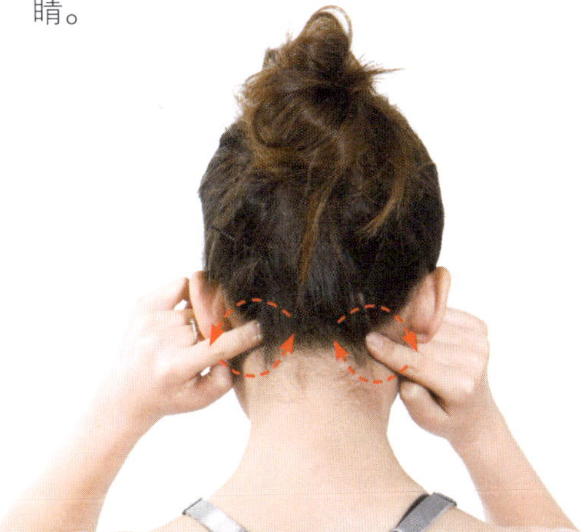

注意事项

- 外感头痛患者应膳食清淡，慎用补虚之品，宜食有助于疏风散邪的食物，如葱、姜、豆豉、藿香、芹菜、菊花等；风热头痛者宜多吃绿豆、萝卜、藕、百合、生梨等具有清热作用的食物。
- 应禁烟、禁酒、禁喝浓茶。
- 避免长时间面对电脑和连续用脑，应劳逸结合。

精选小偏方

冰敷

往塑料袋中加入几个冰块，并用橡皮筋将口系上，用毛巾裹起，敷在头痛处，能使扩张的血管收缩，同时也能让身体变得轻松。

随|症|加|减

风寒头痛

多因受寒引起，痛连项背，恶风寒，喜裹头。

取穴与部位：肩井、大椎、肺俞、风门、头面部、颈项部、背部。

按摩方法

1. 用小鱼际在项部、背部按揉，约5分钟。
2. 按揉肺俞、风门、肩井等穴及头面部，每处半分钟左右。
3. 擦项背部膀胱经，横擦大椎，以感觉发热为宜。

风热头痛

头痛且发胀，甚至头痛如裂，面红耳赤，咽喉肿痛。

取穴与部位：大椎、肩井、肺俞、风门、曲池、合谷、项背部。

按摩方法

1. 推项背部膀胱经，然后再拍击膀胱经，以皮肤潮红为宜。
2. 按揉大椎、肺俞、风门、曲池、合谷穴，每个穴位半分钟。
3. 用拇指与食指、中指拿肩井1分钟。

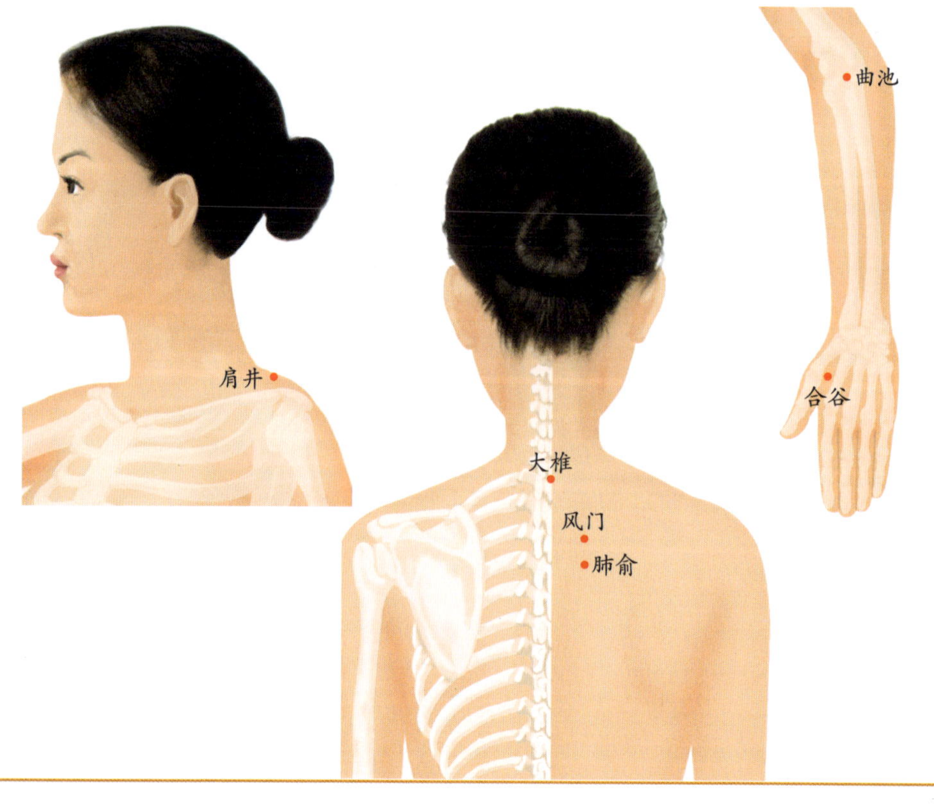

风湿头痛

头痛如裹，肢体疲倦，身体发热易出汗。

取穴与部位：印堂、大椎、风池、肩井、合谷、项部、背部。

按摩方法

1. 提捏印堂、项部皮肤，以皮肤潮红为宜。
2. 拍击背部膀胱经，以皮肤潮红为宜。
3. 按揉大椎、风池穴，每穴半分钟，拿肩井、合谷穴，每穴各半分钟。

注：印堂穴位置见14页图。

气虚头痛

头部绵绵作痛，时发时止，劳累头痛加剧，倦怠懒言。

取穴与部位：脾俞、肝俞、膈俞、肾俞、足三里、督脉。

按摩方法

1. 推擦督脉，以皮肤潮红为宜。
2. 按揉脾俞、肝俞、膈俞、肾俞、足三里等穴，每穴半分钟。

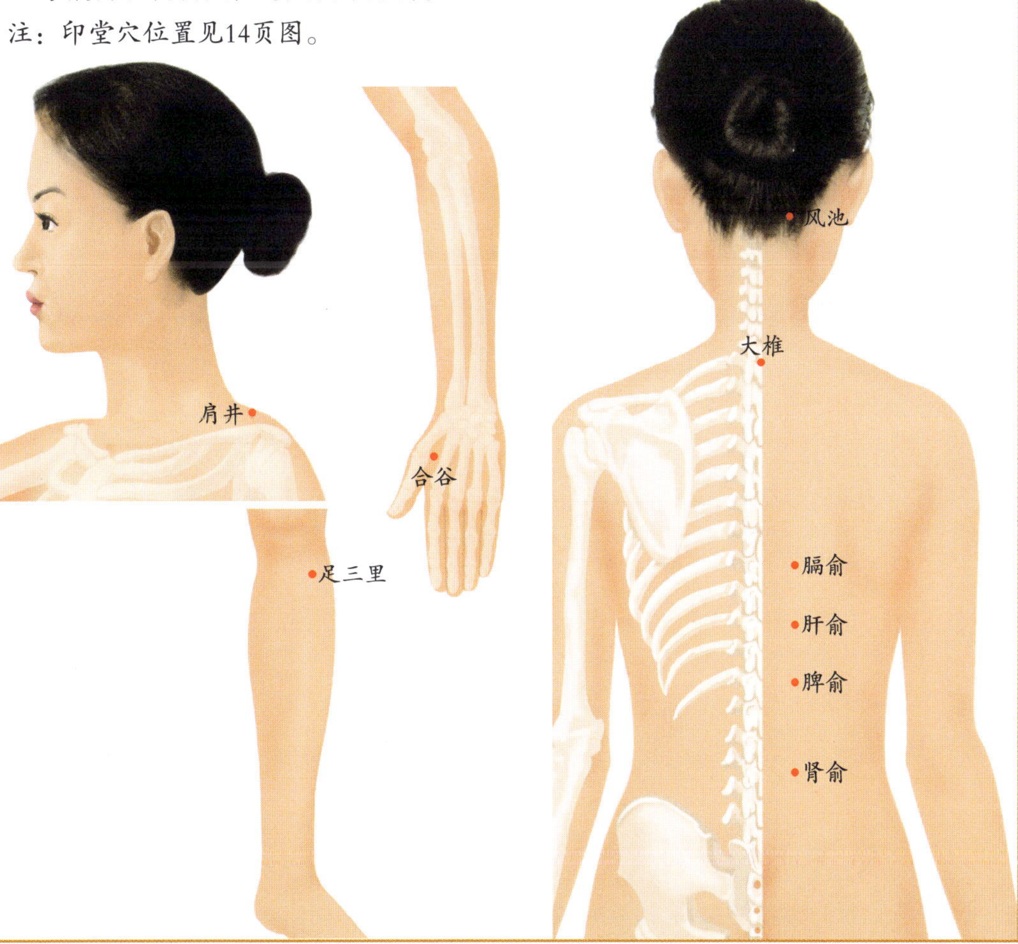

血虚头痛

头痛而晕，面色苍白，易疲劳，心悸气短。

取穴与部位：中脘、气海、关元、脾俞、心俞、膈俞、足三里、督脉、腹部。

按摩方法

1. 逆时针摩腹3分钟，以腹部有温热感为佳，按揉中脘、气海、关元，以透热为佳。
2. 横擦背部脾俞所在位置，直擦背部督脉，透热为度。
3. 按揉心俞、膈俞、足三里，以感到酸胀为佳。

注：心俞穴位置见17页图。
足三里穴位置见23页图。

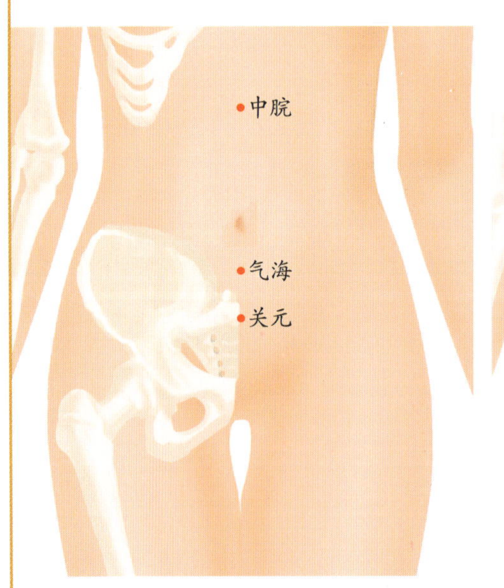

肾虚头痛

头痛而空，腰酸腿软，耳鸣目眩，遗精带下。肾阳虚表现为四肢发冷；肾阴虚表现为口干少津。

取穴与部位：气海、关元、肾俞、命门、腰骶部、太冲、行间、涌泉、背部、督脉、腹部。

按摩方法

1. 肾阳虚者逆时针、顺时针摩腹各2分钟，并按揉气海、关元穴；直擦背部督脉，再横擦肾俞、命门、腰骶部，以透热为佳。
2. 肾阴虚者用梳法按摩头部胆经穴位，两侧交替进行；并按揉太冲、行间穴，每穴半分钟；擦涌泉穴，以感觉发热为度。

注：涌泉穴位置见23页图。
行间穴位置见121页图。

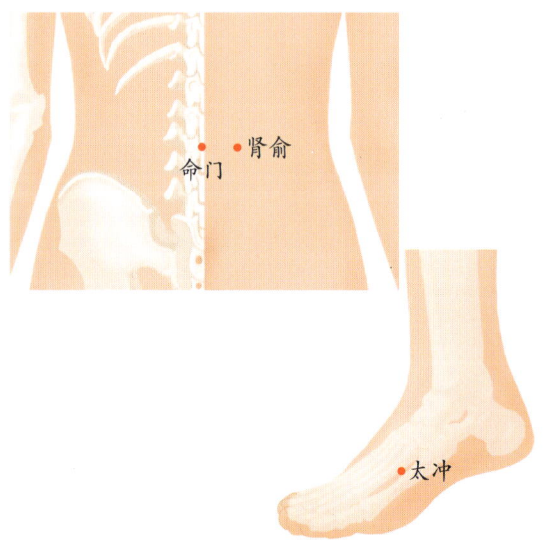

痰浊头痛

头痛而昏蒙，胸膈支满，恶心呕吐。

取穴与部位：中脘、天枢、脾俞、足三里、丰隆、内关、胃俞、大肠俞、腹部。

按摩方法

1. 摩腹3分钟，推中脘、天枢穴，时间6~8分钟。
2. 横擦背部脾俞所在位置，以感到发热为度。
3. 按揉足三里、丰隆、内关、脾俞、胃俞、大肠俞，每穴半分钟，以感到酸胀为度。

注：内关穴位置见21页图。

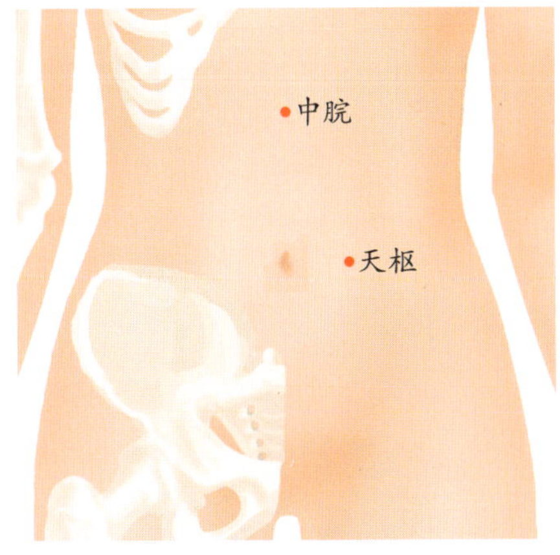

瘀血头痛

因定位置疼痛，痛如锥刺，经久不愈。

取穴与部位：太阳、攒竹、鱼腰、前额、头侧胆经循行部位。

按摩方法

1. 抹前额、推太阳穴各20下。
2. 按揉太阳、攒竹、鱼腰、前额、头侧胆经循行部位。

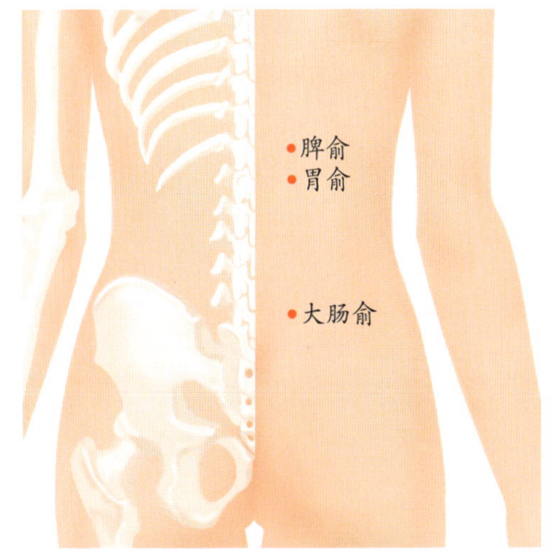

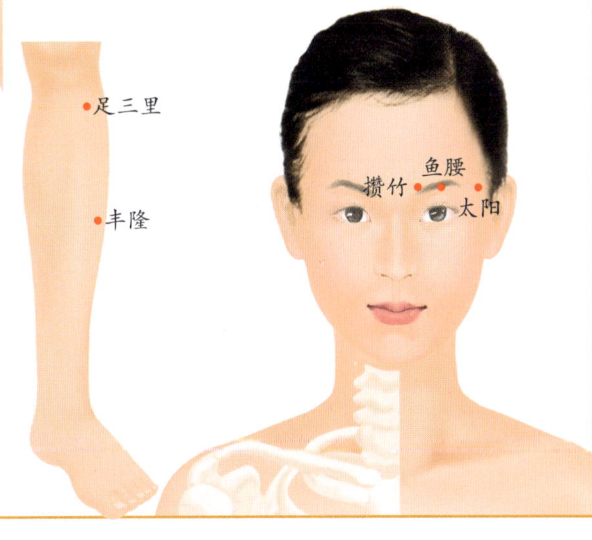

耳鸣

病症链接

耳鸣是指人们在没有任何外界条件刺激下所产生的异常声音感觉，常常是耳聋的先兆，因听觉机能紊乱而引起。由耳部病变引起的常与耳聋或眩晕同时存在；由其他因素引起的，则可不伴有耳聋或眩晕。

病因

1.耳部疾病引起的，外耳疾病如外耳道炎、耵聍栓塞、外耳异物等，中耳的急慢性炎症、鼓膜穿孔、耳硬化症及内耳的梅尼埃综合征、听神经瘤，都能引起耳鸣。

2.血管性疾病也会发生耳鸣，如颈静脉球体瘤、耳内小血管扩张，血管畸形、血管瘤等，来自静脉的耳鸣多为嘈杂声，来自动脉的耳鸣与脉搏的搏动相一致。

3.其他一些全身性疾病也能引起耳鸣，如自主神经功能紊乱、脑供血缺乏、中风前期、高血压、低血压、贫血、糖尿病、营养不良。

症状表现

耳鸣的音调可高可低，常描述为如蝉鸣、哨音、汽笛声、隆隆声、风声、拍击声等。有的表现为间断性，有的表现为持续性，有的还伴有听力下降、眩晕等症状。

居家按摩治疗处方

按压听宫穴，按压听会穴，按压耳门穴，按揉翳风穴。

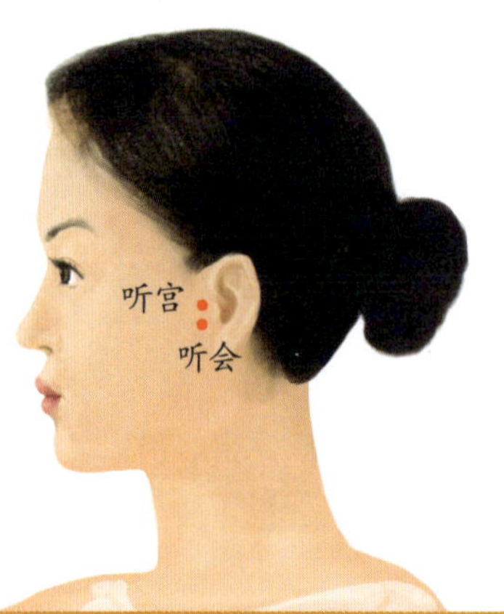

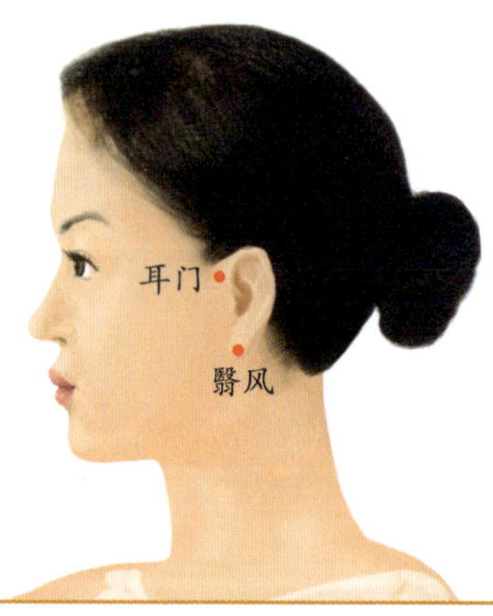

按压听宫穴

取穴窍门：耳屏正中的前方，张开嘴巴时的凹陷处即是听宫穴。

取穴原理：加速内耳血液循环，促进气血运行，维持内耳血液神经的正常功能。

按摩方法：微微张嘴，用食指或中指指腹缓缓用力按压听宫穴1~3分钟。

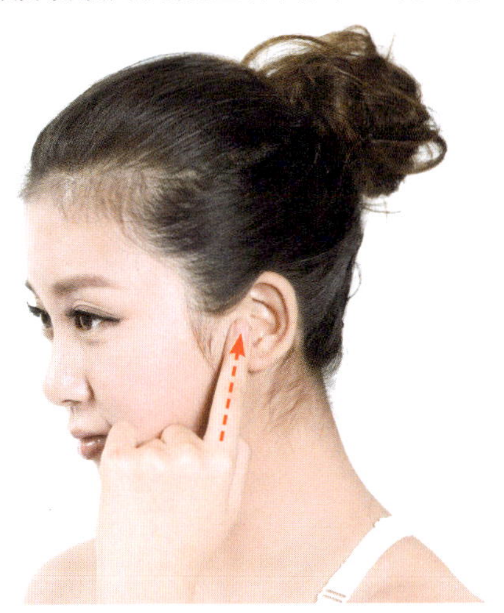

按压听会穴

取穴窍门：在耳屏下缘前方，张嘴时的凹陷处即是听会穴。

取穴原理：疏通耳朵的气血运行，改善耳鸣和听力下降的症状。

按摩方法：微微张嘴，用食指指腹缓缓用力按压听会穴1~3分钟。

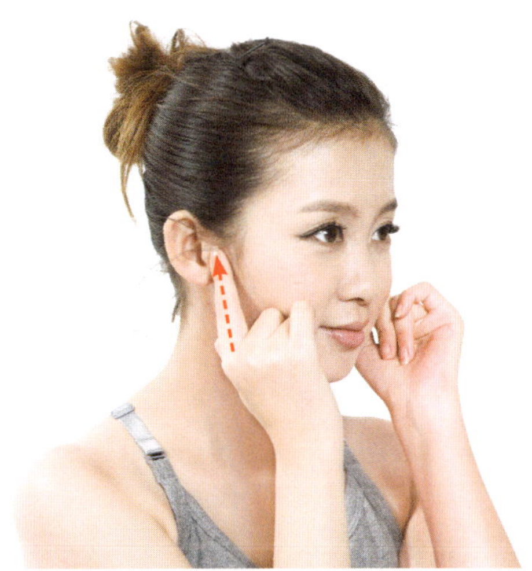

按压耳门穴

取穴窍门：耳屏上缘的前方，张嘴时的凹陷处即是耳门穴。

取穴原理：提高耳部机能，促进气血运行。

按摩方法：用双手食指按压耳门穴1~3分钟，以有酸胀感为度。

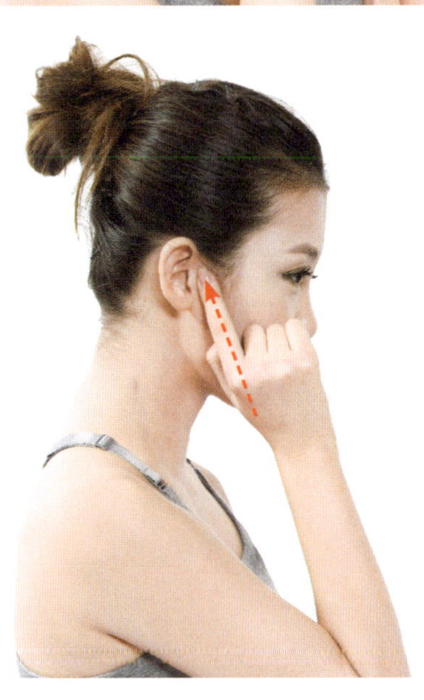

按揉翳风穴

取穴窍门：头部偏向一侧，将耳垂下压，其所覆盖范围中的凹陷处即是翳风穴。

取穴原理：促进耳内血液循环，刺激听神经。

按摩方法：张口，用双手食指指腹缓缓用力按揉翳风穴1~3分钟。

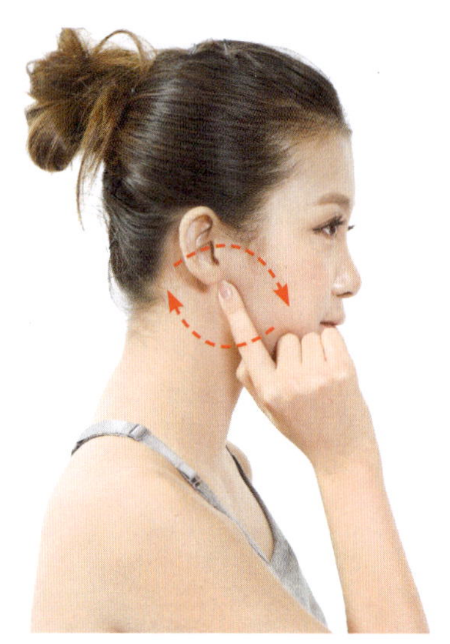

注意事项

- 注意心理状态的调节，多通过与朋友聚会、交流等方式来释放工作上的压力。
- 忌饮浓茶、咖啡、可可、酒等刺激性饮料，以避免中枢兴奋造成耳鸣。
- 饮食要尽量清谈，少吃油腻食品和甜食。
- 保证生活规律，避免经常熬夜。
- 调整自己的生活节奏，多培养一些兴趣爱好，来分散自己对耳鸣的关注。
- 避免在强噪声环境下长时间逗留或过多地接触噪声。
- 避免或谨慎地使用耳毒性药物，如庆大霉素、卡那霉素等氨基糖苷类抗生素。

精选小偏方

震天鼓法

将两手掌心紧贴两耳，除拇指外的四指对称横按在枕部，两中指相接触到，再将两食指翘起重叠在中指上面，然后把食指从中指上用力滑下，重重地叩击脑后枕部，耳内会响起如击鼓一样的声音。先左手24次，后右手24次，最后两手同时叩击48次，每天可多次施行。

腰腿痛

病症链接

腰腿痛是常见的病症，指下腰、腰骶和骶髂部间隙性或连续性疼痛，有的患者伴有下肢部的感应痛或放射痛。发生腰腿痛的人以体力劳动者多见。导致腰腿痛的病因复杂，包括脊柱、脊神经、脊椎旁软组织和内脏等疾病。

病因

腰腿痛的病因复杂，有先天性的，有外伤、身体机能退变造成的，还有心理因素引起的腰腿痛。此外，很多疾病都可引起腰腿痛。

损伤：骨折与脱位、韧带劳损、腰肌劳损、腰椎间盘突出症、腰椎滑脱、肾挫伤等。

退变：腰椎骨关节炎、小关节紊乱、骨质疏松、腰椎管狭窄、黄韧带肥厚、内脏下垂等。

炎症：脊柱结核、化脓性骨髓炎、强直性脊柱炎、类风湿性关节炎、血管炎、神经炎、脊髓炎、消化性溃疡、胰腺炎、尿路结石等。

肿瘤：转移癌、血管瘤、骨巨细胞瘤、脊索瘤、脊髓及神经根肿瘤、胰腺癌、盆腔肿瘤等。

发育及姿势异常：隐性脊椎裂、脊柱侧凸、后凸脊膜膨出、血管畸形、游走肾等。

症状表现

1.根据起病急缓大致可分为急性腰腿痛和慢性腰腿痛。

急性腰腿痛：疼痛突然发生，多较剧烈。

慢性腰腿痛：疼痛持续发生，多数程度较轻或时重时轻。

2.根据疼痛的性质分为钝痛、酸痛、胀痛、麻痛、放射痛、牵涉痛、扩散痛、关联痛、持续性痛、间歇性痛、阵发性痛等。

居家按摩治疗处方

按摩肾俞穴，按压环跳穴，按压委中穴，按压腰眼穴。

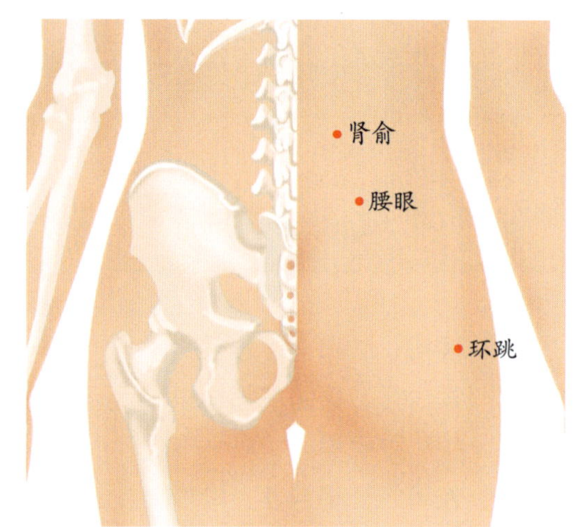

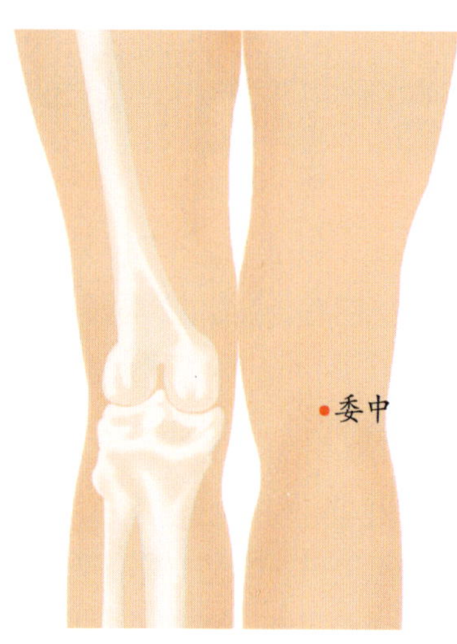

按摩肾俞穴

取穴窍门：两侧肩胛骨下缘的连线与脊柱相交处为第7胸椎，往下数7个突起的骨性标志（即棘突），其下左右各旁开1.5寸处即是肾俞穴。

取穴原理：增加肾脏的血流量，改善肾功能，缓解肾虚所致的腰腿痛。

按摩方法：两手搓热后用手掌上下来回按摩肾俞穴50~60次，两侧同时或交替进行。

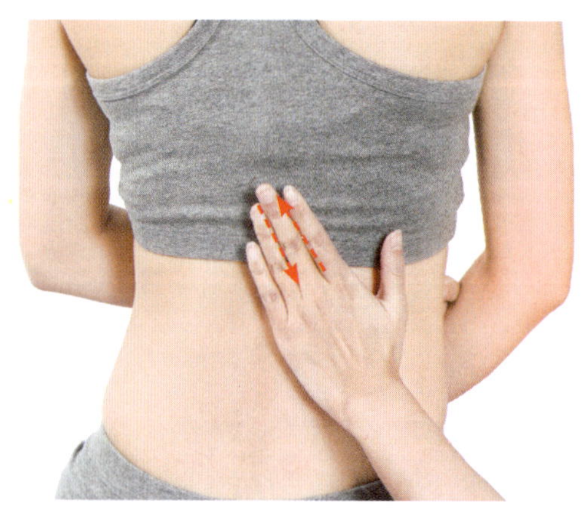

按压环跳穴

取穴窍门：站直，臀部用力，其凹陷最深的地方中央即是环跳穴。

取穴原理：疏通气血，减轻气血瘀滞所致的腰腿疼痛。

按摩方法：拇指弯曲，用拇指关节用力按压环跳穴1~3分钟，以有酸胀感为度。

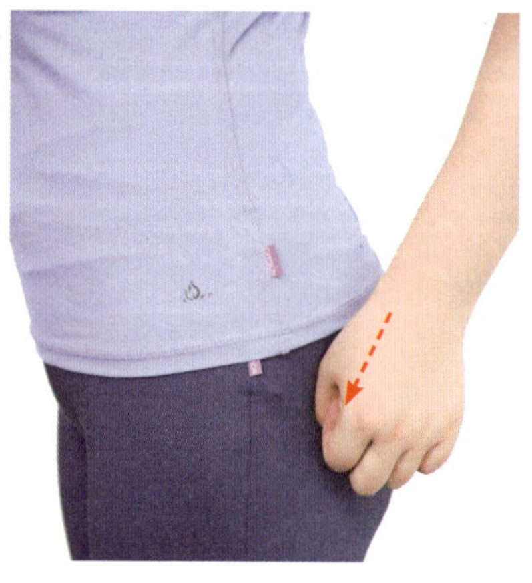

按压委中穴

取穴窍门： 膝盖后面凹陷中央，腘横纹的中点即是委中穴。

取穴原理： 有较好的镇痛作用。

按摩方法： 用两手拇指端按压两侧委中穴，以稍感酸痛为度，一压一松为1次，连做10~20次。

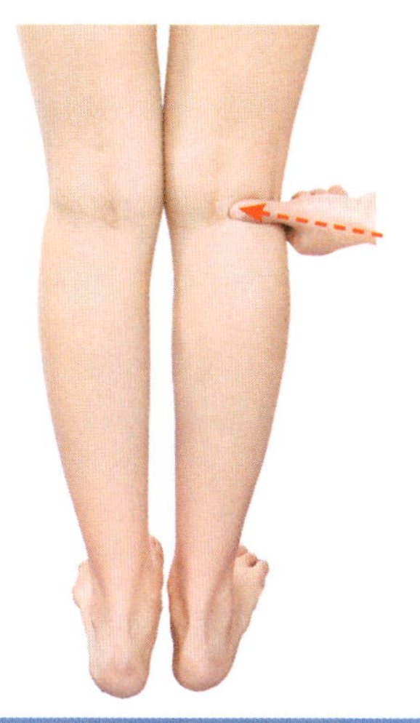

按压腰眼穴

取穴窍门： 两边侧腹部明显突起的骨性标志（即髂前上棘）的连线与腰椎相交处是第4腰椎，其左右各旁开3.5寸凹陷处即是腰眼穴。

取穴原理： 改善腰部血液循环，提高肌肉的灵活性，防治腰腿痛。

按摩方法： 两手轻握拳，用拳眼或拳背轻轻揉按腰眼穴1~3分钟。

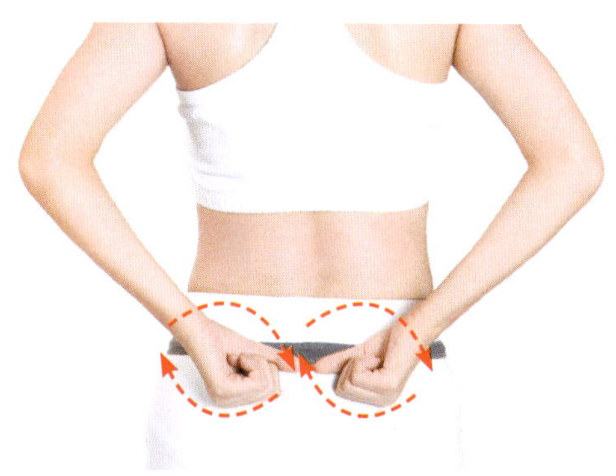

注意事项

- 注意腰部姿势，尽量避免腰部过度用力，弯腰及提、搬物体时应十分小心。
- 劳逸结合，不可过度劳累，避免久坐。
- 积极参加体育锻炼，增强体质。
- 补充钙质，避免缺钙引起腰腿痛。
- 节制饮食，控制体重，减轻对腿部的压力。

精选小偏方

盐醋热敷

取适量食盐放入铁锅内爆炒。然后取适量陈醋洒入盐内，边洒边搅拌均匀，醋洒完后再略炒一下，倒在布包内，趁热敷于腰腿部疼痛处。通常每次热敷15~20分钟，每日热敷1~2次。

咳嗽

病症链接

咳嗽是人体清除呼吸道内的分泌物或异物的保护性反射动作，从生理角度讲，咳嗽起着一种保护作用，但是慢性和反复的咳嗽，则严重影响人们的生活。中医认为，咳嗽为肺脏疾患，多由肺失正常的宣发肃降等生理功能而引起。

病因病机

1.由于气候突变或调摄失宜，外感风、寒、暑、湿、燥、火，邪气从口鼻或皮毛侵入，使肺气被束，肺失肃降，发为咳嗽。

2.饮食不节，嗜烟酒、肥甘厚味，导致内生火热，熏灼肺胃，灼津生痰；或损伤脾胃，痰浊内生，上阻于肺，致肺气上逆而作咳。

3.情志刺激，肝失调达，气郁化火，循经上逆犯肺，肺失肃降而作咳。

4.肺脏疾病日久不愈，耗气伤阴，肺气虚肃降无权，肺气上逆作咳；或肺气虚不能输布津液，痰浊内生；肺阴虚而虚火灼津为痰，痰浊阻滞，肺气不降而上逆作咳。

症状表现

咳逆有声，或咳吐痰液为主要临床症状。

居家按摩治疗处方

掐按列缺穴，按揉经渠穴，按揉肺俞穴，掐按太渊穴。

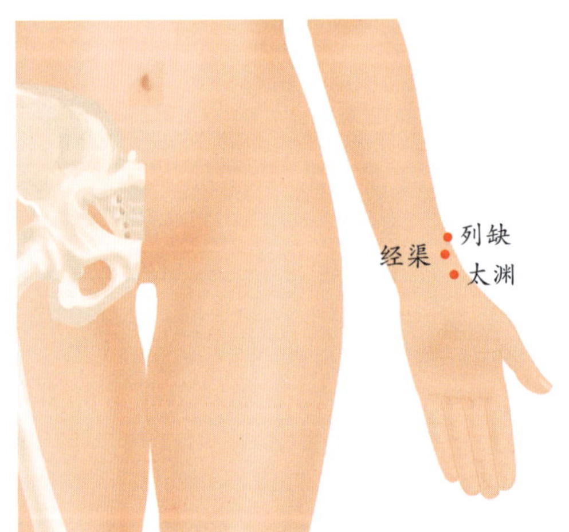

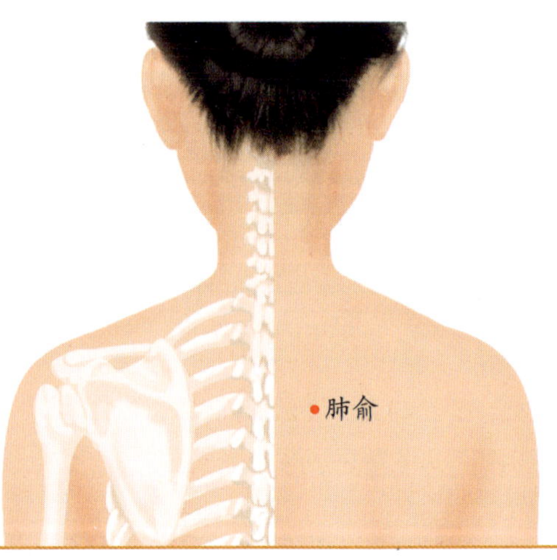

掐按列缺穴

取穴窍门： 将两手拇指和其余4指自然分开，于虎口处垂直相交，一手食指搭在另一手上，手指自然落下，食指尖处即为列缺穴。

取穴原理： 调节肺功能，调动肺经元气，治疗单纯性咳嗽。

按摩方法： 用拇指指尖掐按列缺穴3~5分钟，以有酸胀感为度，每天5~10次。

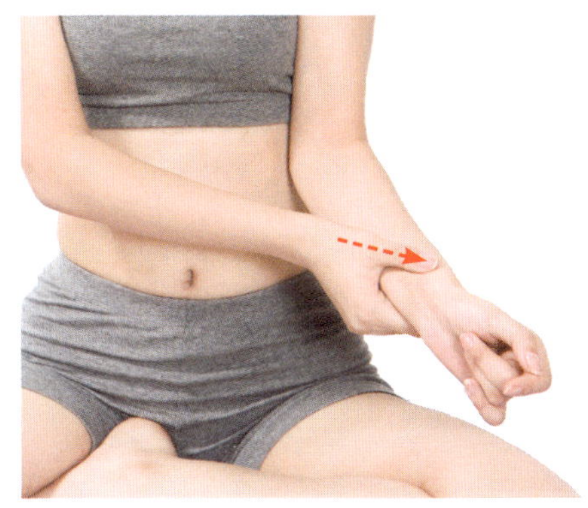

按揉经渠穴

取穴窍门： 食指到无名指的3指并拢，无名指置于腕横纹下，中指指腹按压在动脉跳动处，中指指尖所在的凹陷处即是经渠穴。

取穴原理： 调肺止咳，保障呼吸通畅，适用于各种咳嗽。

按摩方法： 用拇指或食指指腹按揉经渠穴，每次4~5分钟。

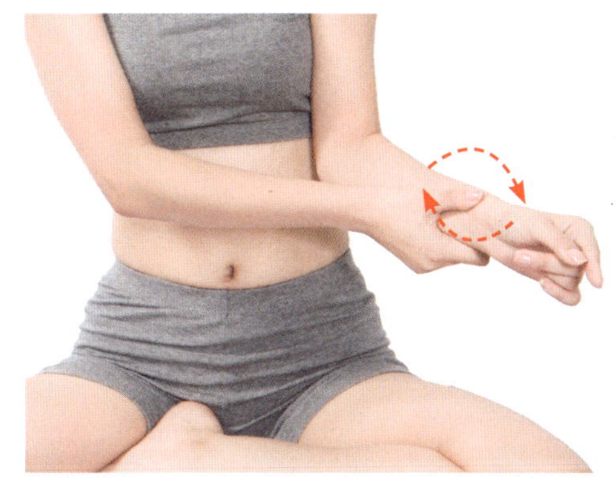

按揉肺俞穴

取穴窍门： 低头，找到第7颈椎，往下数3个突起的棘突下，左右各旁开1.5寸处。

取穴原理： 增强呼吸功能，使肺通气量、肺活量及耗氧量增加。

按摩方法： 用两手的拇指或食指、中指两指轻轻按揉肺俞穴，每次2分钟。

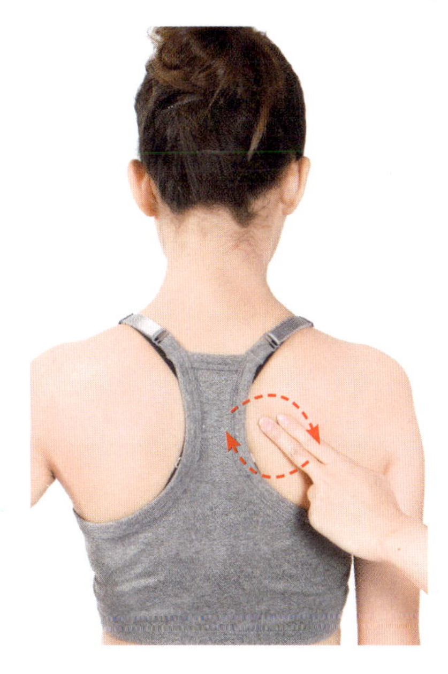

掐按太渊穴

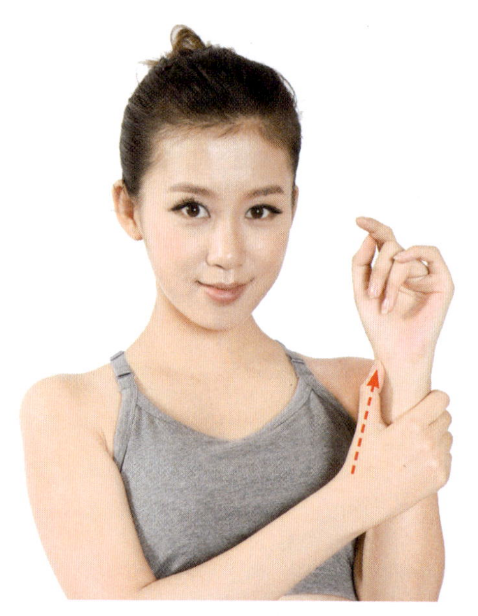

取穴窍门： 掌后腕横纹大拇指一侧，动脉的桡侧（靠拇指的一侧）凹陷处即是太渊穴。

取穴原理： 有强壮肺脏、抑制肺气上逆的功效，从而起到很好的止咳作用。

按摩方法： 用拇指指腹轻柔地掐按太渊穴1~3分钟，以有酸胀感为度。

注意事项

- 多吃蔬菜和水果，饮食要易于消化且富有营养，应以清淡为主，避免油腻辛辣等刺激的食物，如烟、酒、辛辣物、冷饮等尽量禁食。
- 多喝水，以补充咳嗽时的急速气流所带走的呼吸道黏膜上的水分。
- 休息可减轻病情，所以咳嗽患者要注重休息。
- 保持室内空气新鲜，定时开窗换气。室温要适中，在20℃左右为宜；室内环境不可过于干燥，湿度保持在60%左右。
- 保持身体温暖，睡眠中也要盖好被褥，注意保暖，以免寒冷刺激诱发咳嗽加重。

精选小偏方

喝蒸大蒜水

取大蒜7~10瓣（儿童可用3~5瓣），拍碎，放进碗中，加半碗水，放入一粒冰糖，放入锅中蒸15分钟，晾至蒜水微温时喝下，一天2~3次。此法适用于风寒咳嗽。

牙痛

病症链接

牙痛是口腔疾患的常见疾病。龋齿、牙髓炎、根尖周围炎、冠周炎及牙本质过敏等疾病均可引起牙痛。急性牙髓炎表现为间歇性疼痛，夜间加重，病人不能明确指出患牙位置；急性根尖周围炎表现为持续性疼痛，病人不能正确指出患牙位置；急性冠周炎患者表现为明显的牙龈红肿。

病因病机

1.感受风热外邪，外邪循阳明经上炎入齿，而引起牙痛。

2.饮食不节，肠胃郁热，又嗜食辛辣煎炸食物，胃火炽盛，循经上炎而引起牙痛。

3.年老体虚或肾阴亏损患者，虚火上炎而致牙痛。

症状表现

牙痛可因冷、热、酸、甜等刺激而发作或加重，可伴有牙龈红肿、牙龈出血、牙齿松动、龋齿、咀嚼困难等。

居家按摩治疗处方

按压颧髎穴，捏揉厉兑穴，按揉下关穴，按揉颊车穴。

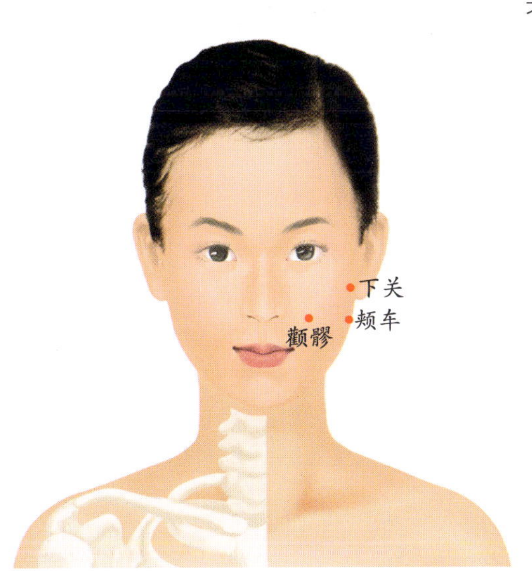

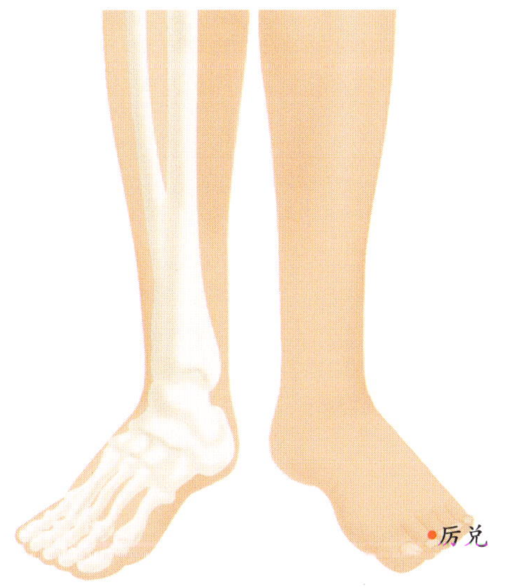

按压颧髎穴

取穴窍门：平视时瞳孔直下，平鼻翼下缘，能触摸到颧骨下缘的位置即是颧髎穴。

取穴原理：清胃热，适用于胃热引起的牙痛。

按摩方法：用食指或中指指腹大力按压巨髎穴1~3分钟，以有胀麻感为度。

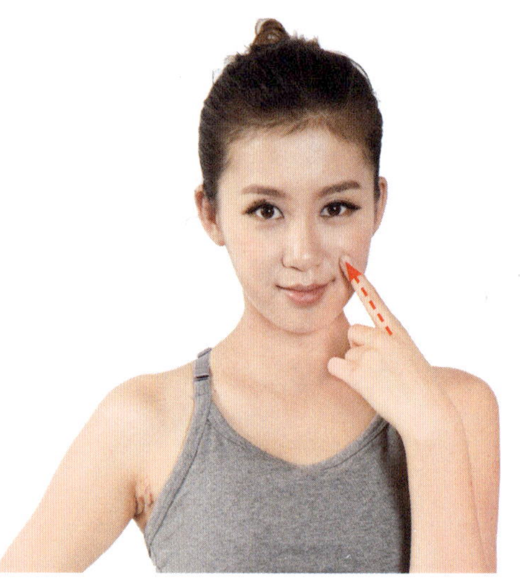

捏揉厉兑穴

取穴窍门：在足部第2趾末节外侧，距指甲角0.1寸。

取穴原理：作用于三叉神经，抑制其对疼痛的传递，对于上齿痛尤其有效。

按摩方法：用食指指尖大力捏揉厉兑穴1~3分钟，以略感疼痛为度，然后换另一只脚。

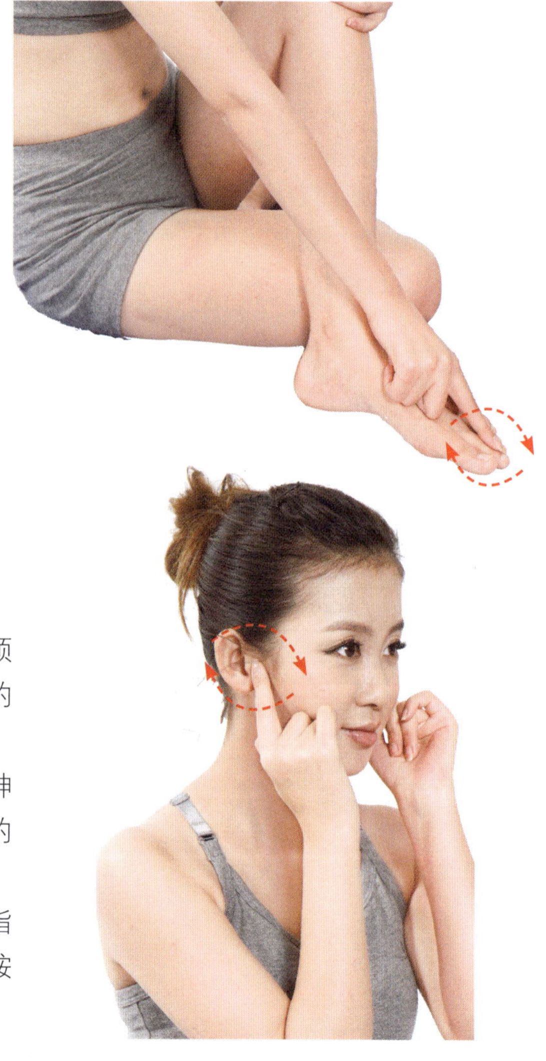

按揉下关穴

取穴窍门：在颧弓下缘中央与下颌切迹之间凹陷中，闭口有孔张口隆起的位置即是下关穴。

取穴原理：刺激下牙槽中的下颌神经分支，缓解下牙槽智齿拔除后引起的疼痛。

按摩方法：用双手中指或食指指腹，放于同侧面部下关穴，适当用力按揉1~3分钟，以有酸麻感为度。

按揉颊车穴

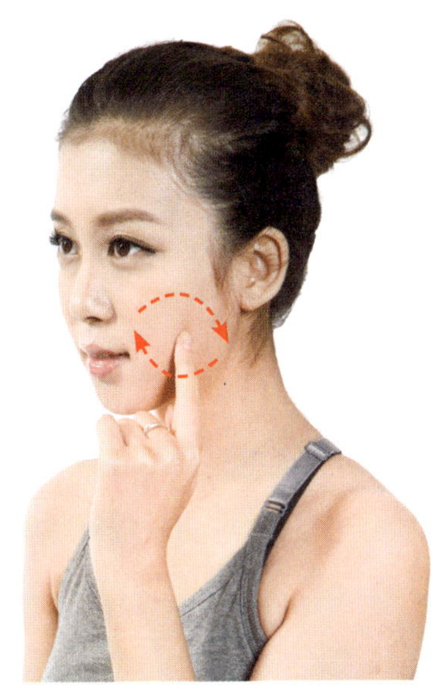

取穴窍门：咬牙时，在面颊部有一个绷紧隆起的肌肉最高点，按压凹陷处即是颊车穴。

取穴原理：疏通阳明经气血，减轻胃经郁火所致的牙痛。

按摩方法：用食指或中指指腹按揉颊车穴1~3分钟，以有酸胀感为度。

注意事项

- 注意口腔卫生，养成早晚刷牙、饭后漱口的良好习惯。
- 睡前不吃糖、饼干等淀粉类的食物。
- 不要吃过硬的食物；少吃过酸、过冷、过热的食物。
- 忌烟、酒，不宜多食湿热性食物，如牛肉、羊肉等。
- 保持乐观的心态和良好的情绪。
- 发现蛀牙要及时治疗。
- 定期洗牙，清除牙结石，因为牙结石如果不及时清除，会长期刺激牙龈，导致牙龈红肿，引起牙龈的慢性炎症。

精选小偏方

二冬粥

取麦冬50克、天冬50克、大米100克。将麦冬、天冬洗净切碎，与大米一同放入砂锅加适量水煮烂成粥，适宜于虚火牙痛者。

慢性胃炎

病症链接

慢性胃炎是由各种病因引起的胃黏膜慢性炎症，是常见病，分为浅表性胃炎和萎缩性胃炎两种。其症状是上腹疼痛，食欲减退和餐后饱胀，进食不多但觉过饱。症状常因冷食、硬食、食辛辣或其他刺激性食物而引发或加重。

病因病机

1.长期情志不遂，急躁易怒，致肝气郁结，肝气犯脾，脾失健运，胃脘失和，而发为本病。

2.饮食不节，饥饱失常，饮食过冷或过热、过粗糙坚硬，喜食辛辣刺激性食物，长期、大量地饮酒和吸烟，饮浓茶、咖啡等，使脾胃受损，脾胃虚弱而运化水湿、水谷无力，导致食积胃脘，湿阻中焦，而发为本病；或胃中积热耗伤胃津，胃脘失和，而发为本病。

3.过食寒凉，寒邪伤中，或外感寒湿之邪，困阻脾土，以致脾胃升降失调，而发为本病。

症状表现

持续性上腹部疼痛和饱胀、烧灼感，进食后症状加重。伴有嗳气、反酸、恶心、呕吐、食欲不振、进食易饱等症状，常反复发作。

居家按摩治疗处方

点按中脘穴，按压足三里穴，按压公孙穴，按压上巨虚穴。

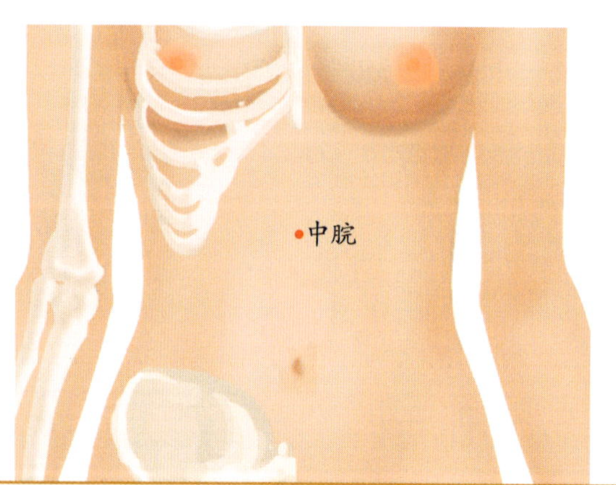

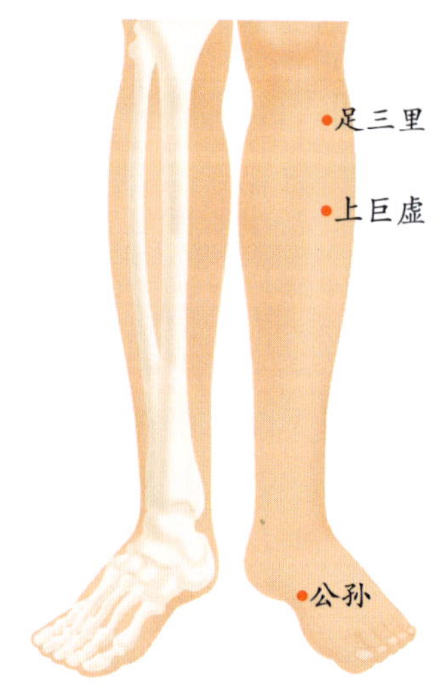

点按中脘穴

取穴窍门：从肚脐中央向上量4寸即为中脘穴。

取穴原理：有通肠胃、助消化的功效，配合胃俞治疗慢性胃病有很好的疗效。

按摩方法：用拇指指腹着力点按中脘穴，然后用手掌按顺时针方向按摩，用力均匀，有一定力度，若感到指下有胃蠕动感或听到肠鸣更佳。

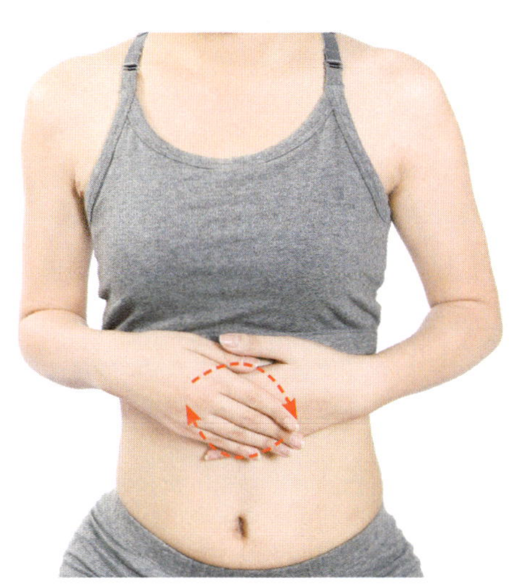

按压公孙穴

取穴窍门：跖区第1跖骨基底部的前下方。

取穴原理：有健脾胃、调冲任的作用，适用于急慢性胃肠炎及消化系统疾病。

按摩方法：拇指或食指指端反复按压公孙穴，稍有疼痛感即可。

按压足三里穴

取穴窍门：在小腿前外侧，外膝眼下3寸，距胫骨前缘1横指（中指）处。

取穴原理：足三里是人体极重要的保健穴位，对于脾胃功能具有良好的双向调节作用。

按摩方法：两手拇指指腹端垂直用力按压，或将手掌打开，握住腿部，用拇指按压。

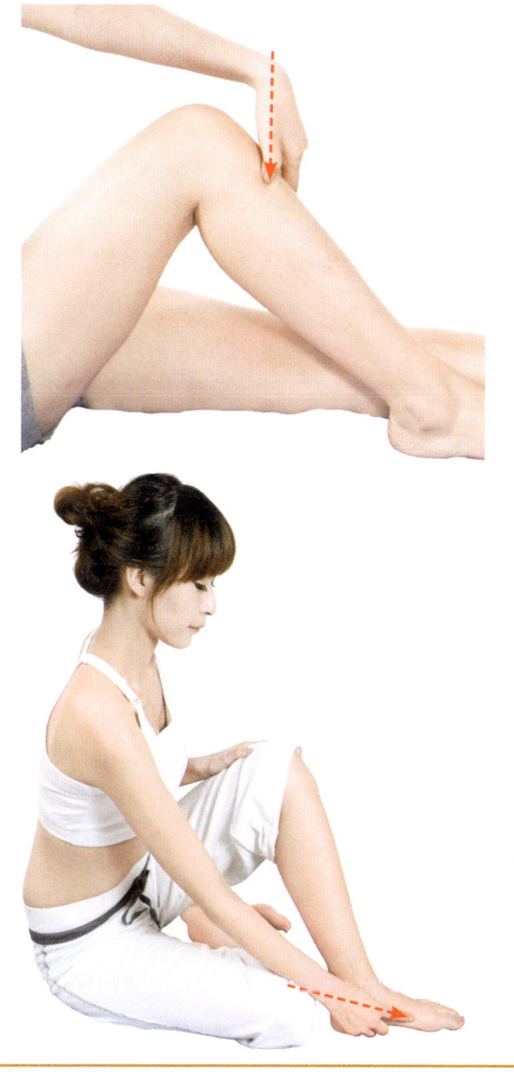

按压上巨虚穴

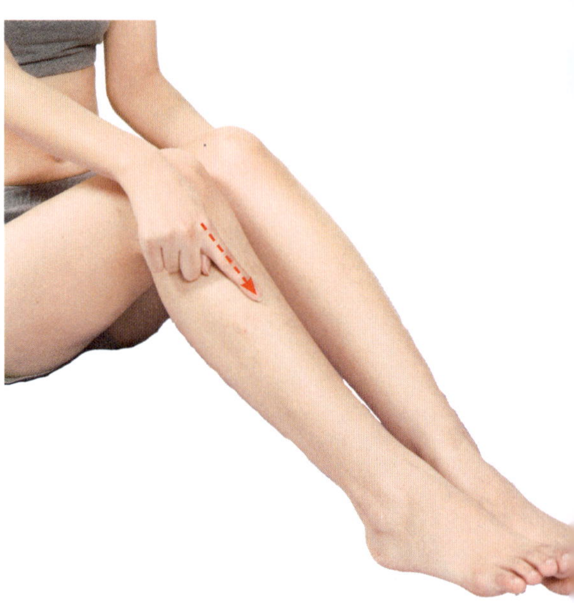

取穴窍门： 正坐，屈膝90度角，手心对髌骨，手指朝下，无名指指端处向下量3寸即是上巨虚穴。

取穴原理： 增加肠蠕动，促进胃肠消化液的分泌。

按摩方法： 用拇指或食指指腹垂直用力按压上巨虚穴3秒钟后放松，重复操作10次，以有酸痛感为度。

注意事项

- 注意保暖，秋凉之后，昼夜温差变化较大，慢性胃炎病人要特别注意胃部的保暖，适时增添衣服，夜晚睡觉时盖好被褥，以防因腹部着凉而引发胃痛。
- 不吃过冷、过烫、过硬、过辣、过黏的食物，忌暴饮暴食，戒烟禁酒。服药时应注意服用方法，最好饭后服用，以防刺激胃黏膜而导致病情恶化。
- 保持愉快的心情，慢性胃病的发生、发展与人的情绪、心态密切相关。平时要注意保持愉快的心情，情绪要稳定，避免紧张、焦虑、恼怒等不良情绪。
- 适当锻炼身体，肠胃病患者要根据自己的体质，进行适度的运动锻炼，以提高机体抗病能力。

精选小偏方

口腔运动

先空口反复鼓动两边腮部，然后上下齿轻轻相叩，再配合舌尖做轻舔上颚、舌头摩擦口腔内侧的牙龈、舌头在舌根的带动下在口腔内前后蠕动等运动，可以增加口腔内的唾液分泌，增强消化能力。

腹痛

病症链接

腹痛是指由于各种原因引起的腹腔内脏器的病变，表现为腹部的疼痛。分为急性腹痛和慢性腹痛，急性腹痛具有变化多、发展快的特点，一旦延误诊断，会造成严重后果，甚至引起死亡；慢性腹痛可由多种原因引起，需要至医院检查。

病因

腹痛是指由于各种原因引起的腹腔内外脏器的病变而表现为腹部的疼痛。腹痛可分为急性与慢性两类。病因极为复杂，包括炎症、肿瘤、出血、梗阻、穿孔、创伤及功能障碍等。

症状表现

1.腹痛的部位常为病变的所在，胃痛位于中上腹部；肝胆疾患疼痛位于右上腹；小肠绞痛位于脐周；结肠绞痛常位于下腹部；膀胱痛位于耻骨上部；急性下腹部痛也见于急性盆腔炎症。

2.消化性溃疡穿孔常突然发生，呈剧烈的刀割样、烧灼样持续性中上腹痛。胆绞痛、肾绞痛、肠绞痛也相当剧烈，患者常呻吟不已，辗转不安。

3.急性腹膜炎腹痛在静卧时减轻，腹壁加压或改变体位时加重。胆绞痛可因脂肪餐而诱发。

居家按摩治疗处方

按压上巨虚穴，按压下巨虚穴，按压天枢穴。

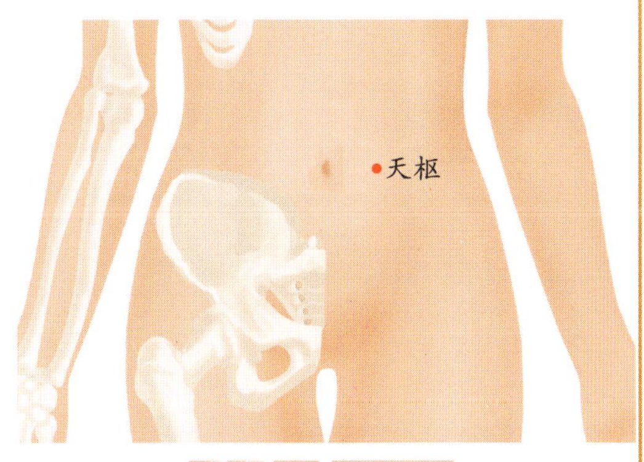

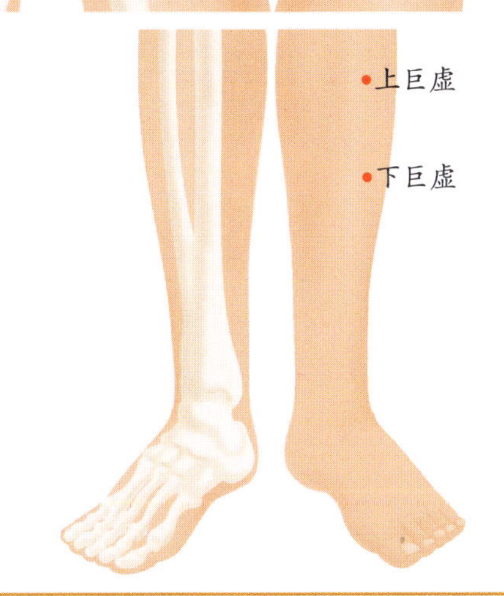

按压上巨虚穴

取穴窍门：正坐，屈膝90度角，手心对髌骨，手指朝向下，无名指指端处向下量3寸即是上巨虚穴。

取穴原理：上巨虚是大肠的下合穴，调整肠胃效果极佳。

按摩方法：用拇指或食指指腹垂直用力按压上巨虚穴3秒钟后放松，重复操作10次，以有酸痛感为度。

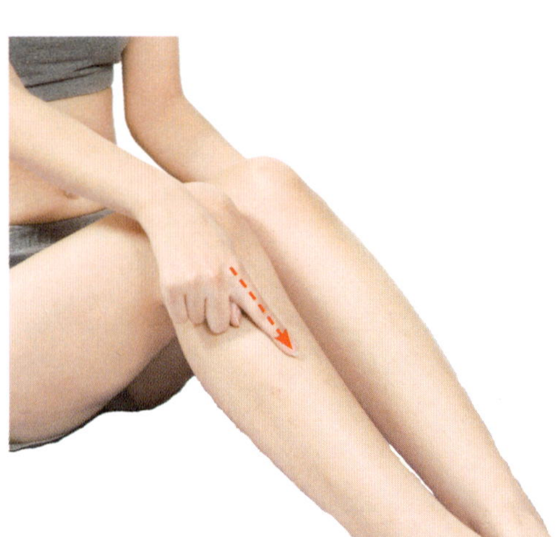

按压下巨虚穴

取穴窍门：人体的小腿前外侧，足三里下6寸，距胫骨前缘1横指（中指）处。

取穴原理：下巨虚是手太阳小肠经下合穴，对于调整小肠运化吸收有独到疗效。

按摩方法：两手食指指腹端垂直用力按压2~3分钟。

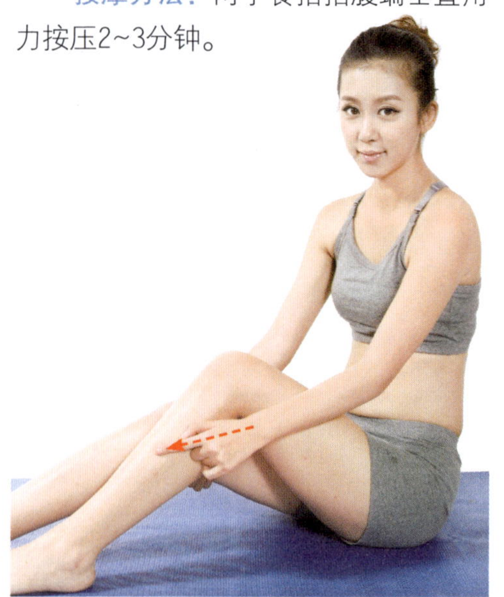

按压天枢穴

取穴窍门：在腹部，脐中旁开2寸。

取穴原理：可对腹部气血进行局部调整，缓解腹痛。

按摩方法：用食指或拇指的指腹按压天枢穴，同时向前挺出腹部并缓慢吸气，上身缓慢向前倾呼气，反复做5次。

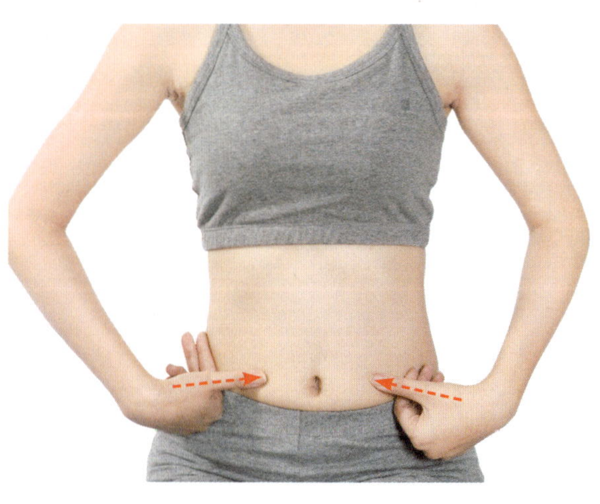

腹泻

病症链接

腹泻是一种常见症状，是指排便次数明显超过平日习惯的频率，粪质稀薄，水分增加。腹泻常伴有排便急迫感、肛门不适、失禁等症状。

病因

1.细菌感染：人们在食用了被大肠杆菌、沙门菌、志贺氏菌等细菌污染的食品，或饮用了被细菌污染的饮料后就可能发生肠炎或菌痢，会出现不同程度的腹痛、腹泻、呕吐、发热等症状。

2.消化不良：春秋季节刚刚回暖，饮食无规律、进食过多、进食不易消化的食物，或者由于胃动力不足导致食物在胃内滞留，引起腹胀、腹泻、恶心、呕吐、反酸、烧心、嗳气等症状。

3.饮食贪凉：夏天，很多人喜欢吃冷食，喝凉啤酒，结果可导致胃肠功能紊乱，肠蠕动加快，引起腹泻。

4.食物中毒：由于患者进食被细菌及其毒素污染的食物，或摄食未煮熟的扁豆等引起的急性中毒性疾病。

5.肠道疾病：如慢性细菌性疾病、肠结核、血吸虫病、大肠癌、肠炎等病症。

症状表现

腹泻同时可伴有呕吐、发热、腹痛、腹胀、黏液便、血便等症状。伴有发热、腹痛、呕吐等常提示急性感染；伴大便带血、贫血、消瘦等需警惕肠癌；伴腹胀、食欲差等需警惕肝癌；伴水样便则需警惕霍乱弧菌感染。

居家按摩治疗处方

摩神阙穴，按掐足三里穴，擦涌泉穴，按压上巨虚穴。

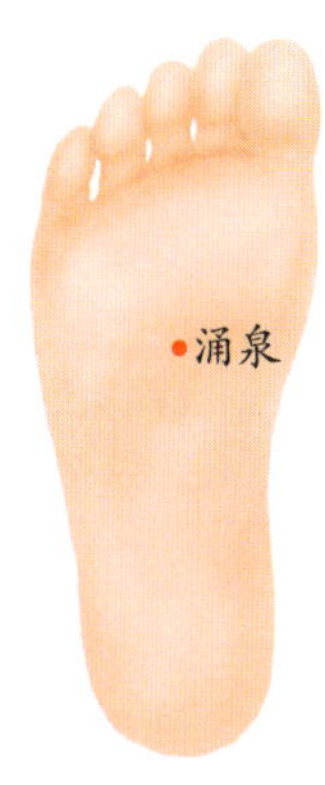

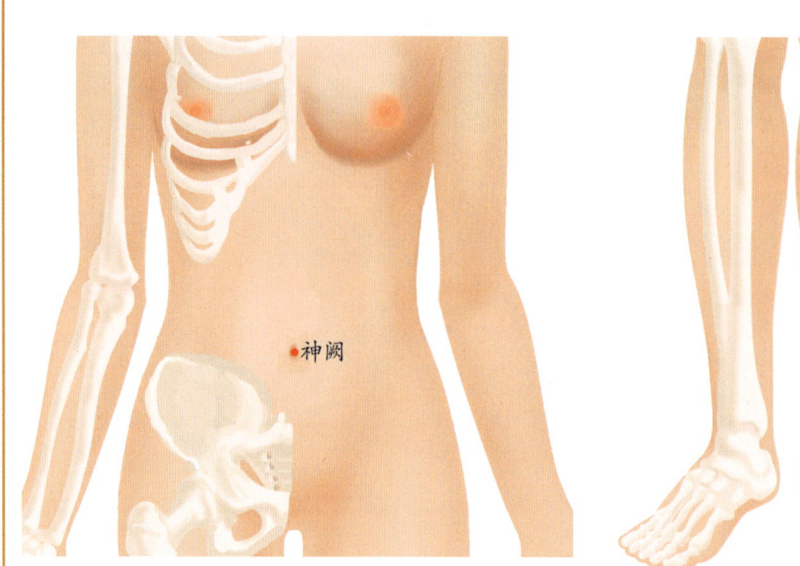

摩神阙穴

取穴窍门：肚脐的正中央即为神阙穴。

取穴原理：适用于泻痢，对治疗腹泻有很好的疗效。

按摩方法：将双手搓热，一只手掌盖住肚脐，另一只手在其上进行按摩，两只手可交换进行。

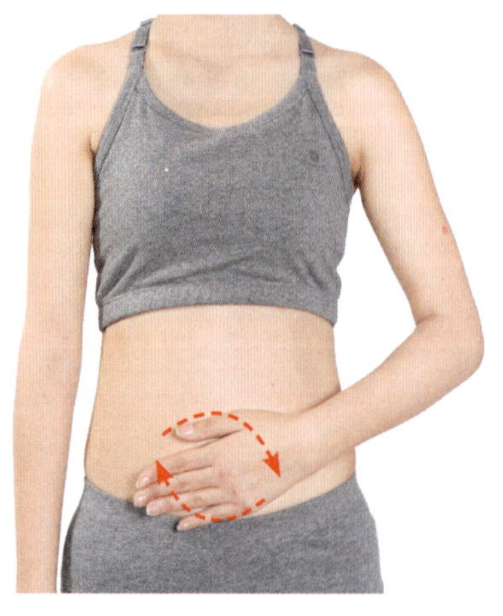

按掐足三里穴

取穴窍门：在小腿前外侧，外膝眼下3寸，距胫骨前缘1横指（中指）处。

取穴原理：是胃经的要穴，能够调理胃肠功能，防治腹泻。

按摩方法：用拇指指端按掐足三里穴，一掐一松，以有酸胀、发热感为度，连做36次，两侧交替进行。

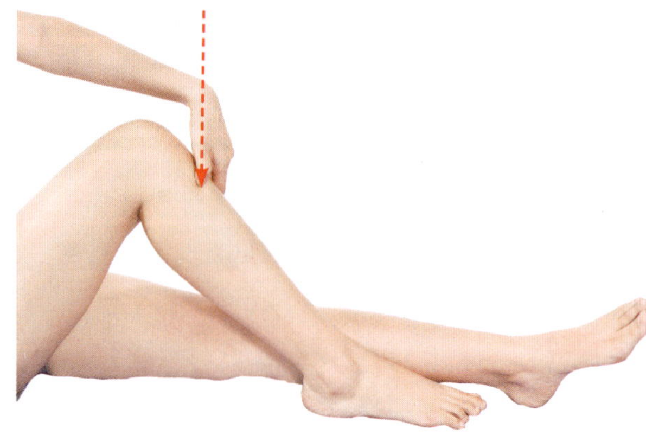

擦涌泉穴

取穴窍门：抬起脚，脚趾弯曲，前脚掌最凹陷处即是涌泉穴。

取穴原理：是肾经的重要穴位，可改善腹泻症状。

按摩方法：用左手小鱼际擦右侧足底涌泉穴2分钟，再换右手小鱼际擦左侧足底涌泉穴2分钟，有热感为度，共4分钟。

按压上巨虚穴

取穴窍门：正坐，屈膝90度角，手心对髌骨，手指朝向下，无名指指端处向下量3寸即是上巨虚穴。

取穴原理：上巨虚是大肠的下合穴，调整肠胃效果极佳。

按摩方法：用拇指或食指指腹垂直用力按压上巨虚穴3秒钟后放松，重复操作10次，以有酸痛感为度。

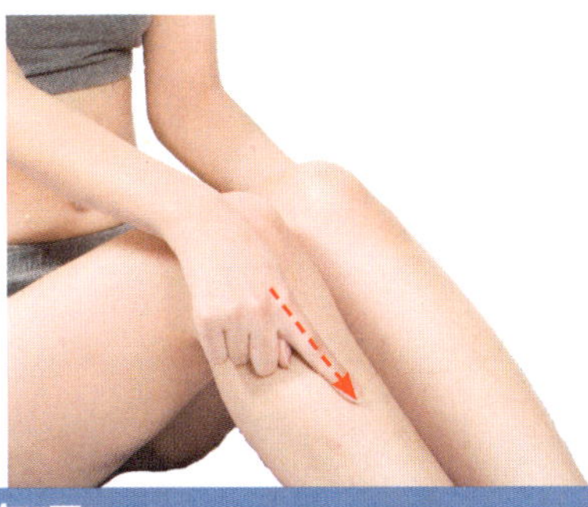

注意事项

- 急性腹泻期需暂时禁食，必要时由静脉输液，以防失水过多而脱水。
- 当排便次数减少，症状缓解后可改为低脂流质饮食，或低脂少渣、细软易消化的半流质饮食，如大米粥、藕粉、烂面条、面片等。
- 当腹泻基本停止后，可供给低脂少渣半流质饮食或软食。少量多餐，以利于消化；如面条、粥、馒头、烂米饭、瘦肉泥等。仍应适当限制含粗纤维多的蔬菜和水果等，以后逐渐过渡到普通饮食。
- 腹泻期间不宜食用粗粮、生冷瓜果、凉拌菜等。此外，韭菜、芹菜、榨菜、辣椒、烈酒、芥末、辣椒粉、肥肉、油酥点心等食物也不宜食用。

精选小偏方

白扁豆粥

将新鲜白扁豆100克或干扁豆50克，与粳米100克同煮为粥，熬煮20~30分钟，每日早晚温热服食。对慢性腹泻、食欲欠佳、消化不良的老年及儿童患者非常适合。

随症加减

脾胃虚弱

大便时溏时泄，完谷不化，反复发作，稍食油腻则大便增多，食欲不振，食后腹胀不适，面色萎黄，神疲乏力。

取穴与部位：足三里、上巨虚、阴陵泉、胃脘部、腹部、足阳明胃经。

按摩方法

1. 按揉足三里、上巨虚、阴陵泉穴，时间约5分钟，以感到发热为佳。
2. 在胃脘部按顺时针方向摩腹2分钟，配合掌振法，然后在腹部以逆时针方向摩腹3分钟。
3. 擦两侧小腿足阳明胃经，以感到发热为佳。

脾肾阳虚

腹泻多出现在黎明之前，脐周疼痛，肠鸣即泻，泻后则安，伴有四肢发冷、腰膝酸软等症。

取穴与部位：命门、涌泉、肾俞至命门部位、督脉。

按摩方法

1. 按揉命门、涌泉穴，每穴2分钟。
2. 直擦背部督脉，以感到发热为佳。
3. 横擦腰部肾俞至命门处，然后再擦两足底涌泉穴，均以感到发热为度。

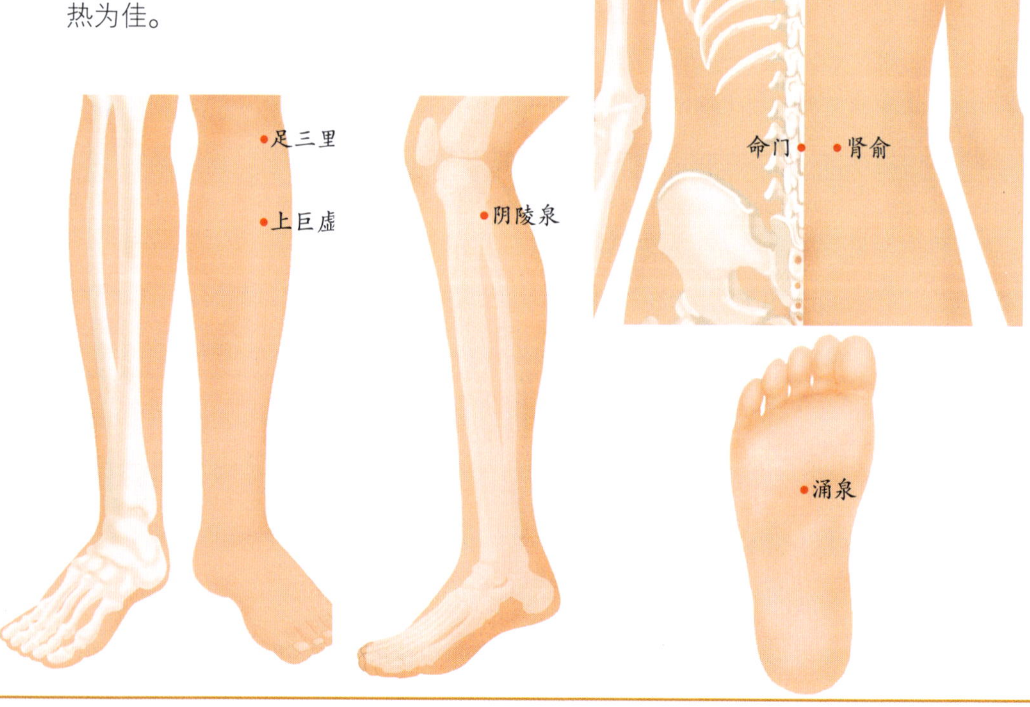

肝气乘脾

平时常有两胁痞满、打嗝频繁、进食量少，情绪不好会诱发腹痛肠鸣、腹泻，泻后则疼痛减轻。

取穴与部位：章门、期门、太冲、肝俞至胃俞部、胁肋部。

按摩方法

1. 按揉章门、期门、太冲等穴，以感到酸胀为佳，时间约5分钟。
2. 用手掌横擦肝俞至胃俞部位，以感到发热为佳。
3. 用两手手掌采用揉搓法在胁肋部上下往返，时间1~2分钟，以感到微热为佳。

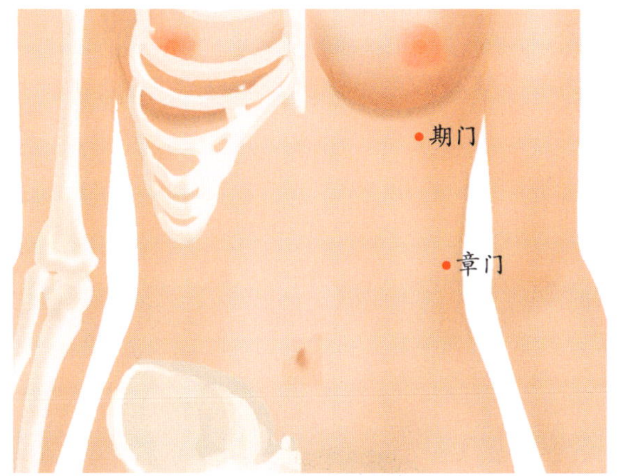

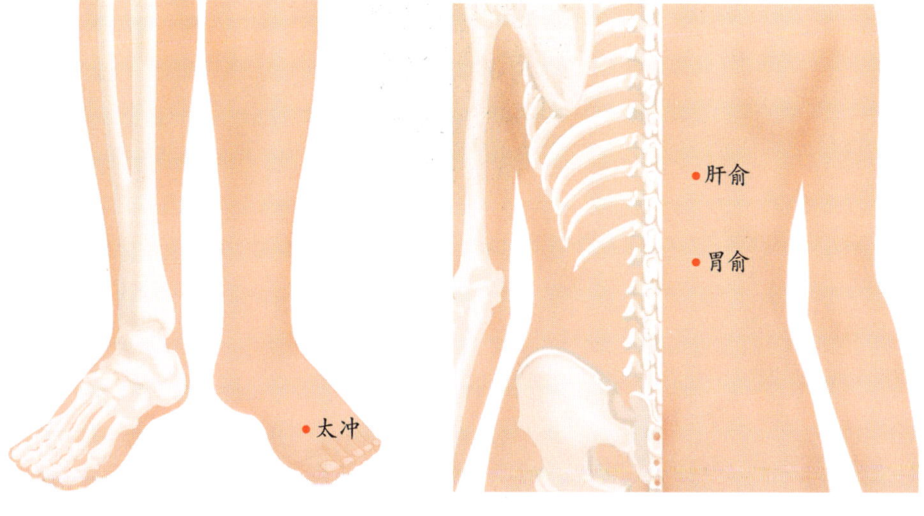

发热

病症链接

发热又称发烧，人的正常体温是36.2℃~37.2℃，高于这个温度就是发热。引起发热的疾病有很多，包括：感冒、风湿、结核、慢性炎症、免疫力低下等。另外，长期精神紧张、情绪不稳定也会引起体温中枢紊乱，引起发烧。

病因

1.感染性疾病：如感冒、肺炎、支气管炎、疟疾等。这些疾病由细菌、病毒、原虫感染而引起。

2.非感染性疾病：中暑、肿瘤、免疫性疾病，如红斑狼疮、类风湿病等。

症状表现

高烧时面色潮红，皮肤烫手，口渴咽干，精神不振，饮食不佳，呼吸和脉搏加快(从37℃开始计算，每升高1℃，脉搏加快10次)。病人开始嗜睡，重者出现昏迷、抽搐。

居家按摩治疗处方

掐按曲池穴，按揉大椎穴，按压风池穴，按揉外关穴。

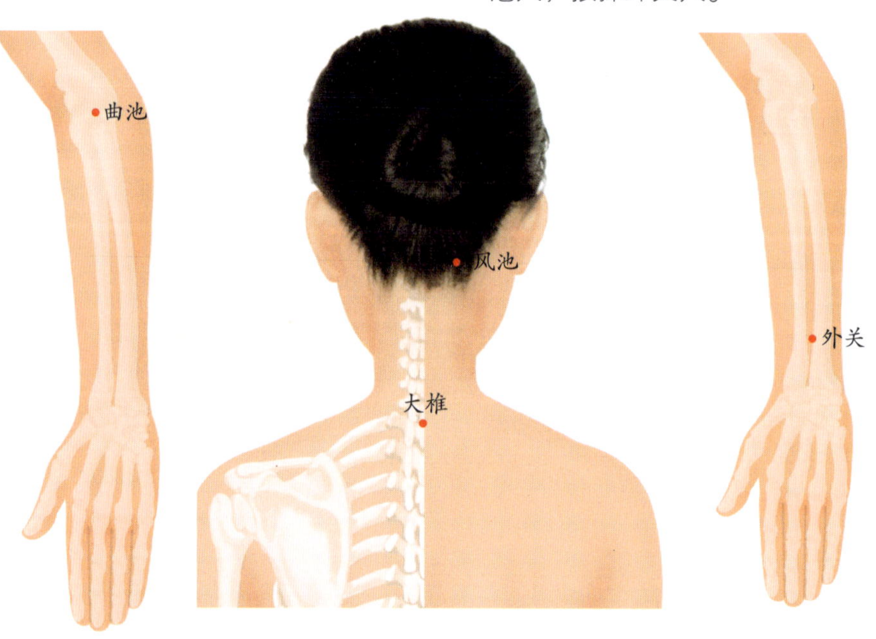

掐按曲池穴

取穴窍门：将手肘内弯约呈直角，肘横纹尽处凹陷即是曲池穴。

取穴原理：清热祛湿，是发热特效穴。

按摩方法：拇指弯曲，用指尖掐按曲池穴1~3分钟，以有酸痛感为度。

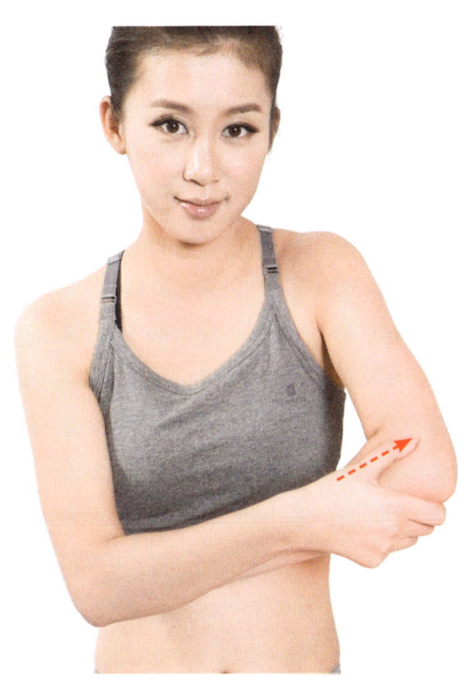

按压风池穴

取穴窍门：颈部耳后发际下的凹窝内，相当于耳垂齐平的位置即是风池穴。

取穴原理：具有清热、疏风、解表的作用，可起到退烧的功效。

按摩方法：双手抱拢头部，用双手拇指或食指指腹按压两侧的风池穴约1分钟，至有酸、胀、麻感觉为度，以感到局部发热为止。

按揉大椎穴

取穴窍门：低头时，摸到颈后突起最高处下方凹陷即是大椎穴。

取穴原理：大椎穴是人体所有阳经汇聚之处，可抵御外邪，治疗外感表证引起的风寒发热。

按摩方法：用食指按揉颈后的大椎穴，以皮肤发热、发红为度。

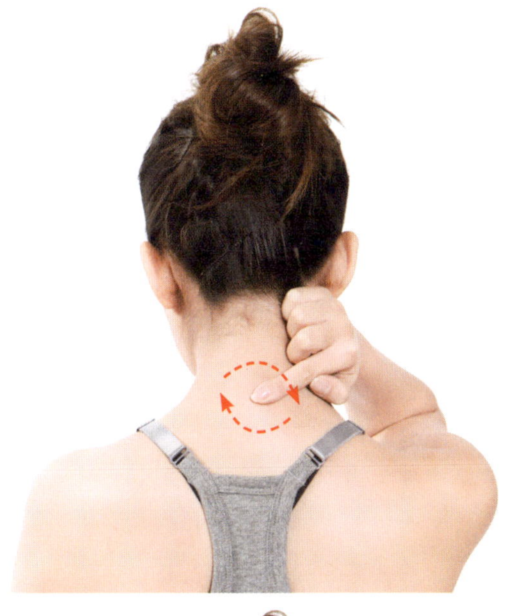

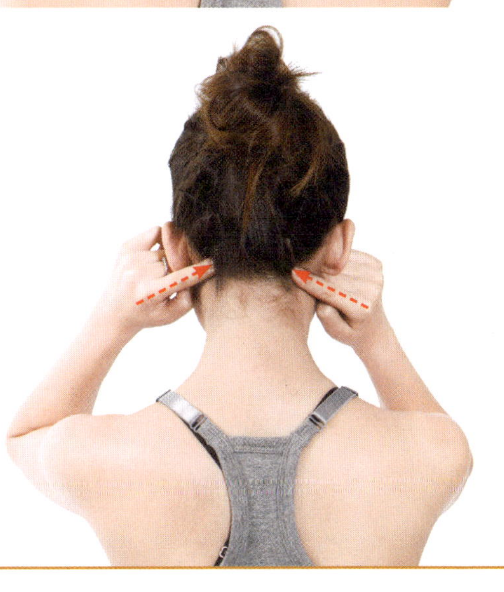

按揉外关穴

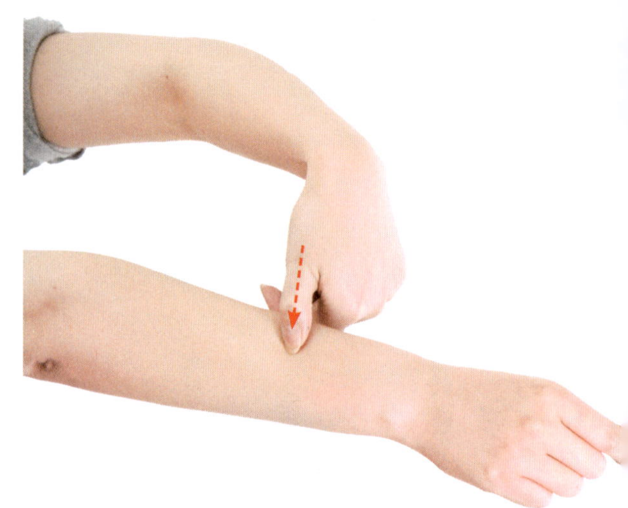

取穴窍门：在前臂背侧，手腕横皱纹向上3指宽处，与正面内关穴相对。

按摩方法：用拇指指端用力按揉1分钟。

取穴原理：有清热解表、通经活络的作用，可有效降低体温。

注意事项

- 保证充足的水分和热量，以粥、牛奶、豆浆、菜汤、水果汁等易消化且营养丰富的食物为主。
- 发烧时体内水份的流失会加快，应多喝水，以白开水、矿泉水为主。不要饮用含酒精或咖啡因的饮料。
- 不宜食用难消化而油腻的食品，如油炸食品。
- 宜食用富含维生素的食物，如新鲜水果及蔬菜。
- 吃些葱、生姜、大蒜、辣椒、醋等，可辅助治疗发热。
- 卧床休息，以利于恢复体力，早日康复。
- 尽量避免穿过多的衣服或盖厚重的棉被，因为这样会使身体不容易散热，加重发烧的不适感。

精选小偏方

红糖姜汤

将红糖与拍碎的老姜放入沸水中烧开饮用，每天数次，每次一碗。

扁桃体炎

病症链接

扁桃体炎是腭扁桃体的一种非特异性急性炎症，可分为充血性和化脓性两种，常伴有一定程度的咽黏膜及其他咽淋巴组织炎症。扁桃体炎多发于儿童及青年，季节更替、气温变化、劳累受凉、烟酒过度或某些慢性病等常为本病的诱发因素。

病因

当机体因寒冷、潮湿、过度劳累、烟酒过度等原因造成抵抗力下降，细菌繁殖加强，扁桃体上皮防御机能减弱，腺体分泌机能降低时，扁桃体就会遭受细菌感染而发炎。

症状表现

1.全身症状：起病急、寒战、高热、可达39℃～40℃，一般持续3~5天，尤其是幼儿可因高热而抽搐、呕吐或昏睡、食欲不振等。

2.局部症状：咽痛是最明显的症状，吞咽或咳嗽时加重，剧烈者可放射至耳部。儿童若因扁桃体肿大影响呼吸时可妨碍其睡眠，夜间常惊醒不安。

居家按摩治疗处方

点掐商阳穴，点按曲池穴，按压内庭穴，按揉廉泉穴。

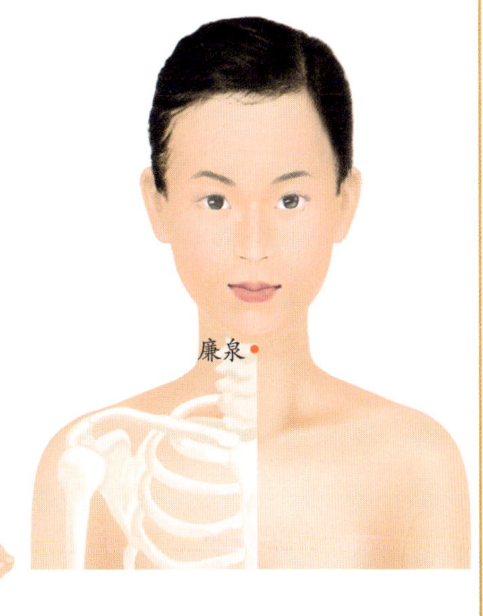

点掐商阳穴

取穴窍门： 食指桡侧端，距离指甲角约0.1寸。

取穴原理： 具有泄毒利咽、疏通经络之功效，可用于治疗急慢性扁桃体炎。

按摩方法： 拇指、食指点掐商阳穴3~5分钟，也可用发夹等尖锐物品刺激该穴。

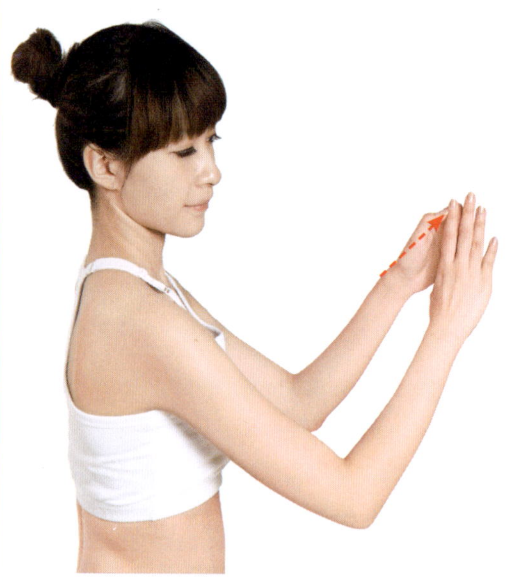

点按曲池穴

取穴窍门： 将手肘内弯约呈直角，用另一只手拇指下压手肘横纹尽处凹陷即是曲池穴。

取穴原理： 具有清热解毒、祛风通络、开通肺气的作用，主治鼻、咽喉部位的病症，对扁桃体炎有一定的治疗作用。

按摩方法： 用右手拇指尖点按左手曲池穴1分钟，然后换左手拇指点按右手曲池穴1分钟。

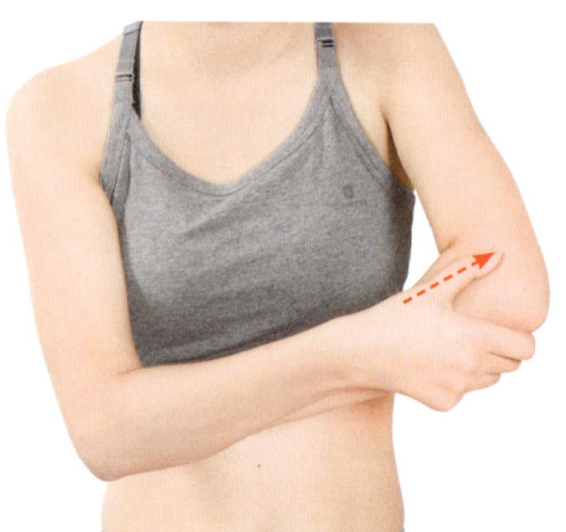

按压内庭穴

取穴窍门： 在足背，在第2、第3趾根部，趾蹼缘后方赤白肉际处。

取穴原理： 可用于治疗五官热性病证，对咽喉肿痛及扁桃体炎有较好的作用。

按摩方法： 用食指指腹端垂直于穴位按压。

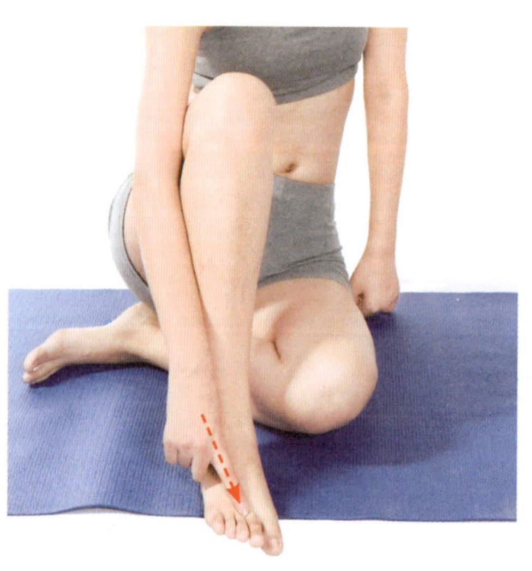

按揉廉泉穴

取穴窍门：在颈部正中线与喉结正上方横皱纹交叉处，用指头压迫，可感觉到舌根的位置，舌骨上缘凹陷处即是廉泉穴。

取穴原理：减轻咽黏膜层慢性充血、小血管扩张，能缓解咽喉肿痛。

按摩方法：用拇指指腹按揉廉泉穴2~3分钟，手法轻柔，以有酸胀感为度。

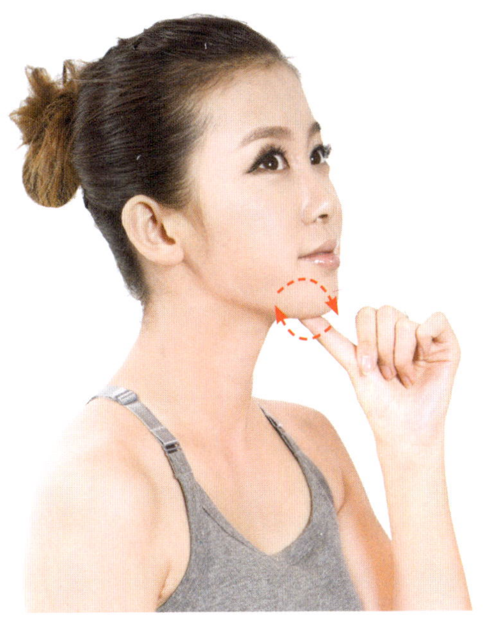

注意事项

- 室内温度不宜过高，以不感觉冷为宜，空气要新鲜，不要在室内抽烟，减少咽部刺激。
- 注意口腔卫生，多喝白开水，以补充体内水分。
- 尽量少去影院、商场等人群密集场所，特别是在呼吸系统、消化系统疾病流行之际。
- 严禁烟、酒及辛辣刺激性食物。
- 注意劳逸结合，保持情绪乐观、稳定。

精选小偏方

淡盐水漱口

在饭后及睡前，取温开水一杯，加少许食盐，口感有咸味即可，反复漱口，每次5分钟左右。

脱发

病症链接

脱发是指头发脱落的现象，分为正常脱落和病理性脱发。

病理性脱发是指头发异常或过度的脱落，最常见的是脂溢性脱发，主要症状是头发油腻，有淡黄色鳞屑固着难脱，或灰白色鳞屑飞扬，自觉瘙痒。

病因

1.急性传染性疾病引起的，如伤寒、流行性脑膜炎、麻风、梅毒等，干扰毛发营养致脱发。

2.内分泌疾病引起的，如脑垂体机能减退、甲状腺机能减退等可引起脱发。

3.精神因素引起的，如失眠、焦虑、忧郁等，脱发较缓慢。

4.药物影响，如甲氨蝶呤、白血宁等药物可使头发因营养失调而脱落，特点是在短期内大量脱落，甚至脱光。

症状表现

头发油腻，亦有焦枯发蓬，缺乏光泽，有淡黄色鳞屑固着难脱，自觉瘙痒。若是男性脱发，主要是头顶部，前额的发际与鬓角往上移，终使额顶部一片光秃或有些茸毛；女性脱发在头顶部，头发变得稀疏，但不会完全成片地脱落。

居家按摩治疗处方

揉百会穴，按揉风府穴，按压四神聪，按压肾俞穴。

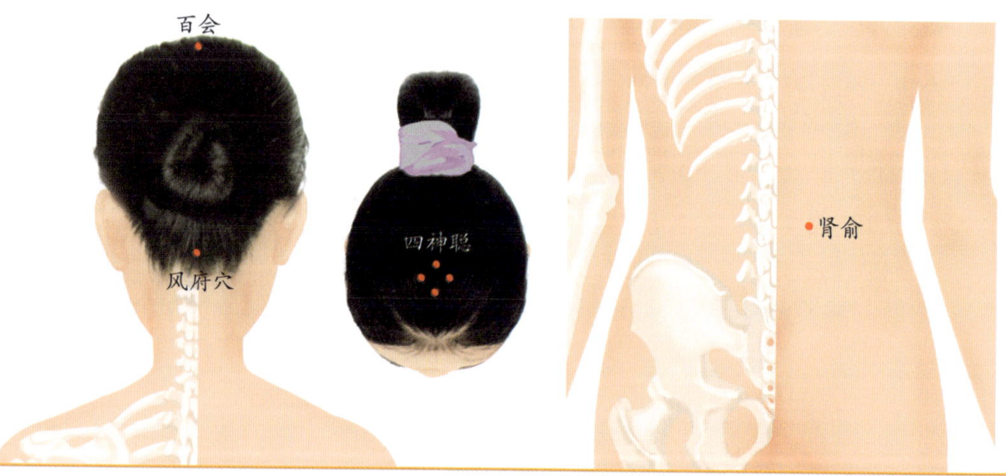

揉百会穴

取穴窍门：头顶部，两耳尖连线的中点处。

取穴原理：有息风醒脑、升阳固脱的作用，可改善脱发现象。

按摩方法：用一只手食指、中指、无名指按头顶，用中指揉百会穴，其他两指辅助，顺时针转36圈。

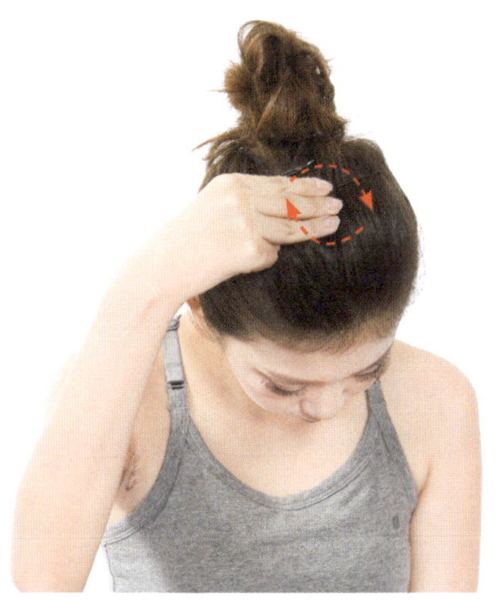

按揉风府穴

取穴窍门：沿脊柱直上，在后发际上1横指处，即为风府穴。

取穴原理：改善脑部血液循环，稳固发根，防止脱发。

按摩方法：用一手食指、中指指腹按揉穴位，其余手指帮助固定，力度适中，每次按摩30~50次。

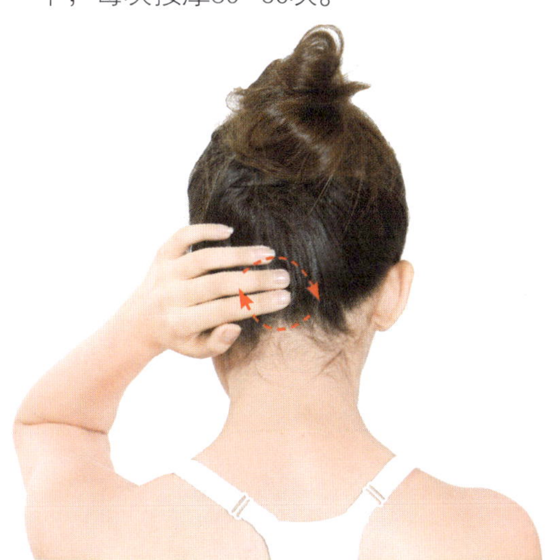

按压四神聪

取穴窍门：在头顶部，百会穴前后左右各1寸，共4穴。

取穴原理：可促进脑部血液循环，疏通经脉，防止脱发。

按摩方法：用食指或中指指腹按压1~2分钟。

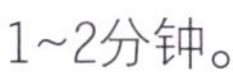

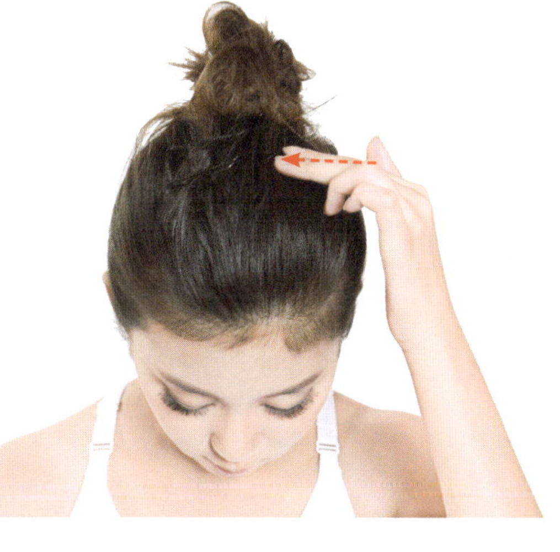

按压肾俞穴

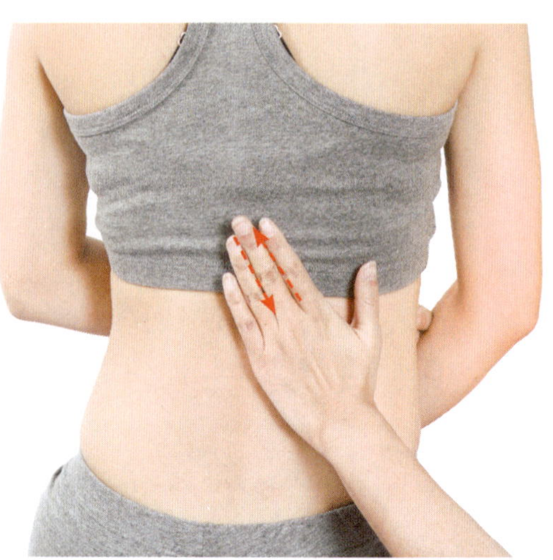

取穴窍门：两侧肩胛骨下缘的连线与脊柱相交处为第7胸椎，往下数7个突起的骨性标志（即棘突），其下左右各旁开1.5寸处即是肾俞穴。

取穴原理：调节肾功能，培补元气，对肾虚引起的脱发有较好的作用。

按摩方法：4指并拢，用手掌按压并推擦肾俞穴1~3分钟，以有酸胀感为度。

注意事项

- 不吃辛辣油腻食物。辛辣和油腻的食物不是脱发的主要原因，但因其刺激毛囊分泌过多油脂，容易造成头皮脂溢性皮炎和毛囊炎，间接导致脱发增多。
- 限制饮酒。白酒，特别是烫热的白酒会使头皮产生热气和湿气，引起脱发。即便是啤酒、葡萄酒也应适量。
- 吸烟会使头皮毛细血管收缩，从而影响头发的营养供给。
- 消除精神压抑感，精神状态不稳定、焦虑不安会导致脱发，精神压抑的程度越深，脱发的速度也越快。

精选小偏方

生发黑豆汤

将黑芝麻30克、黑豆30克、枸杞子12克、白糖20克一起放入锅中，加水煮约半小时后，连汤一同食用。每日1次，连服60天。具有滋养生发的作用，对失眠多梦者尤其有效。

眩晕

病症链接

眩晕是一种运动性和位置性的幻觉。包括病人感到周围物体旋转或自觉本身在旋转，发作时的特征是常常会感到天旋地转，甚至有恶心、呕吐、冒冷汗等自主神经功能失调的症状。

病因

1.周围性眩晕(耳性眩晕)：是指内耳前庭至前庭神经颅外段之间的病变所引起的眩晕。症状重，病情轻。

2.中枢性眩晕(脑性眩晕)：指前庭神经颅内段、前庭神经核及其纤维联系、小脑、大脑等的病变所引起的眩晕。症状轻，病情重。

3.其他原因的眩晕：由高血压、贫血、颈椎病、耳聋引起的眩晕。

症状表现

1.旋转性眩晕：多由前庭神经系统及小脑的功能障碍所致，以倾倒的感觉为主，感到自身晃动或景物旋转。

2.一般性眩晕：多由某些全身性疾病引起，以头昏的感觉为主，感到头重脚轻。

居家按摩治疗处方

按揉百会穴，按压大杼穴，推擦涌泉穴，按压太冲穴。

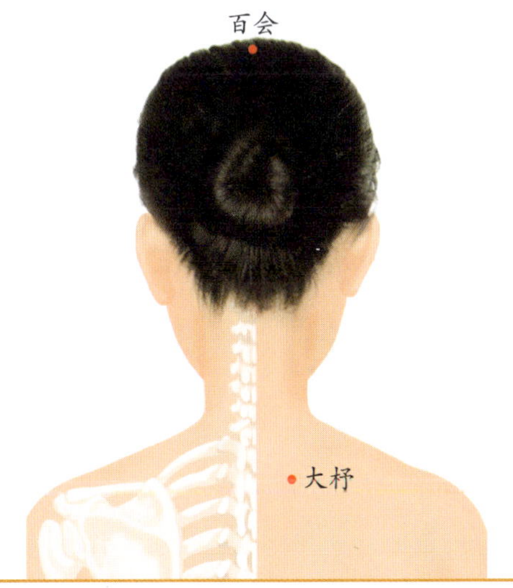

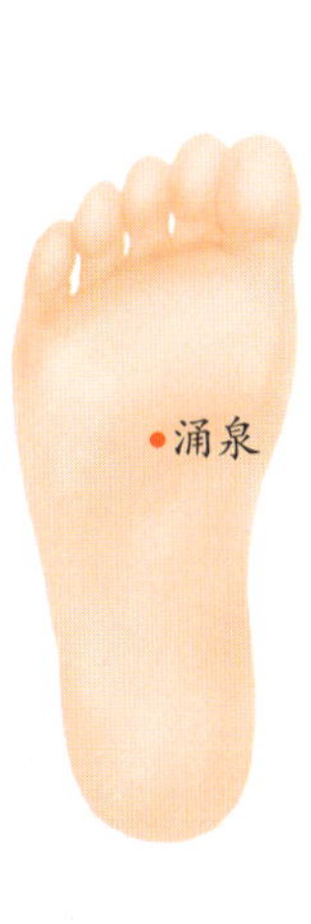

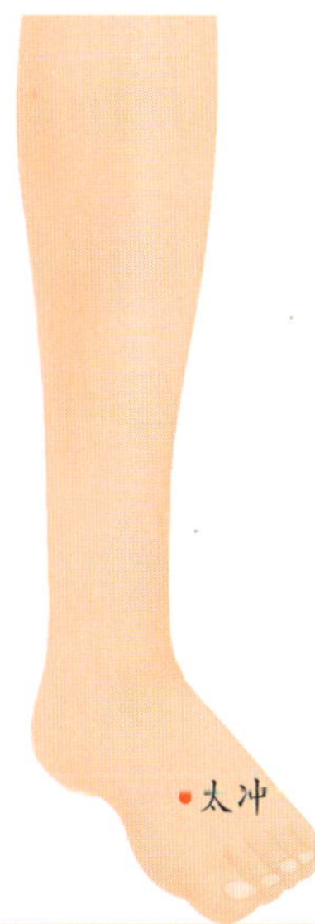

按揉百会穴

取穴窍门：头顶部，两耳尖连线的中点处。

取穴原理：可以激发和增加体内的阳气，调节心脑血管系统功能，且百会穴与脑密切联系，可较好地改善眩晕症状。

按摩方法：用一只手食指、中指、无名指按头顶，用中指揉百会穴，其他两指辅助，顺时针转36圈。

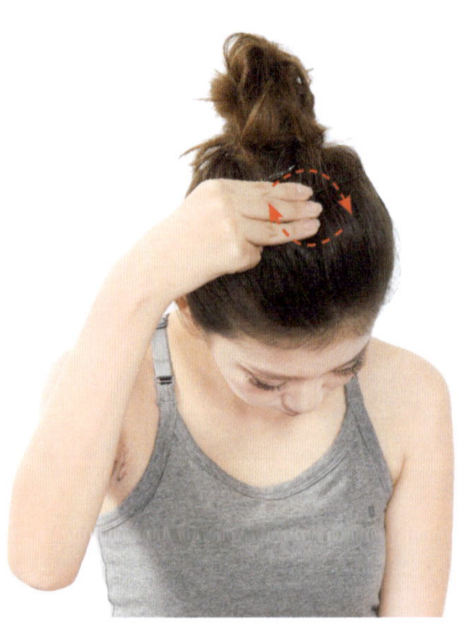

按压大杼穴

取穴窍门：正坐低头或俯卧位，在第1胸椎棘突下，督脉左右各旁开1.5寸处。

取穴原理：有强筋骨、清邪热的作用，使气血通畅，缓解眩晕及头痛等症状。

按摩方法：用两手手指指腹端按压或揉压。

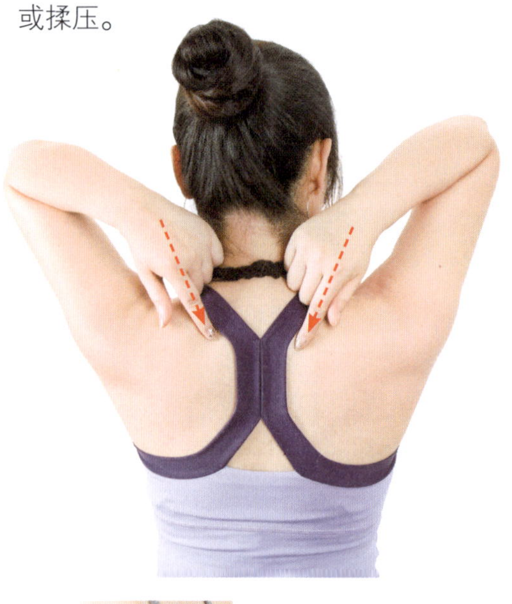

推擦涌泉穴

取穴窍门：抬起脚，脚趾弯曲，前脚掌最凹陷处即是涌泉穴。

取穴原理：是常用急救穴，对眩晕症有较好的作用。

按摩方法：用拇指指腹推擦涌泉穴1~3分钟，至发热为止。

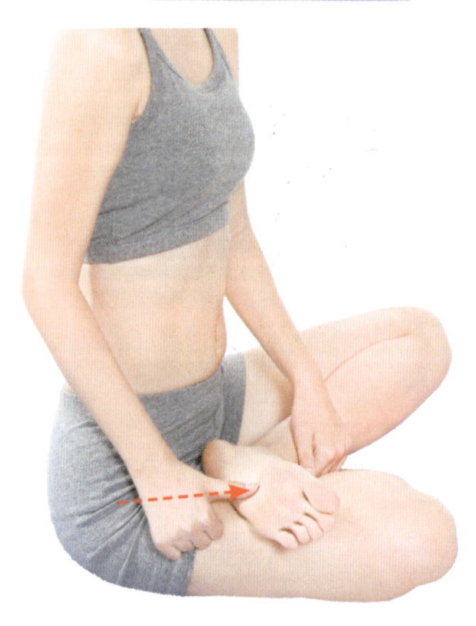

按压太冲穴

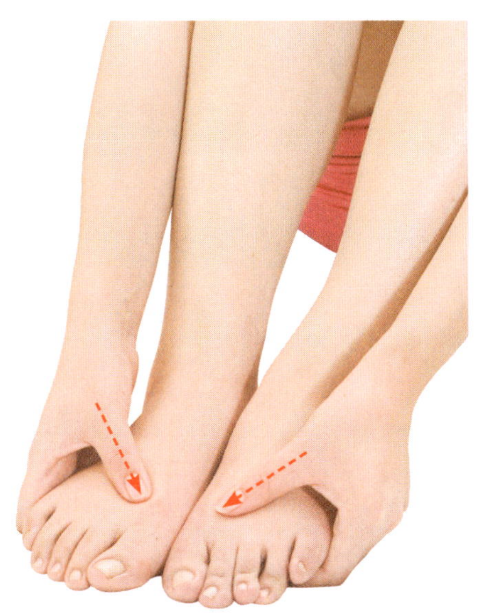

取穴窍门： 在足背部，从第1、第2趾间沿第1跖骨内侧结合部凹陷处即是太冲穴。

取穴原理： 有平肝泄热、舒肝养血、清利下焦的功效，可有效缓解头晕等症。

按摩方法： 用拇指或食指指腹按压太冲穴1分钟，以有酸、胀、痛感为度。

注意事项

- 保持愉快的心情，因为忧虑、紧张心理易加重自主神经功能的失调，从而加重患者的病情。
- 注意安全，防止意外，患者平时生活工作宜注意安全，不要登高，不要在拥挤的马路上及江河塘水边骑车。
- 患者的饮食宜清淡、富有营养，可常食用鱼、肉、蛋、蔬菜、水果等食物，控制食盐摄入量。
- 注意劳逸结合，保持充足的睡眠。

精选小偏方

菊花药枕

菊花能降压，明目解毒，有缓解头晕、头痛、耳鸣目眩的作用。可将菊花做成药枕，对肝阳火盛引致眩晕、失眠者有一定的帮助。

胃痛

病症链接

由脾胃受损、气血不调所引起的胃痛，又称胃脘痛，导致胃痛的原因有过度紧张、饮食无规律、吃饱后马上工作或做运动、酗酒、嗜辣、常吃不易消化的食物等。

病因病机

1.由于忧思恼怒、肝气失调、横逆犯胃所引起，故治法以疏肝、理气为主。

2.由脾不健运，胃失和降而导致，宜用温通、补中等法，以恢复脾胃的功能。

3.工作过度紧张、食无定时、吃饱后马上工作或做运动、饮酒过多、吃辣过度、经常进食难消化的食物等不良生活习惯，也会引起胃痛。

症状表现

1.实证：上腹胃脘部暴痛，痛势较剧，痛处拒按，饥时痛减，纳后痛增。

2.虚证：上腹胃脘部疼痛隐隐，痛处喜按，空腹痛甚，纳后痛减。

居家按摩治疗处方

点压内关穴，点按中脘穴，按压足三里穴，按压胃俞穴。

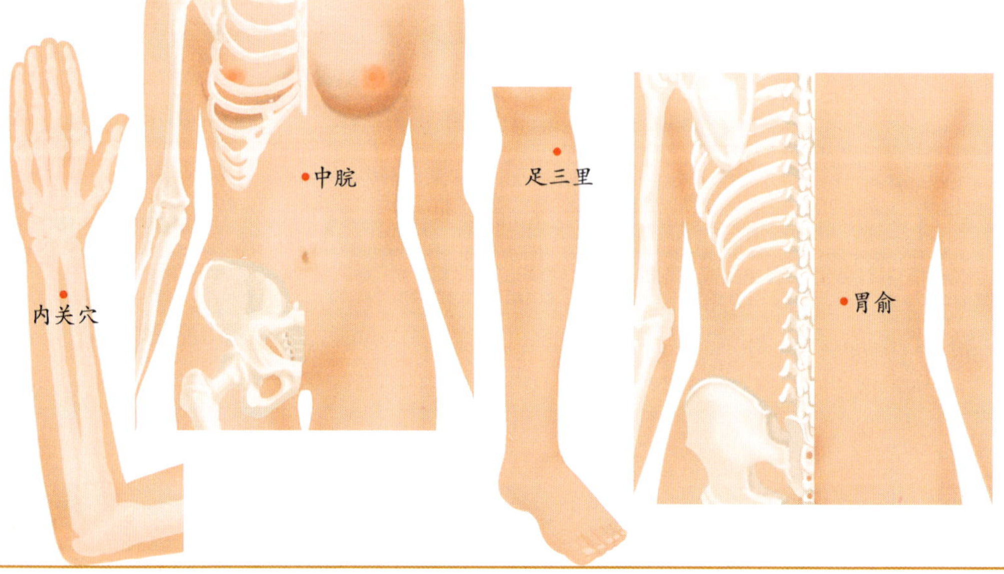

点压内关穴

取穴窍门：一手握拳，腕掌侧突出的两筋之间的点，距腕横纹3指宽的位置即是内关穴。

取穴原理：适用于消化不良或其他原因引起的胃痛。

按摩方法：用一只手的拇指，稍用力向下点压对侧手臂的内关穴后，保持压力不变，继而旋转揉动，以产生酸胀感为度。

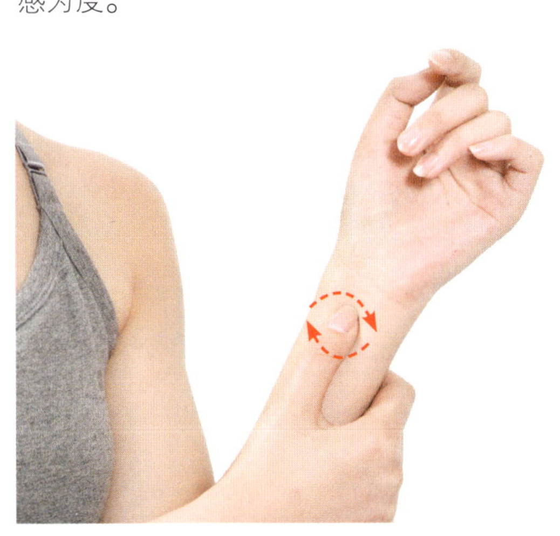

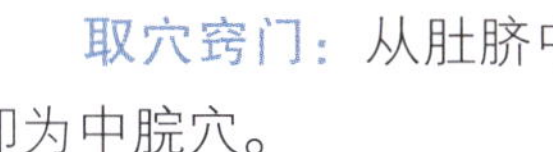

点按中脘穴

取穴窍门：从肚脐中央向上量4寸即为中脘穴。

取穴原理：对各种胃痛原因引起的胃痛均有一定的缓解作用。

按摩方法：用拇指指腹着力点按中脘穴，用力均匀，有一定力度，若感到指下有胃蠕动感或听到肠鸣更佳。

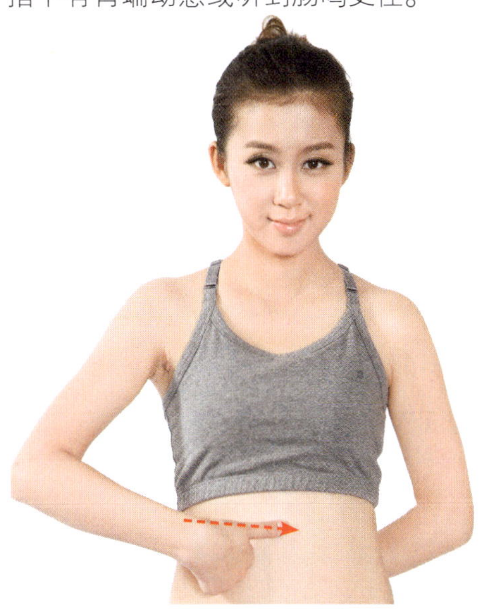

按压足三里穴

取穴窍门：在小腿前外侧，外膝眼下3寸，距胫骨前缘1横指（中指）处。

取穴原理：可用于治疗消化系统疾病，包括消化不良、胃胀、胃痛等症。

按摩方法：两手拇指指腹端垂直用力按压，或将手掌打开，握住腿部，用拇指按压。

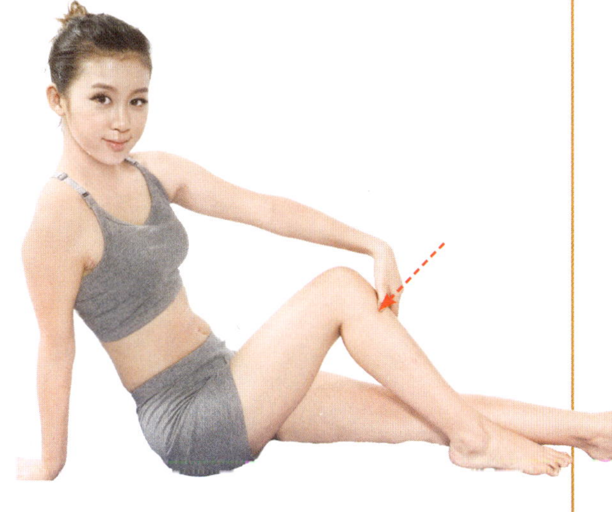

按压胃俞穴

取穴窍门：从背部中央稍下方，脊柱（第12胸椎棘突下）的两侧，左右各旁开1.5寸。

取穴原理：能够调理胃肠功能，对治疗胃痛有较好的作用。

按摩方法：取卧位，双手拇指同时用力按压或揉压左右两侧穴位。

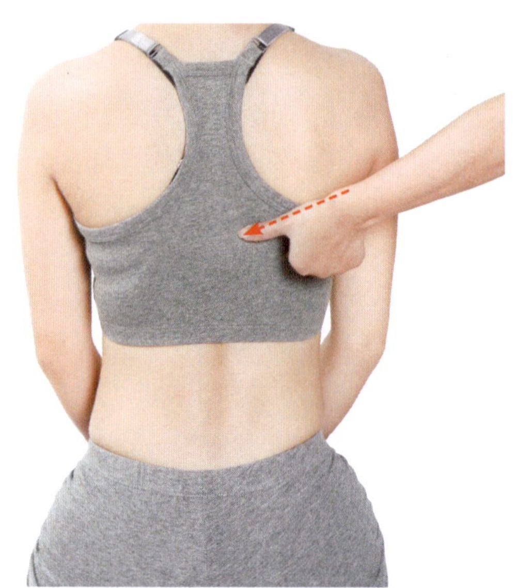

注意事项

- 吃饭要有规律，定时定量，间隔时间要合理，帮助胃酸分泌形成规律。
- 急性胃痛的病人应少食多餐，平时应少吃或不吃零食，以减轻胃的负担。
- 尽量少吃干硬食物及油腻难以消化的食物，宜多喝粥。
- 不宜过度劳累，可进行适当的体育运动。
- 应该保持心情舒畅，少忧少虑，少怒少欲，因为胃与神经关系密切，大喜大悲都会加重病情。
- 避免长期服用会引起胃肠道反应的药物，如感冒药、消炎止痛药等。
- 尽量不吸烟、不喝酒。
- 注意胃部保暖，避免受寒引发胃部疼痛不适。

精选小偏方

生姜陈皮水

生姜、陈皮各10克，放入锅内，加适量水烧开，煎制10分钟即可。一次饮一杯，一天饮2~3次，可治胃痛。

随｜症｜加｜减

饮食伤胃

脘腹胀痛，打嗝有酸腐气，呕吐不消化食物，呕吐后疼痛减轻。

取穴与部位：中脘、天枢、脾俞、胃俞、大肠俞、足三里、胃脘部。

按摩方法

1. 用掌摩法在胃脘部做顺时针方向摩腹，以腹腔内感到发热为佳。
2. 按揉中脘、天枢穴，每穴2分钟。
3. 用拇指按揉脾俞、胃俞、大肠俞、足三里穴，每穴1分钟，以感到酸胀为佳。

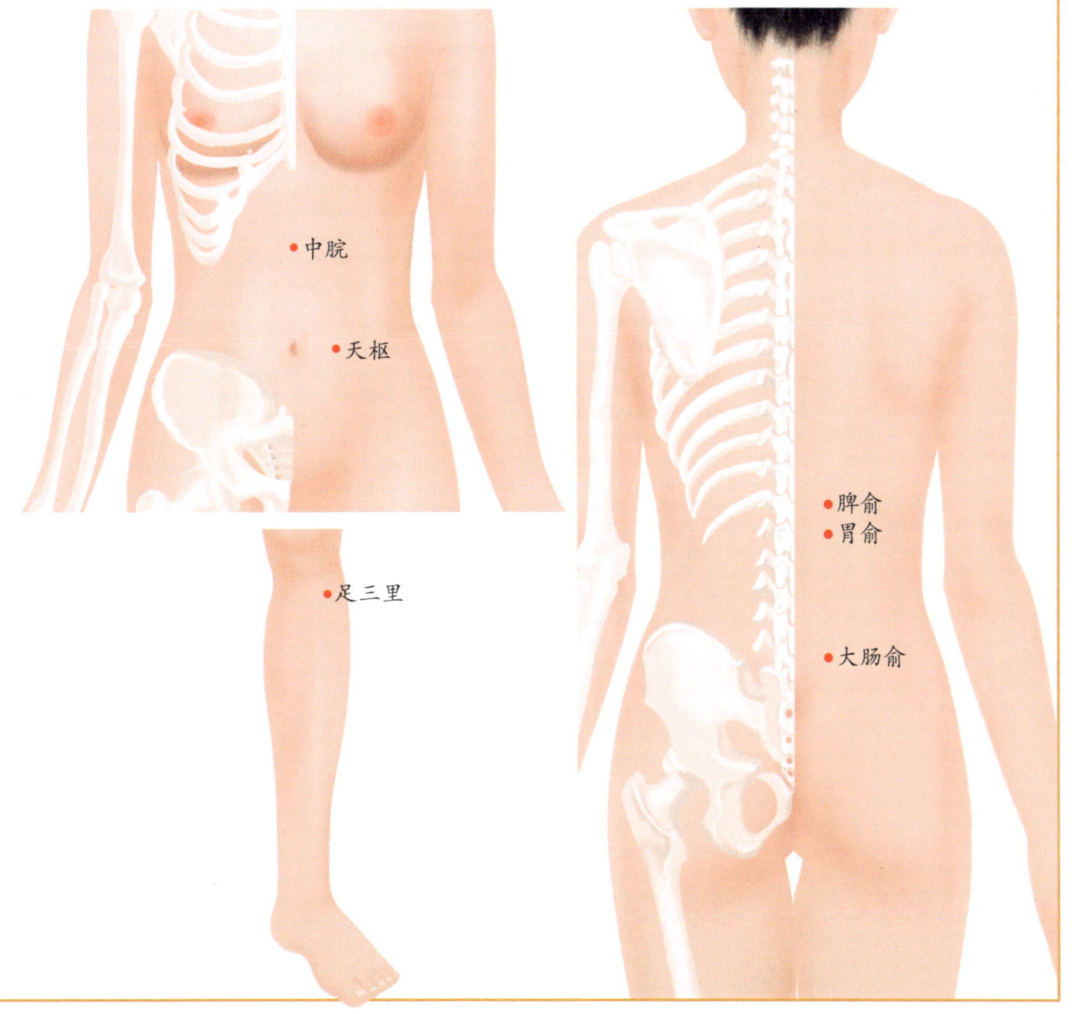

肝气犯胃

因情志不爽发病，胃脘胀满，脘痛连胁，打嗝频繁，大便不爽。

取穴与部位：膻中、章门、期门、肝俞、胆俞、膈俞、胁肋部、天突至中脘部。

按摩方法

1. 用推法或按揉法，自天突向下至中脘穴往返治疗，重点在膻中、章门、期门穴，时间约为5分钟。
2. 用较重的手法按揉肝俞、胆俞、膈俞，每穴1分钟。
3. 用两手手掌搓揉胁肋部，上下往返搓揉。时间1~2分钟。

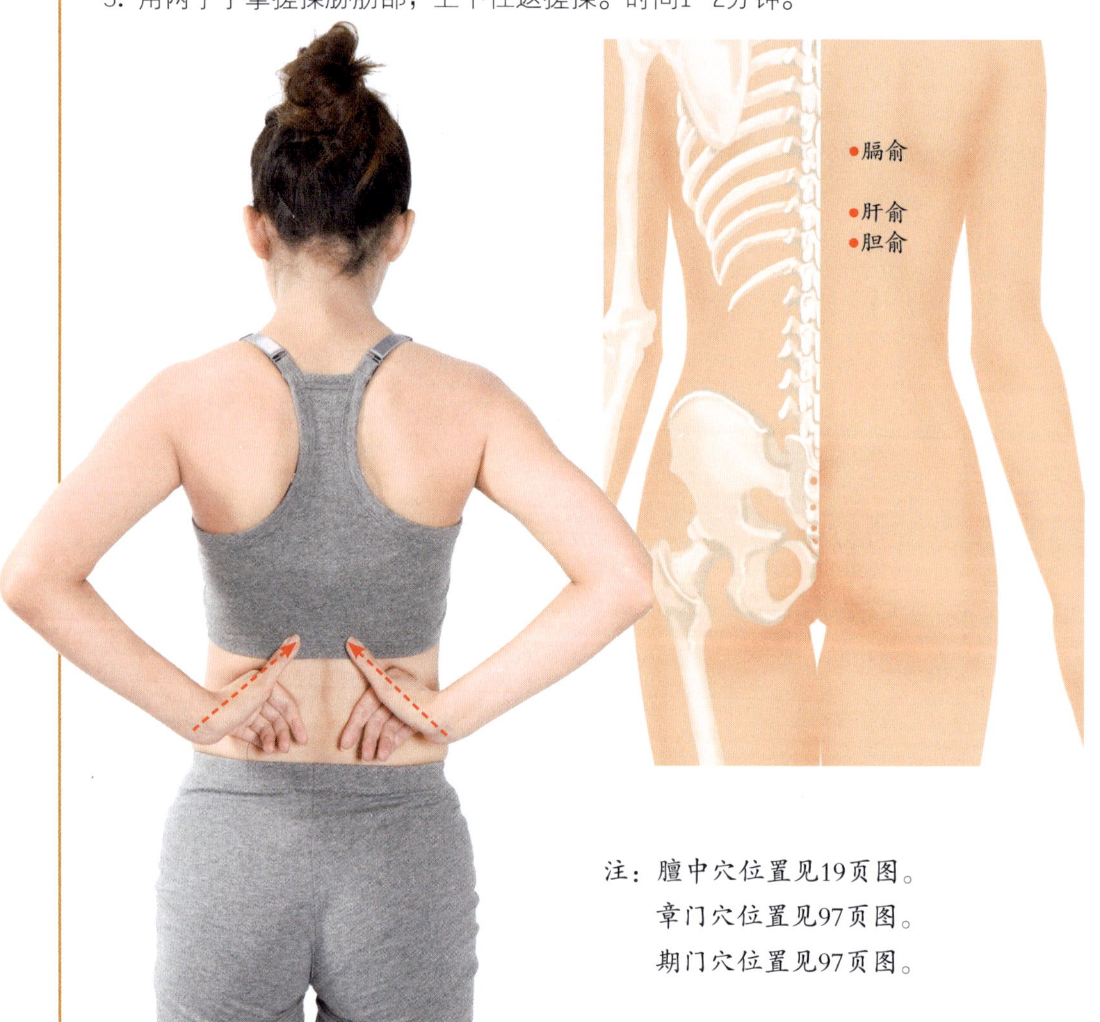

注：膻中穴位置见19页图。
章门穴位置见97页图。
期门穴位置见97页图。

脾胃虚弱

胃部隐隐作痛，喜温喜按，空腹时疼痛，吃饭后则疼痛减轻，神疲倦怠，手足发冷。

取穴与部位：足三里、上巨虚、阴陵泉、胃脘部、腹部。

按摩方法

1. 按揉足三里、上巨虚、阴陵泉穴，时间约5分钟，以感到发热为佳。
2. 在胃脘部顺时针方向摩腹2分钟，配合掌振法，然后在腹部以逆时针方向摩腹3分钟。

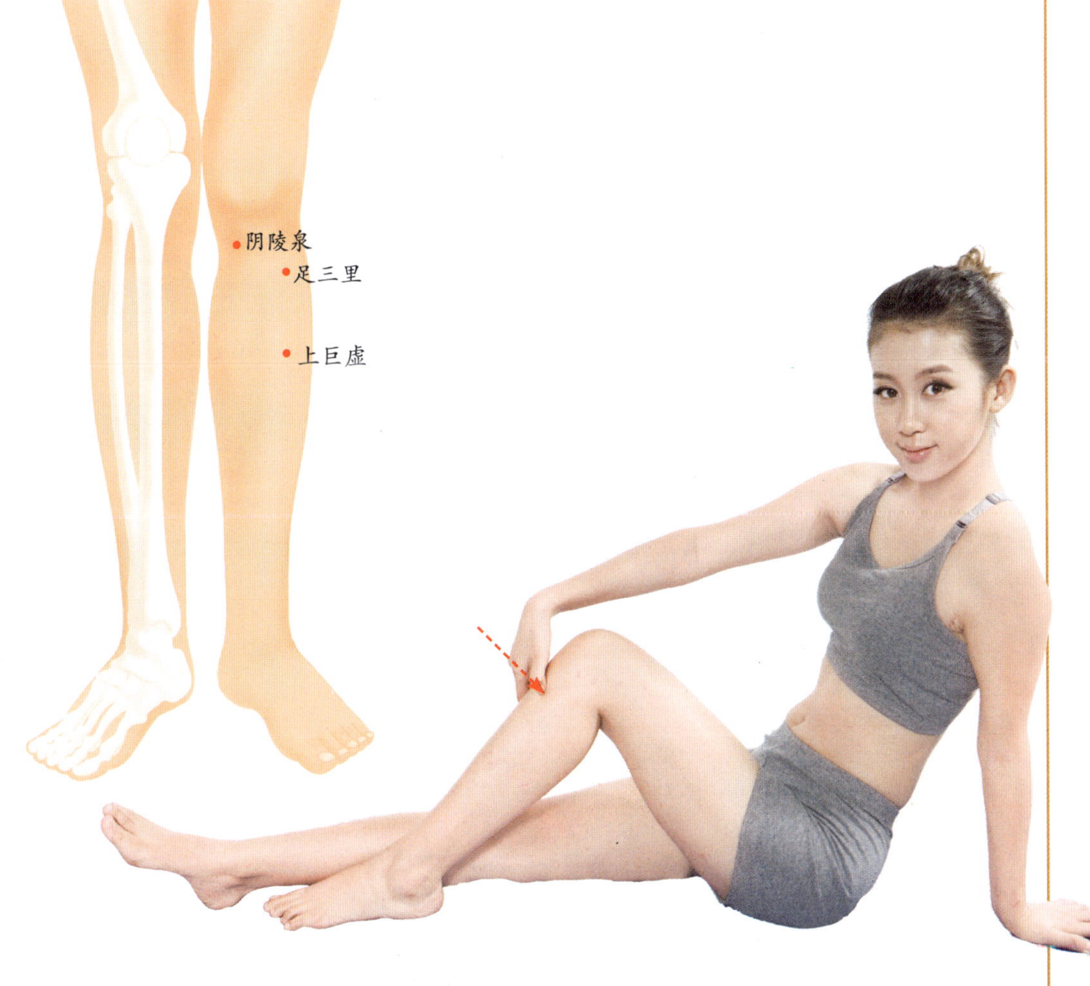

生活中，会有一些疾病成为影响夫妻感情的「罪魁祸首」。有些疾病求医问药，都无济于事。那么，请试试推拿，它可以解决大多数夫妻的难言之隐。

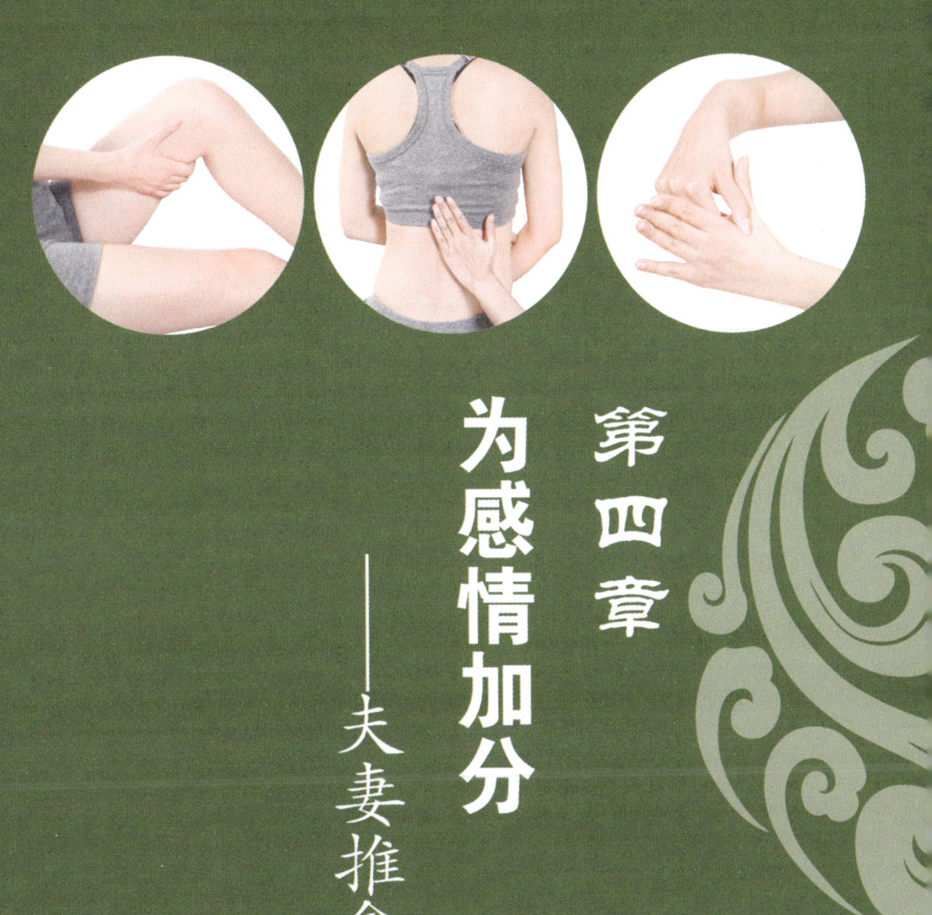

第四章 为感情加分

——夫妻推拿消除难言之隐

痛经

病症链接

痛经是指妇女在经期及其前后，出现小腹或腰部疼痛，甚至痛及腰骶。每随月经周期而发，严重者可伴恶心呕吐、冷汗淋漓、手足厥冷，甚至昏厥。中医认为，痛经多因气滞血瘀、寒湿凝滞、气血虚损等原因所致。

病因病机

1.气血不足，胞宫失于濡养，不荣则痛，故使痛经发作。

2.情绪不佳，气滞血瘀，致使胞宫的气血运行不畅，不通则痛。

3.感受寒邪，或过食寒凉生冷，致使寒凝血瘀，不通则痛。

4.素有湿热内蕴，或感受湿热之邪，致气血凝滞不畅，不通则痛。

症状表现

经期或经行前后，周期性小腹疼痛或伴有腹部和乳房胀痛，或痛至腰骶部位，甚至面色苍白、恶心呕吐、剧痛晕厥。

居家按摩治疗处方

按揉血海穴，按揉三阴交穴，按揉太冲穴，按揉关元穴。

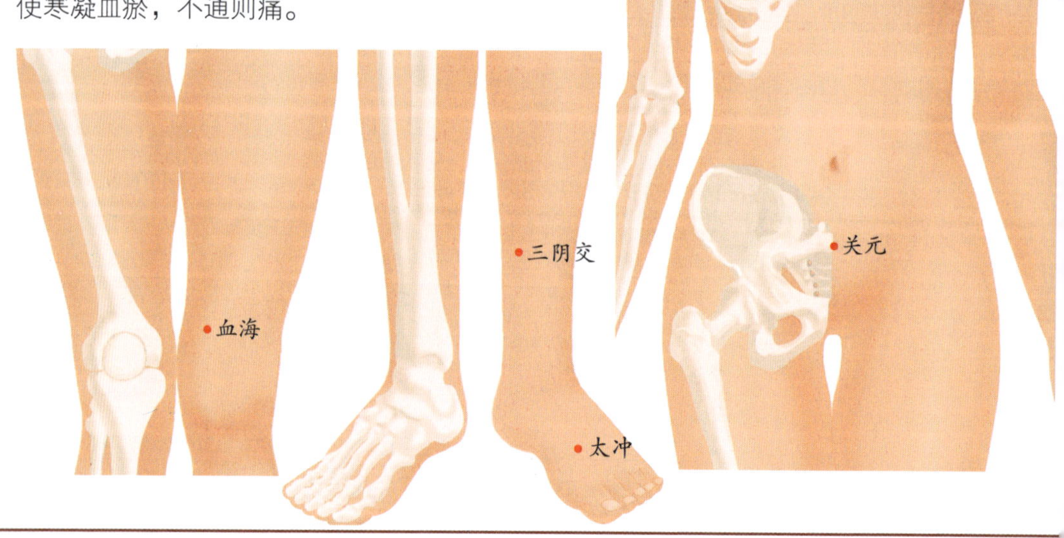

按揉血海穴

取穴窍门：大腿内侧，从膝盖骨内侧的上角，上面约3指宽筋肉的沟，一按就感觉到痛的地方即是血海穴。

取穴原理：改善子宫功能，起到活血调经的作用。

按摩方法：用拇指指腹按揉两侧血海穴各5分钟，以有酸胀感为宜。

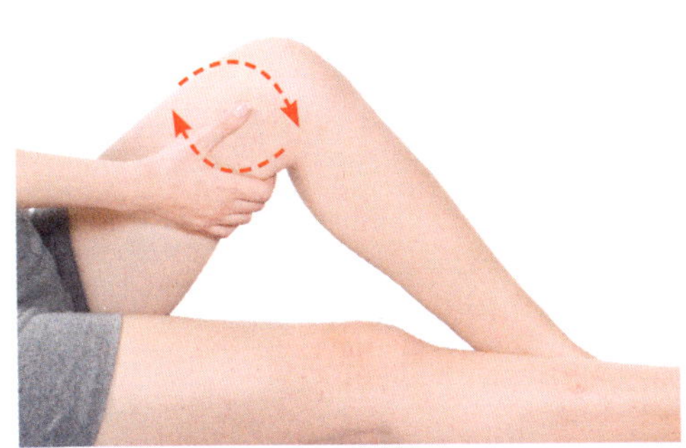

按揉三阴交穴

取穴窍门：内踝尖上3寸，胫骨内侧面后缘凹陷处即是三阴交穴。

取穴原理：调节肝、脾、肾三脏，达到气血流通、经气畅行的效果。

按摩方法：用拇指指腹用力环形按揉三阴交穴，以局部酸胀微痛为度，每次10分钟。

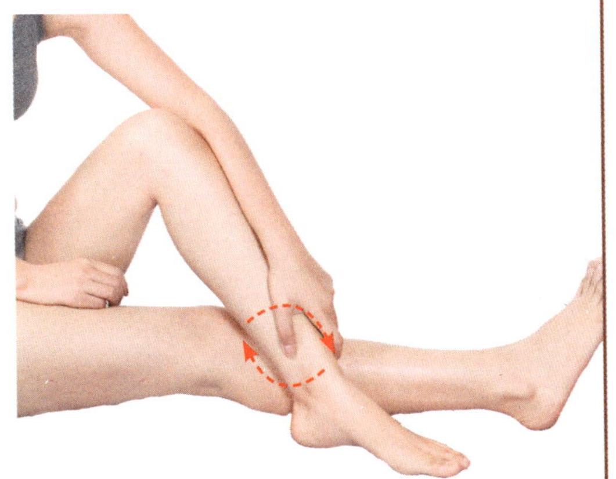

按揉太冲穴

取穴窍门：在足背部，从第1、第2趾间沿第1跖骨内侧向小腿方向触摸，摸到凹陷处即是太冲穴。

取穴原理：加速血液循环，防治血瘀引起的痛经，快速缓解疼痛。

按摩方法：用左手拇指指腹按揉右太冲穴，以有酸胀感为宜，1分钟后再换右手拇指指腹按揉左太冲穴1分钟。

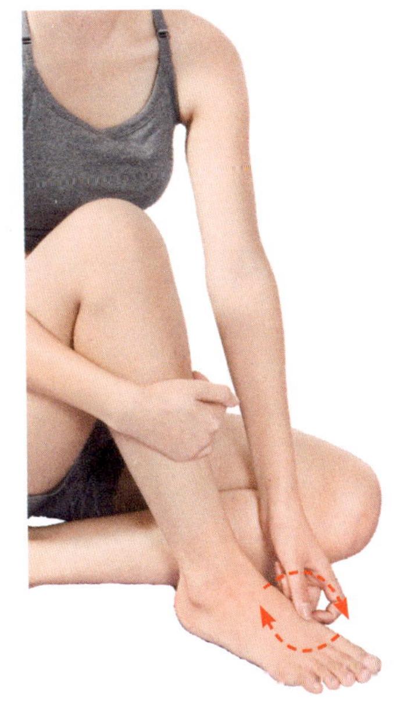

按揉关元穴

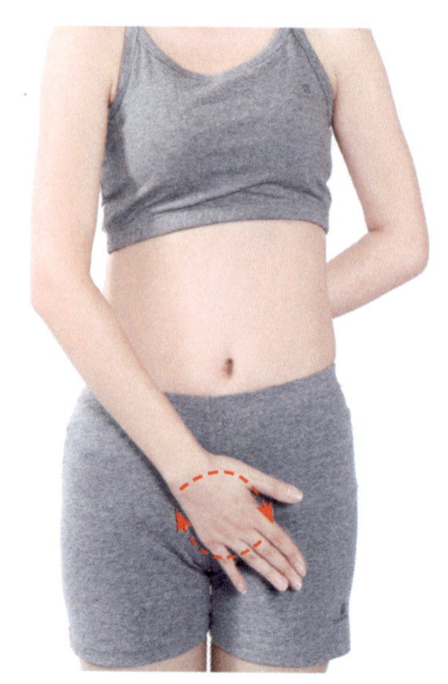

取穴窍门：从肚脐正中央向下量3寸处。

取穴原理：能够调理女性整体状态，可改善痛经、腹泻等症状。

按摩方法：以关元为圆心，用手掌做逆时针或顺时针方向摩动3~5分钟，然后随呼吸按压关元穴3分钟。

注意事项

- 注意并讲究经期卫生，经前期及经期少吃生冷和辛辣等刺激性强的食物。
- 避免过甜或过咸的食物，多吃蔬菜、水果、鸡肉、鱼肉，并尽量少食多餐。
- 在月经前及期间，增加钙及镁的摄取量。
- 远离咖啡、茶、可乐等含咖啡因的食物。
- 尽量不喝酒，如果要喝，要限制在1~2杯。
- 使身体保持温暖，避免受凉。
- 消除对痛经的紧张、恐惧心理，解除思想顾虑，心情要愉快。可以适当参加劳动和运动，但要注意休息。

精选小偏方

盐包热敷

取250克生盐放锅内炒热，用布包好，温熨脐部及小腹部，每日3次，每次热敷20~30分钟。连敷数日，在痛经开始时使用，至疼痛消失为止。

随症加减

气滞血瘀

经期或经前期小腹胀痛，行经量少，淋漓不畅，紫黯有块，块下则疼痛减轻，胸胁乳房胀痛。

取穴与部位： 章门、期门、太冲、行间、胁肋部。

按摩方法

1. 用拇指点按章门、期门、太冲、行间等穴，每穴约1分钟。
2. 用两手手掌揉搓胁肋部，以感到发热为佳。

寒凝血瘀

经前或经期小腹冷痛，甚至牵连腰背疼痛，得热则感疼痛减轻，经行量少，色黯有血块，畏寒，四肢发冷，面色青白。

取穴与部位： 阴陵泉、命门、肾俞、督脉。

按摩方法

1. 用拇指按揉阴陵泉穴1分钟。
2. 按揉命门穴，以局部感到温热为佳，时间2~3分钟。
3. 用鱼际直擦背部督脉，横擦腰部肾俞、命门穴，各10~20次，以感觉发热为佳。

注：阴陵泉穴位置见24页图。
命门穴位置见16页图。
肾俞位置见18页图。

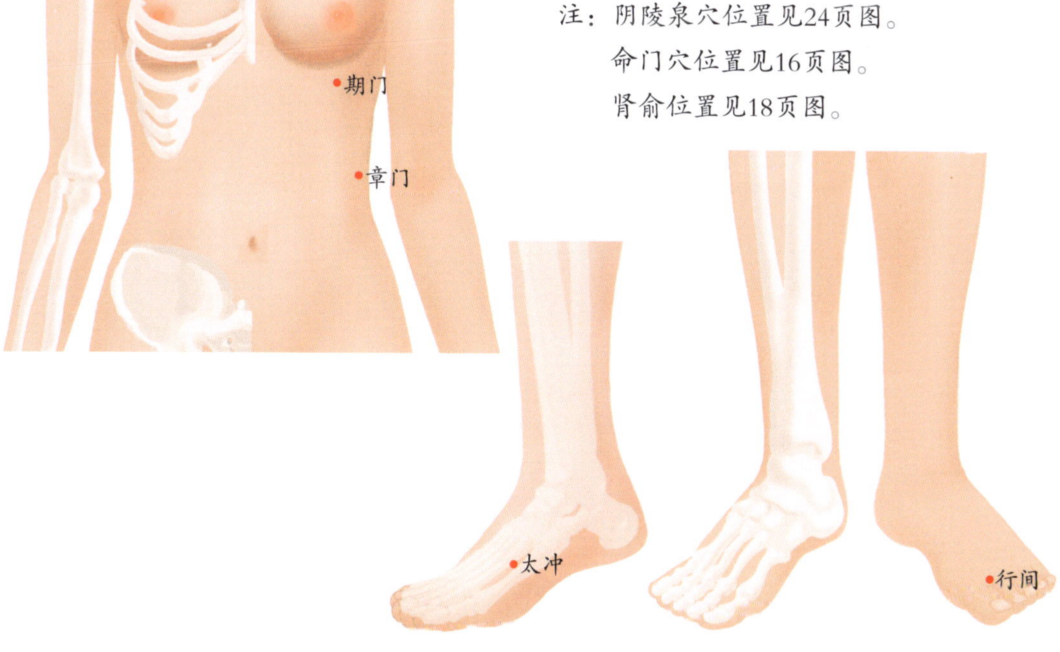

气血两虚

经期或经净后，小腹绵绵作痛，按之则疼痛减轻，经色淡，质清稀，面色苍白，精神倦怠。

取穴与部位：血海、足三里、太溪、命门、胃俞、关元俞、三焦俞、背部。

按摩方法

1. 用拇指按揉血海、足三里、太溪穴，每穴1分钟。
2. 按揉命门、胃俞、关元俞、三焦俞等穴，以局部温热感为佳，时间3~5分钟。
3. 用鱼际直擦背部督脉，小鱼际横擦左侧背部，各10~20次或以感到发热为佳。

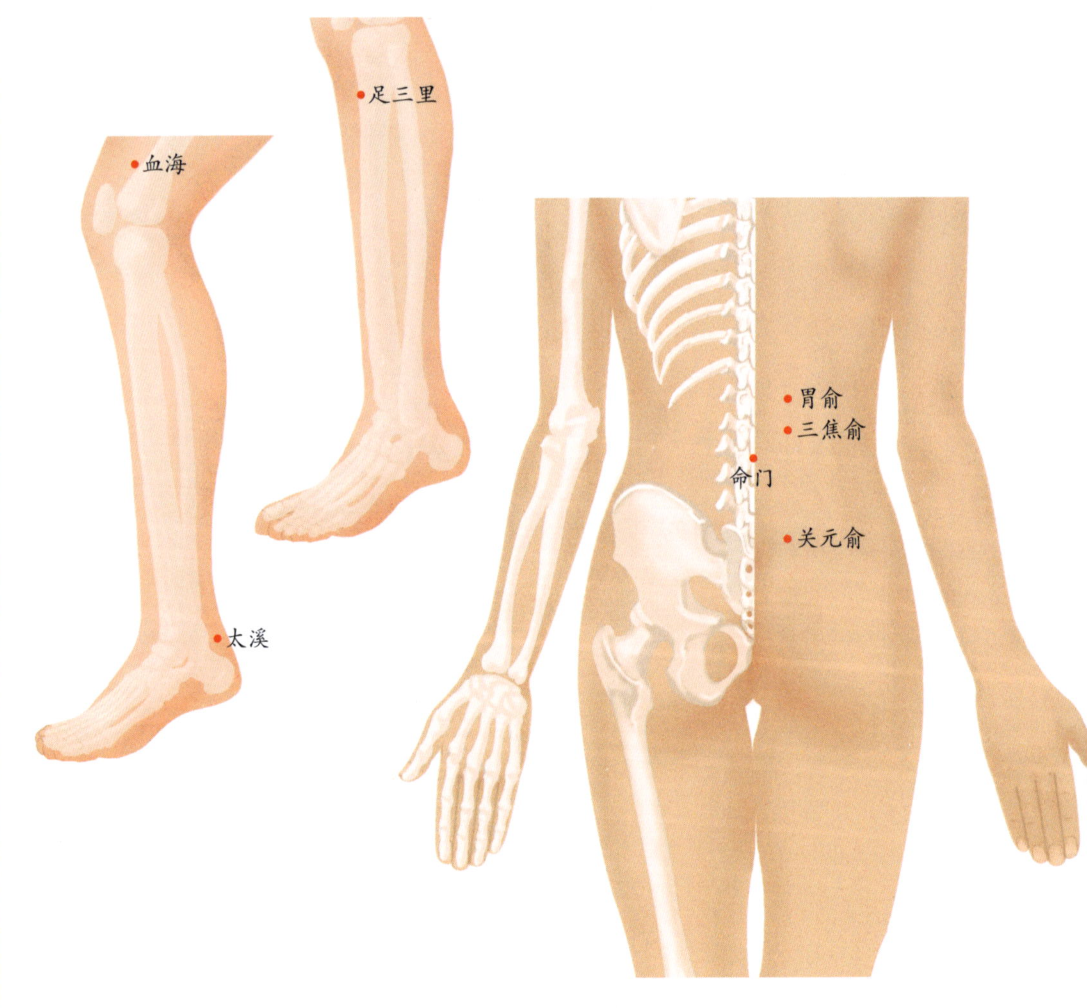

月经不调

病症链接

月经失调也称月经不调，多表现为月经周期改变，月经量或多或少，严重时还会导致闭经，引起月经失调的原因有很多，如：精神压抑、受寒着凉、吸烟、酗酒、电磁波辐射等。

病因病机

1.月经先期，因于气虚不固或热扰冲任，致冲任不固，经血失于制约，月经提前而至。

2.月经后期，精血不足或邪气阻滞，血海不能按时满溢，遂致月经后期。

3.月经先后无定期，肾虚、脾虚、肝郁导致冲任气血不调，血海蓄溢失常，遂致月经先后无定期。

症状表现

月经周期异常改变，伴有经量、经色、经质的异常。

居家按摩治疗处方

按揉血海穴，按压志室穴。

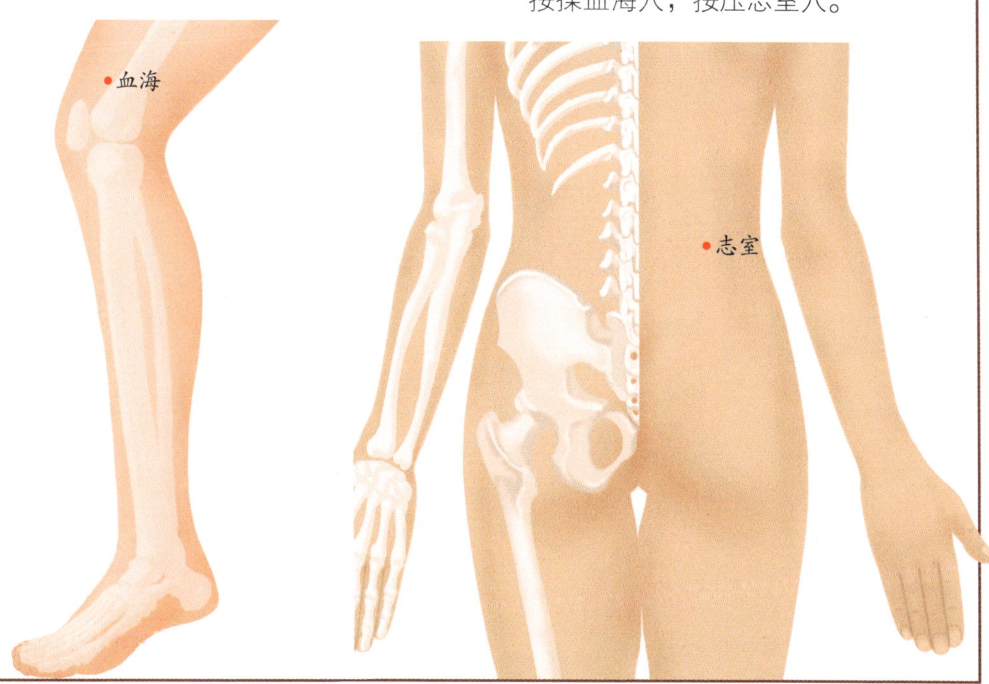

按揉血海穴

取穴窍门：大腿内侧，从膝盖骨内侧的上角，上面约3指宽筋肉的沟，一按就感觉到痛的地方即是血海穴。

取穴原理：具有活血化瘀、通络止痛的作用，改善月经不调的症状。

按摩方法：用拇指指腹按揉两侧血海穴各5分钟，以有酸胀感为宜。

按压志室穴

取穴窍门：位于身体腰部，在第2腰椎棘突下方，左右各旁开3寸处。

取穴原理：对治疗月经不调有较好的作用。

按摩方法：取站位，两手叉腰，用拇指端按压或揉压2~3分钟。

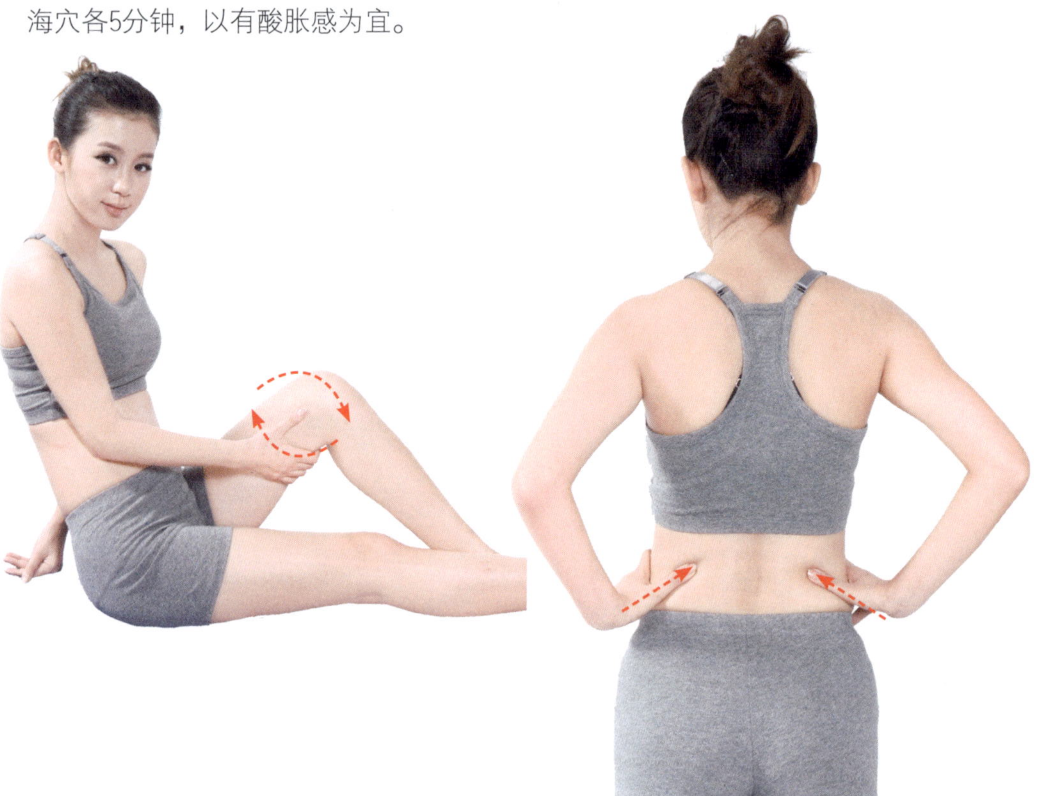

精选小偏方

山楂红枣汤

将山楂50克、生姜15克、红枣15枚一同放入锅中，加适量清水煎服。每日1剂，分2次服用。具有活血化瘀、温经止痛、行气导滞的作用，适用于经寒血瘀型痛经。

乳腺增生

病症链接

乳腺增生是内分泌失调引发乳腺结构失常的一种妇科常见病。乳腺增生临床表现有：乳房胀痛，触摸乳房可发现有大小不一的结节或肿块，质地软韧、无粘连，呈圆形或椭圆形，可活动。患者常伴有头晕、烦躁、易怒、咽干、口苦等症状。

病因病机

1.情志忧郁，肝气不舒，致肝气郁结，气机阻滞，思虑伤脾，脾失健运，痰浊内生，肝郁痰凝，气血瘀滞，阻于乳络而发。

2.冲任失调，在上部则见乳房痰浊凝结而发乳腺增生，在下部则见经水逆乱而发月经失调。

症状表现

以单侧或双侧乳房出现大小不等、形态不一、边界不清、推之可动的肿块为特征，伴胀痛或触痛。

居家按摩治疗处方

按揉膻中穴，按压肩井穴，按压天宗穴。

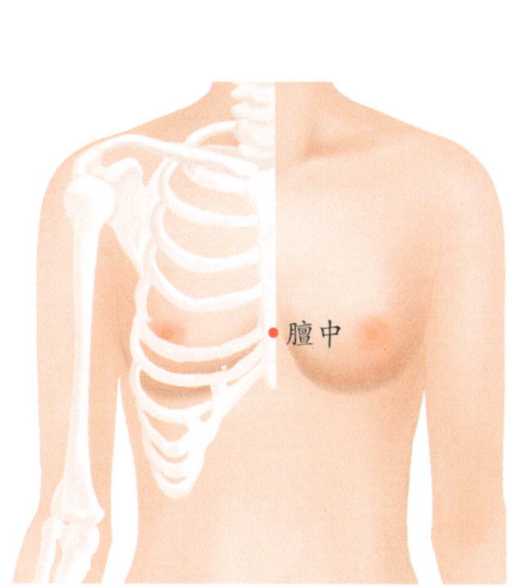

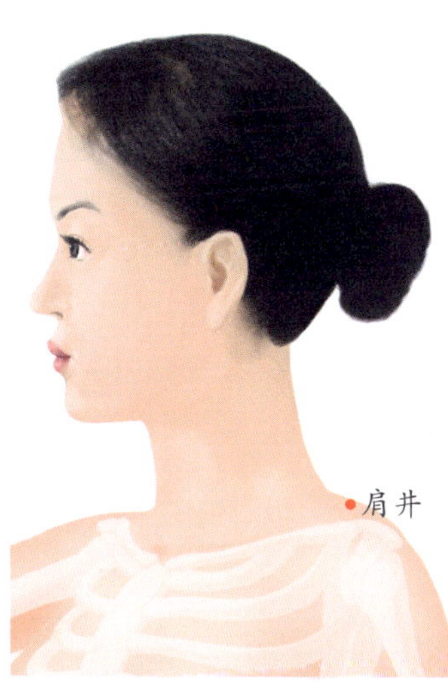

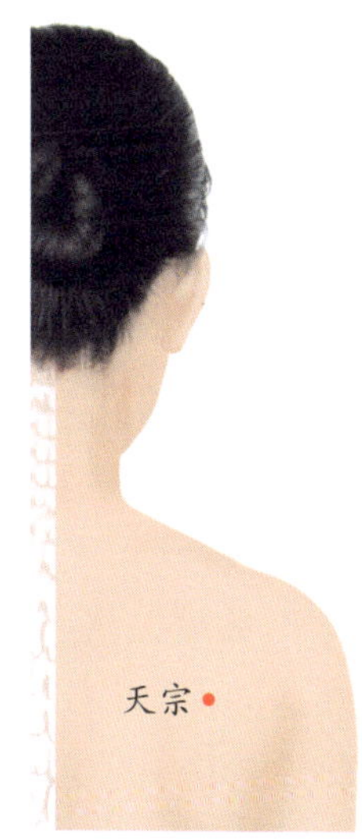

按揉膻中穴

取穴窍门：在胸部，当前正中线上，平第4肋间，两乳头连线的中点。

取穴原理：膻中穴有软坚散结、活血通络、散气解郁的功效，治疗乳腺增生效果极佳。

按摩方法：用拇指指腹或食指指腹轻轻按揉膻中穴1~3分钟。

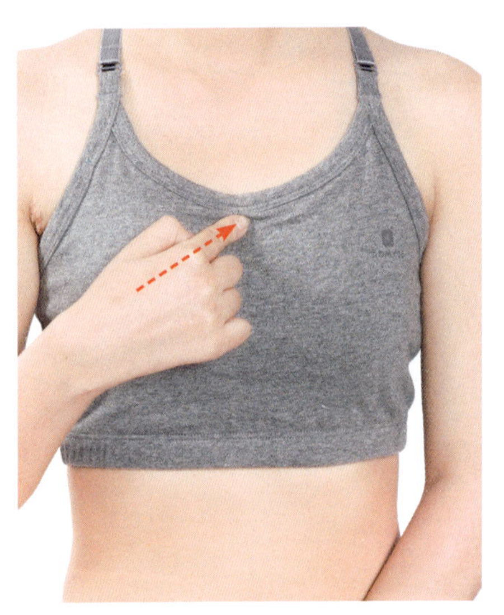

按压肩井穴

取穴窍门：双手交抱，掌心向下放在肩上，中间3指放在肩颈交会处，中指指腹所在的位置即是肩井穴。

取穴原理：有活血通络、止痛的作用，对乳腺增生疗效较好。

按摩方法：用食指或中指按压肩井穴1~3分钟，以有酸胀感为度。

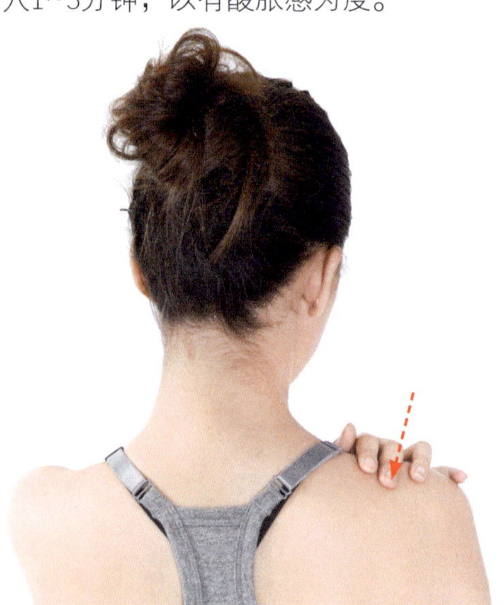

按压天宗穴

取穴窍门：用对侧手，由颈下过肩，手伸向肩胛骨处，中指指腹触及肩胛骨冈下窝的中央处即是天宗穴。

取穴原理：有舒筋活络、理气消肿的功效，对乳腺增生的疗效较好。

按摩方法：用拇指或食指指腹按压天宗穴1~3分钟，以有酸、麻、胀感为度。

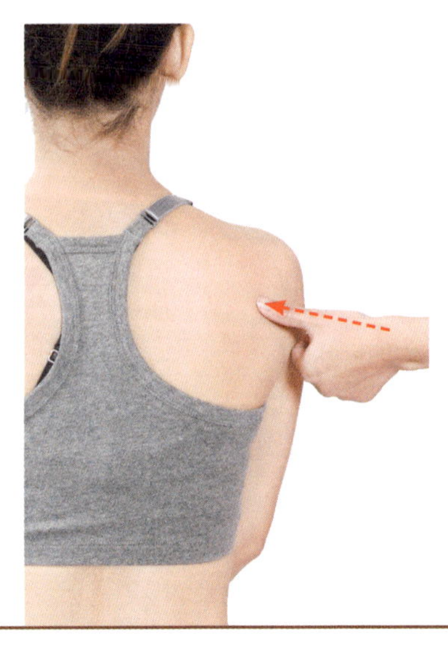

盆腔炎

病症链接

盆腔炎是指女性盆腔生殖器官及其周围组织的炎症，该炎症可局限于一个部位，也可同时累及几个部位，主要包括子宫内膜炎、输卵管炎、输卵管卵巢脓肿、盆腔腹膜炎。按其发病过程，临床表现可分为急性与慢性两种，是妇女常见病之一。

病因

1.经期卫生不良：若不注意经期卫生，使用不洁的卫生巾和护垫，经期盆浴、经期性交等均可使病原体侵入而引起炎症。

2.邻近器官的炎症直接蔓延：最常见的是阑尾、腹膜发炎引发盆腔炎，由于它们与女性内生殖器官毗邻，炎症可以通过直接蔓延，引起盆腔炎症。

3.产后或流产后感染：分娩后产妇体质虚弱，宫颈口因有残血浊液流出，未及时关闭，宫腔内有胎盘的剥离面，或分娩造成产道损伤，病原体乘虚侵入宫腔内，容易引起感染。

症状表现

可有下腹痛伴发热，若病情严重可有寒战、高热、食欲不振等症状。

居家按摩治疗处方

按摩肾俞穴，按压关元穴。

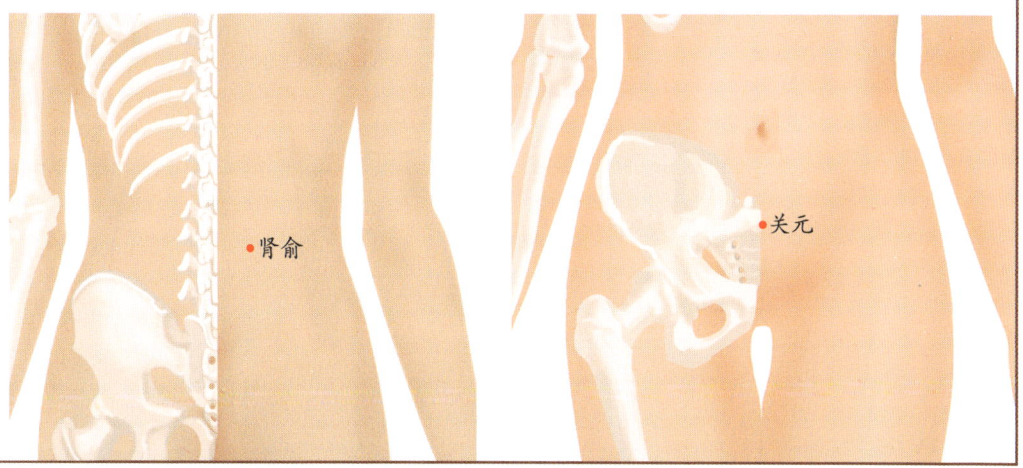

按摩肾俞穴

取穴窍门：两侧肩胛骨下缘的连线与脊柱相交处为第7胸椎，往下数7个突起的骨性标志（即棘突），其下左右各旁开1.5寸处即是肾俞穴。

取穴原理：可滋阴补肾、顺气化湿、调节内分泌，能有效缓解盆腔炎带来的不适症状。

按摩方法：两手搓热后用手掌上下来回按摩肾俞穴50～60次，两侧同时或交替进行。

按压关元穴

取穴窍门：肚脐中央向下量3寸即是关元穴。

取穴原理：可调理气血、滋肾祛湿、利水通络，对治疗盆腔炎有很好的疗效。

按摩方法：以关元穴为圆心，左手掌或右手掌做逆时针及顺时针方向摩动3~5分钟，然后，随呼吸用食指或中指指腹按压3分钟。

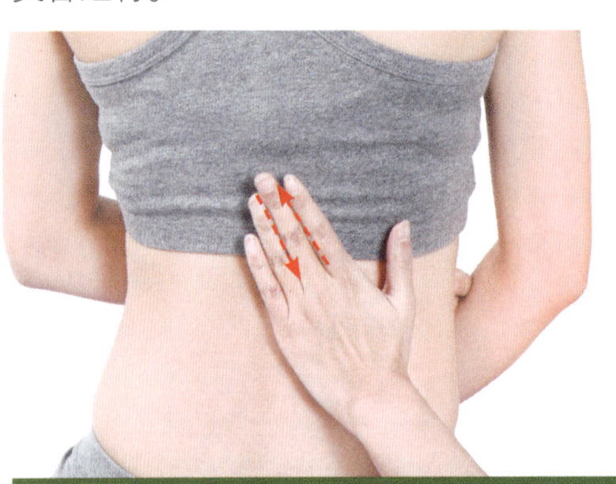

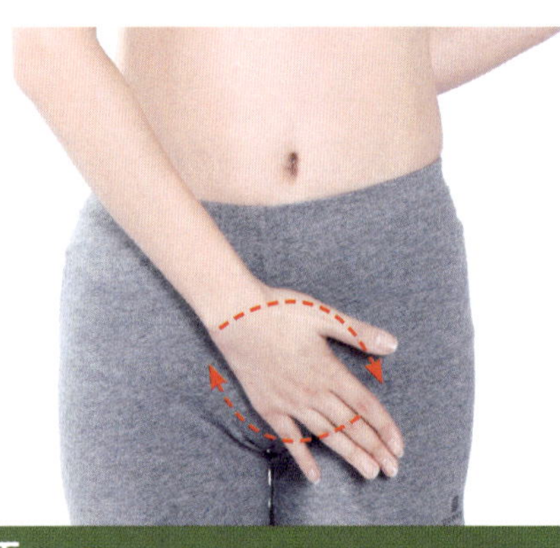

注意事项

- 注意饮食调理，宜食用高蛋白、高维生素的营养饮食，包括瘦肉、猪肝、豆腐、鸡肉、水果、蔬菜等。
- 可热敷腹部，有促进炎症吸收、加快血液循环、缓解组织粘连、改善局部营养的作用，每天可用温热物品热敷小腹部。
- 劳逸结合，经常锻炼身体，如太极拳、跑步等，可以促进病情的康复。

精选小偏方

银花冬瓜仁蜜汤

取冬瓜子仁20克、金银花20克、黄连2克、蜂蜜50克。先煎金银花，去渣取汁，用药汁煎冬瓜子仁15分钟后放入黄连、蜂蜜即可。每日1剂，连服1周。

寒证

病症链接

寒为阴邪，容易损伤人体阳气，阻碍人体气血运行，导致各种病症。寒病多见于冬天，但其他季节亦可见，外寒是导致人体发病的寒邪，伤于肌表为“伤寒”，直中脏腑为“中寒”，也可与他邪合并致病为风寒、寒湿等，内寒是脏腑阳气不足，主要是肾阳不足所致。

病因病机

1.外寒为由外界寒邪侵袭所引起的证候。外寒可侵袭肌表，也可直中脏腑。

2.内寒为机体阳虚阴盛所引起的证候。根据病变脏腑不同，其证候类型及临床表现多种多样。

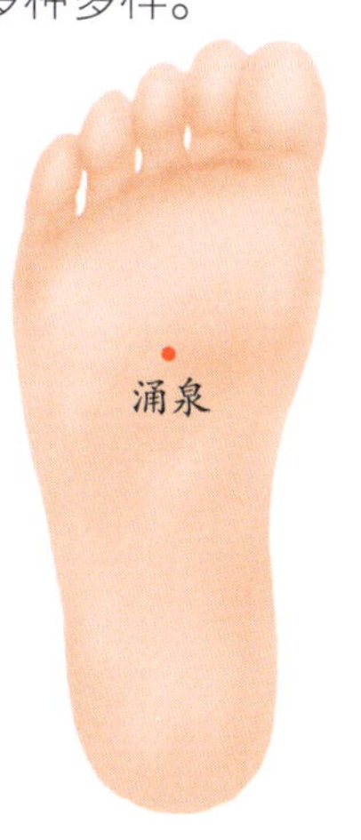

症状表现

恶寒发热，无汗，头身疼痛，咳嗽，喘促，苔薄白，脉浮紧；或见肢体拘急，关节冷痛；或见腹痛肠鸣，腹泻，呕吐。由于生理上的特殊性，女性寒证的发生率远远高于男性，女性患者还会有白带过多、闭经或月经量少、痛经、经期不准、腰胀，有的患者还会有鼻炎、贫血等病症。

居家按摩治疗处方

按揉涌泉穴，按揉足三里穴，按压合谷穴。

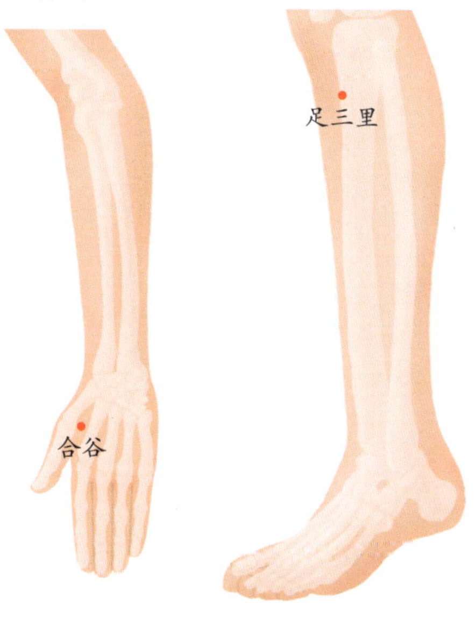

按揉涌泉穴

取穴窍门：抬起脚，脚趾弯曲，前脚掌最凹陷处即是涌泉穴。

取穴原理：有补肾壮阳、强筋壮骨的作用，坚持按揉此穴会改善手脚冰凉症状。

按摩方法：将手掌搓热，用一手拇指或食指指腹适当用力按揉对侧涌泉穴1分钟。

按揉足三里穴

取穴窍门：在小腿前外侧，外膝眼下3寸，距胫骨前缘1横指（中指）处。

取穴原理：该穴属于足阳明经穴，足阳明经是多气多血之经，可使气血通畅，改善寒证症状。

按摩方法：将食指与中指重叠，中指指尖放在同侧足三里穴上，适当用力按揉1分钟。

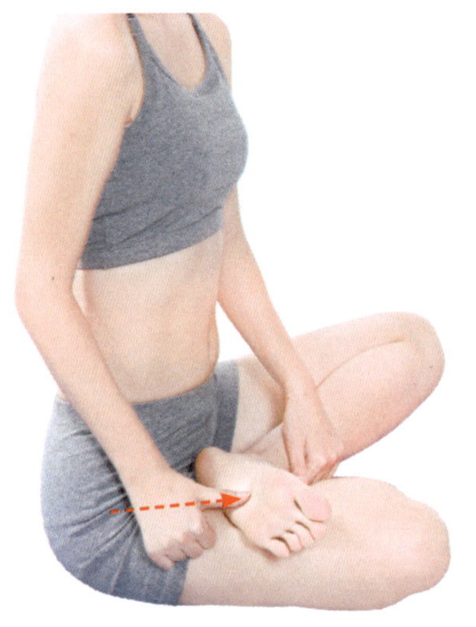

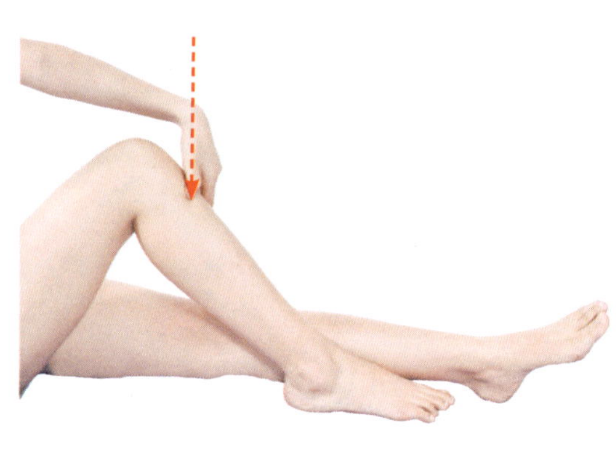

按压合谷穴

取穴窍门：一手拇指弯曲，另一手虎口分开，弯曲的拇指指间关节卡在另一只手张开的虎口处，自然落下，拇指尖处即是。

取穴原理：对关节冷痛有较好的疗效。

按摩方法：拇指固定在合谷穴上，食指按在掌侧合谷穴相对处，两指对合，用力按压1分钟。

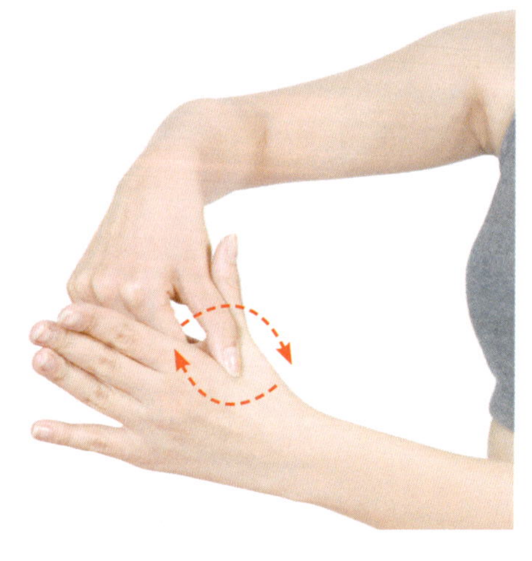

不孕

病症链接

不孕症是指育龄夫妇双方同居2年以上，有正常性生活，没有采用任何避孕措施的情况下，未能成功怀孕。造成女性不孕的原因有阴道炎、子宫内膜炎、子宫内膜异位、输卵管炎、内分泌异常、生殖器肿瘤等疾病。

病因病机

1.肾气不足，或肾阳虚衰。先天禀赋不足，或房事不节，损伤肾气；或寒伤肾阳，命门火衰，以致不能摄精成孕。

2.情志不畅，肝气郁结，疏泄失常，气滞血瘀，以致不能摄精成孕。

3.素体肥胖，或恣食膏粱厚味，内生痰湿，阻滞气机，冲任失司，以致不能摄精成孕。

4.营养不良，或脾胃虚弱导致气血不足，不能妊养胞胎。

症状表现

经行紊乱，面部潮红，烘热汗出，烦躁易怒，心悸失眠，头晕耳鸣。

居家按摩治疗处方

按压气海穴，按压关元穴，按压三阴交穴。

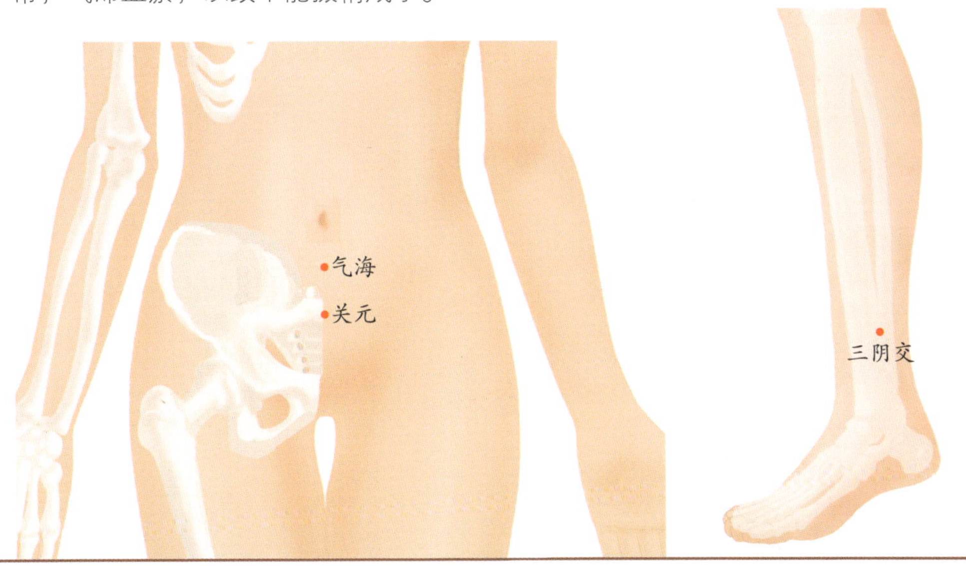

按压气海穴

取穴窍门：从肚脐中央向下量1.5寸处即是气海穴。

取穴原理：位于人体之中央，是升气之源，可用于治疗妇科疾病，如慢性盆腔炎等导致的不孕。

按摩方法：用拇指或食指指腹按压气海穴3~5分钟，力度适中。

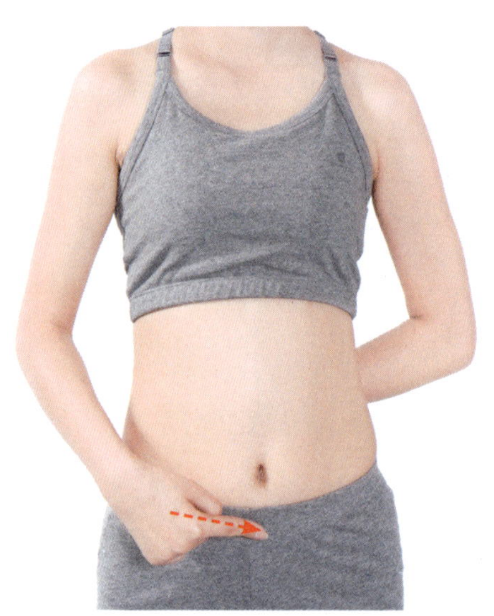

按压关元穴

取穴窍门：肚脐中央向下量3寸即是关元穴。

取穴原理：有培元固本、补益下焦的作用，常用于治疗泌尿、生殖系统疾病。

按摩方法：以关元穴为圆心，用手掌做逆时针及顺时针方向摩动各3~5分钟，然后，随呼吸用食指或中指指腹按压3分钟。

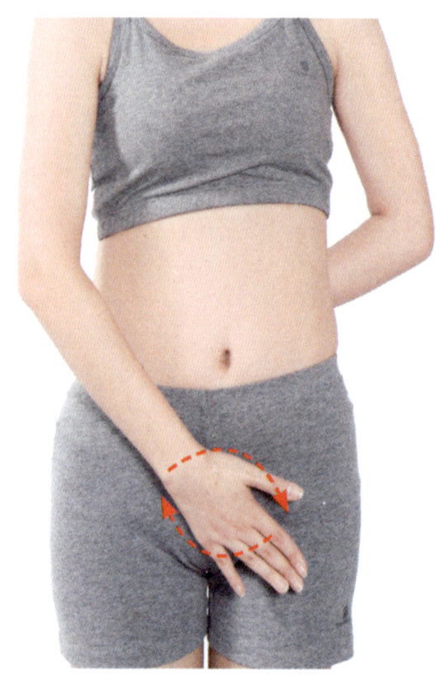

按压三阴交穴

取穴窍门：内踝尖上3寸，胫骨内侧面后缘凹陷处即是三阴交穴。

取穴原理：是妇科治疗、保健首选要穴，能够改善子宫及卵巢功能。

按摩方法：一手拇指固定在腿部，中指按在三阴交穴上，两指对合，用力按压1分钟。或用拇指按压三阴交1分钟。

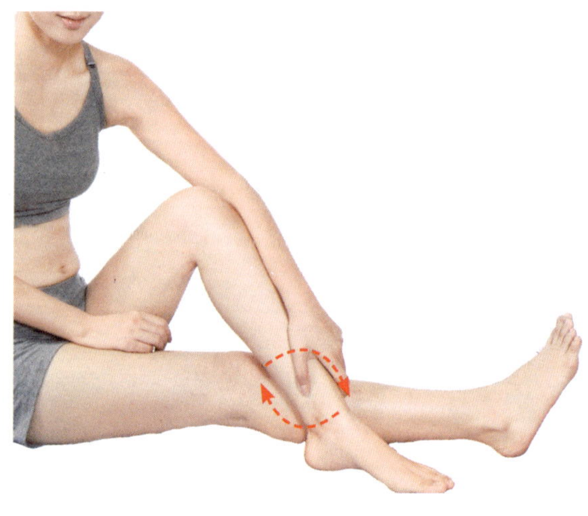

更年期综合征

病症链接

更年期综合征是由于卵巢功能减退，垂体功能亢进，分泌过多的促性腺激素，引起自主神经功能紊乱，从而出现月经变化、面色潮红、心悸、失眠、乏力、抑郁、多虑、情绪不稳定、易激动、注意力难集中等一系列程度不同的症状。

病因病机

1.素体阴虚血少，绝经前后，天癸将竭，肾气渐衰，精血衰少，复加忧思失眠，营阴暗损，或房事不节，精血耗伤，或失血大病，阴血耗伤，肾阴更虚，脏腑失养，遂致更年期综合征。

2.素体虚弱，肾阳虚衰，绝经前后，肾气更虚，复加大惊卒恐，或房事不节，损伤肾气，命门火衰，脏腑失于温养，遂致更年期综合征发生。

症状表现

经行紊乱，面部潮红，烘热汗出，烦躁易怒，心悸失眠，头晕耳鸣，甚至情志异常。

居家按摩治疗处方

按揉涌泉穴，按揉足三里穴，按压三阴交穴，点揉内关穴。

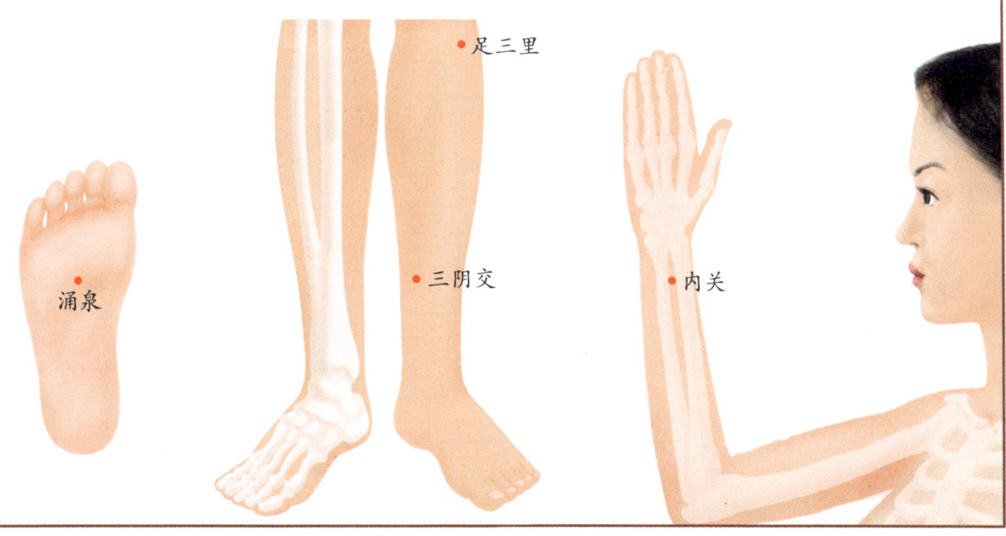

按揉涌泉穴

取穴窍门：抬起脚，脚趾弯曲，前脚掌最凹陷处即是涌泉穴。

取穴原理：清利头目，缓解头晕、失眠等更年期症状。

按摩方法：将手掌搓热，用一手拇指或食指指腹适当用力按揉对侧涌泉穴1分钟。

按揉足三里穴

取穴窍门：在小腿前外侧，外膝眼下3寸，距胫骨前缘1横指（中指）处。

取穴原理：调节下丘脑肽类物质的生成，调整更年期妇女自主神经功能紊乱。

按摩方法：将食指与中指重叠，中指指尖放在同侧足三里穴上，适当用力按揉1分钟。

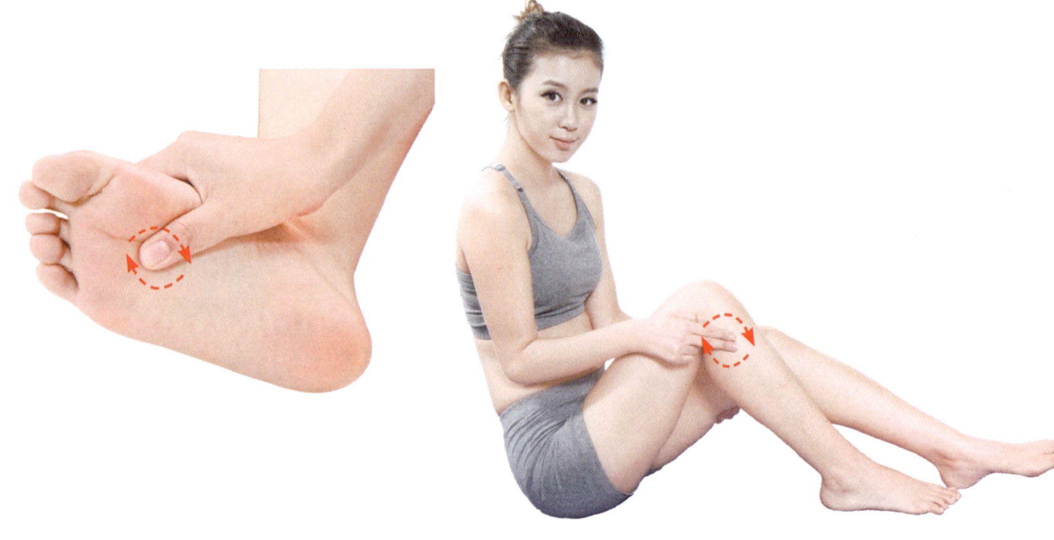

按压三阴交穴

取穴窍门：内踝尖上3寸，胫骨内侧面后缘凹陷处即是三阴交穴。

取穴原理：增强卵巢功能，促进促性腺激素的正常分泌。

按摩方法：一手拇指按在三阴交穴上，用力按压1分钟。

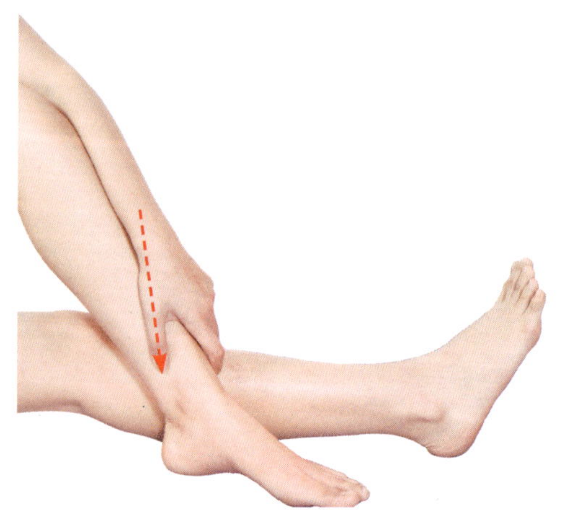

点揉内关穴

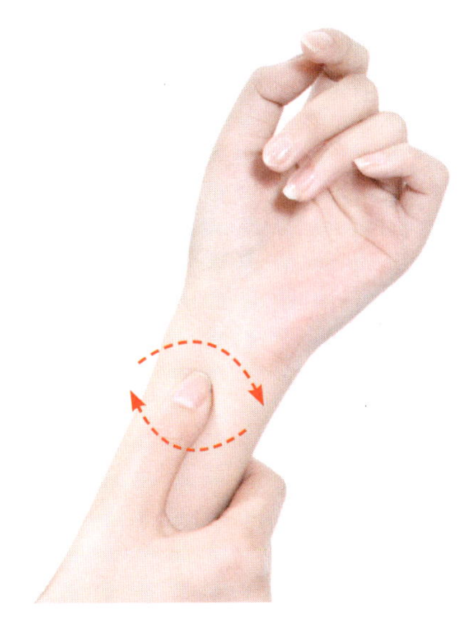

取穴窍门：一手握拳，腕掌侧突出的两筋之间的点，距腕横纹3指宽的位置即是内关穴。

取穴原理：调整心律，舒缓心悸、胸闷症状，并疏通气血，使更年期综合征患者面色红润。

按摩方法：用拇指指腹点揉内关穴1~3分钟，以有麻胀感为度。

注意事项

- 应有充分的思想准备，及时发现更年期综合征的信号，并采取必要的治疗措施。
- 努力控制自己，保持情绪的稳定，陶冶自己的情操，遇事不烦、不急、不怒，切不可焦虑不安。
- 注意更年期的营养，采取低热量、低脂肪、低糖类、高蛋白、高维生素的饮食原则。
- 坚持适当的体育锻炼，选择合适的运动项目，并做到循序渐进、量力而行和持之以恒。
- 饮食起居要有规律，劳逸适度，保持充分的睡眠时间，并要节制性生活，以每周一次较为合适。

精选小偏方

醋泡黑豆

将适量黑豆洗净装于罐内，倒入米醋浸没黑豆。醋要始终没过黑豆，而且要干净不浑浊，放置阴凉处或冰箱冷藏保存10天后即可食用，每次吃5粒黑豆，1日3次，饭后嚼碎咽下。有利于延缓和防止更年期综合征常出现的面部潮红等现象。

产后缺乳

病症链接

产后乳汁少或完全无乳，称为缺乳。乳汁的分泌与乳母的精神、情绪、营养状况、休息和劳动都有关系。乳汁过少可能是由乳腺发育较差，产后出血过多或情绪欠佳等因素引起，感染、腹泻、便溏等也可使乳汁缺少，或因乳汁不能畅流所致。

病因病机

1.气血虚弱： 素体气血亏虚，或脾胃素虚，气血生化无源，复因分娩失血耗气，致气血亏虚，乳汁化生乏源，因而乳汁甚少或无乳可下。

2.肝郁气滞： 素多抑郁，或产后情志不遂，肝失调达，气机不畅，乳络不通，乳汁运行不畅。

3.痰浊阻滞： 素体肥胖痰湿内盛或产后膏粱厚味，脾失健运，聚湿成痰，痰气阻滞乳络乳脉，或“肥人气虚”无力行乳，遂致缺乳。

症状表现

气血虚弱型： 乳汁甚少或全无，乳汁清稀，乳房柔软无胀痛，面色没有光泽，头晕乏力，脉象虚弱，舌头少苔。

肝郁气滞型： 乳汁甚少或全无，乳汁浓稠，乳房胀痛，胸胁胀闷不舒，食欲不振，微热心烦。

居家按摩治疗处方

按揉膻中穴，点按少泽穴，按压天宗穴，按揉乳根穴。

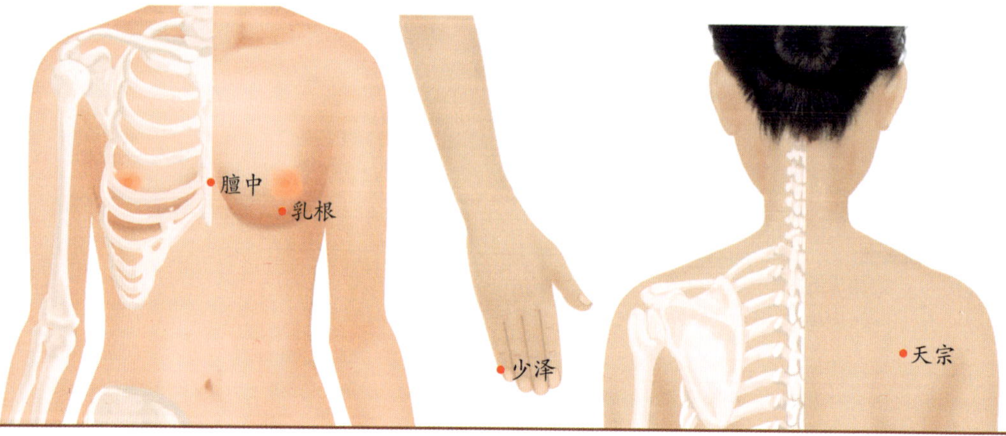

按揉膻中穴

取穴窍门： 两乳头连线的中点即是膻中穴。

取穴原理： 疏通乳络，促进乳汁的分泌和排出。

按摩方法： 4指并拢，用指腹轻轻按揉膻中穴1~3分钟。

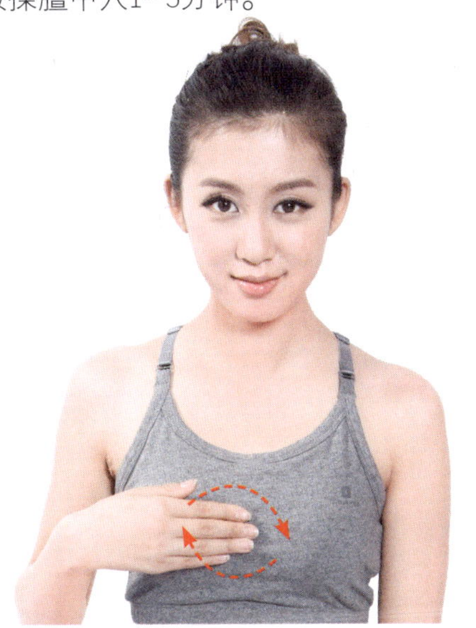

点按少泽穴

取穴窍门： 小指外侧指甲角旁开0.1寸处即是少泽穴。

取穴原理： 提高乳汁分泌量，维持催乳素水平。

按摩方法： 用食指指甲点按少泽穴1分钟。

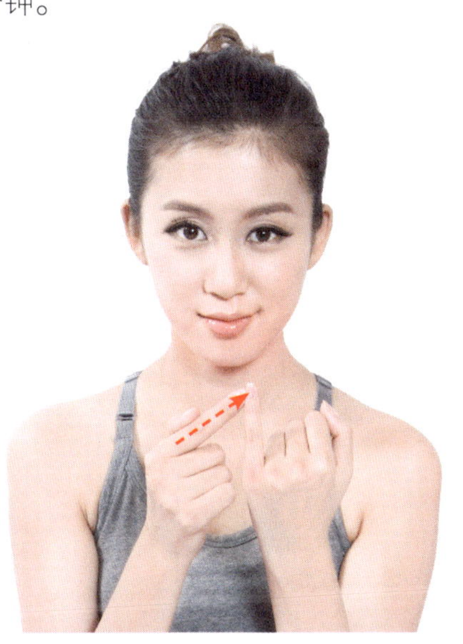

按压天宗穴

取穴窍门： 用对侧手，由颈下过肩，手伸向肩胛骨处，中指指腹触及肩胛骨冈下窝的中央处即是天宗穴。

取穴原理： 刺激乳腺管，增加乳汁分泌。

按摩方法： 用拇指或食指指腹按压天宗穴1~3分钟，以有酸、麻、胀感为度。

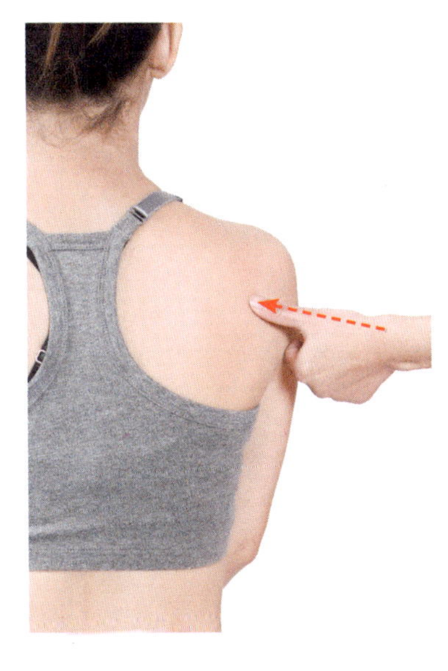

按揉乳根穴

取穴窍门：乳头直下，乳房的根部即是乳根穴。

取穴原理：疏通局部气血，促进乳汁分泌。

按摩方法：用食指或中指指腹按揉乳根穴1~3分钟，以不感疼痛为度。

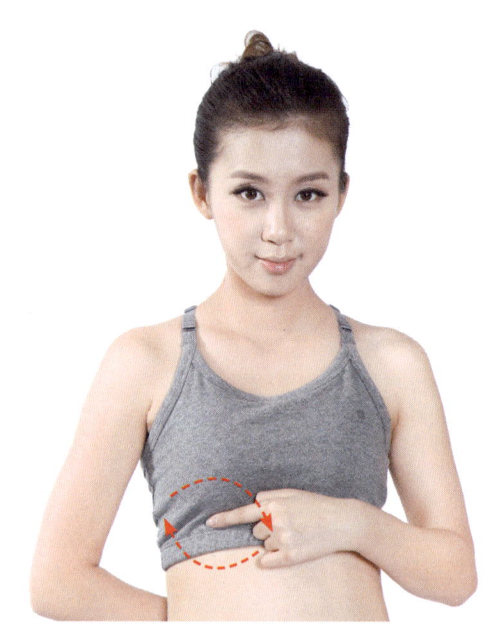

注意事项

- 养成良好的哺乳习惯，按需哺乳，勤哺乳，一侧乳房吸空后再吸另一侧。若乳儿未吸空，应将多余乳汁挤出。
- 保证产妇有充分的睡眠和足够的营养，但饮食不要太过滋腻。
- 少食多餐，多食新鲜蔬菜、水果，多饮汤水，多食催乳食品如花生米、黄花菜、木耳、香菇等。
- 产妇宜保持乐观、舒畅的心情，避免过度的精神刺激。
- 饮食应保证热量供给，不宜在产后过早开始减肥，以免过度减轻体重，影响乳汁的分泌。
- 含雌激素的避孕药或其他一些药物可能会影响泌乳量，因身体疾病确实需要服用药物时，应告知医生正在哺乳期，避免使用影响泌乳的药物。

精选小偏方

花生鲫鱼汤

鲫鱼肉200克和花生米100克分别洗净，放入锅内，加适量清水同煮汤，待花生和鲫鱼熟烂时，用少量盐调味食用，每日1次。坚持服用，可促进乳汁分泌，治疗产后乳汁缺乏。

带下症

病症链接

带下症是指白带量多，或色、质、气味发生异常，并伴有全身或局部症状的一种病症。患者除了白带增多外，有的尚有外阴瘙痒、头痛、口苦，抑或精神疲倦、食欲缺乏、大便溏泻，或者腰痛如折、腿软无力、小腹冷痛等。

按揉血海穴

取穴窍门：大腿内侧，从膝盖骨内侧的上角，上面约3指宽筋肉的沟，一按就感觉到痛的地方即是血海穴。

取穴原理：具有改善子宫功能的作用，对白带异常有较好的辅助治疗作用。

按摩方法：用拇指指腹按揉两侧血海穴各5分钟，以有酸胀感为宜。

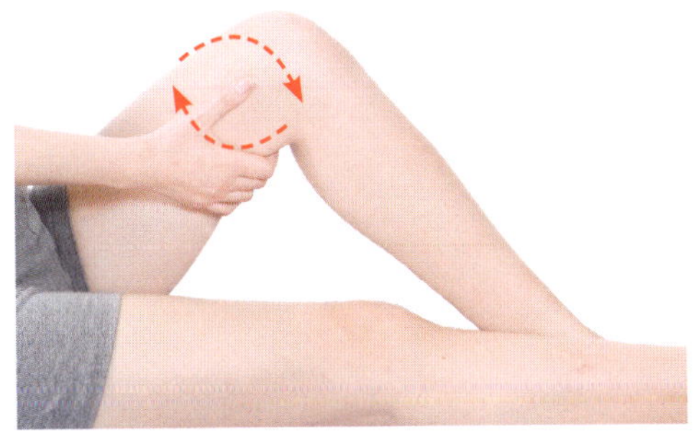

居家按摩治疗处方

按揉血海穴，按揉阴陵泉穴。

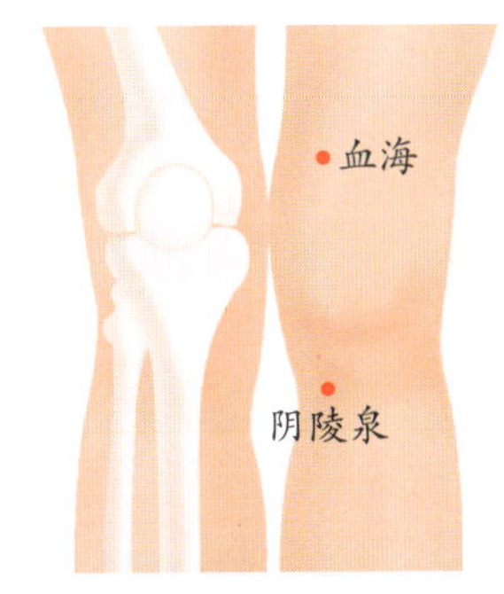

按揉阴陵泉穴

取穴窍门：小腿内侧，从膝关节往下摸，至胫骨内侧髁下方凹陷处即是阴陵泉穴。

取穴原理：具有益肾调经、通经活络的作用，可治疗生殖系统疾病。

按摩方法：用拇指指腹按揉阴陵泉穴3~5分钟，以有酸胀感为度。

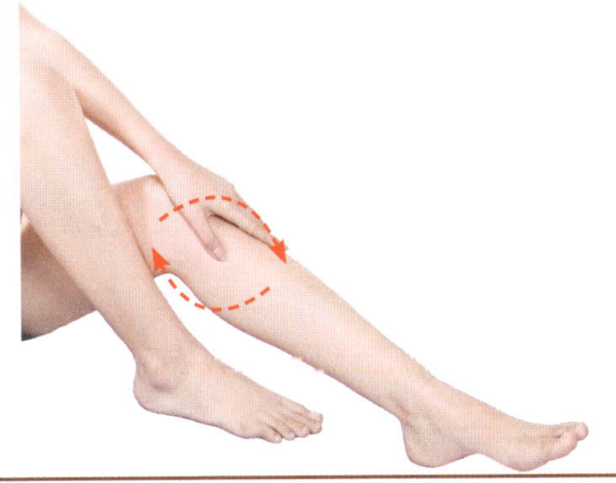

子宫下垂

病症链接

子宫下垂也叫子宫脱垂，是指子宫从正常位置沿阴道下降，宫颈外口达坐骨棘水平以下，甚至子宫全部脱出于阴道口以外。子宫下垂会有下坠感，还会感到腰酸背痛，严重时还会拖累膀胱及直肠，而会有频尿、小便解不干净或大便不顺之感。

居家按摩治疗处方

揉百会穴，按压三阴交穴。

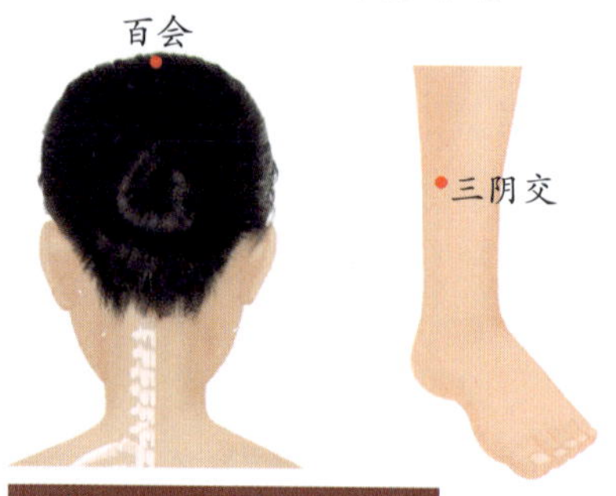

揉百会穴

取穴窍门：头顶部，两耳尖连线的中点处。

取穴原理：可使阳气上升，浊气下降，子宫下垂多属中气下陷、清阳不升所致，按揉百会穴可用于治疗子宫下垂。

按摩方法：用一只手食指、中指、无名指按头顶，用中指揉百会穴，其余两指辅助，顺时针转36圈。

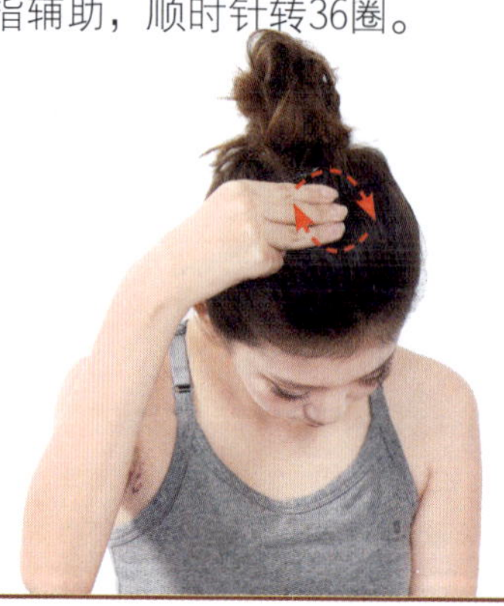

按压三阴交穴

取穴窍门：小腿内侧，当内踝尖上3寸，胫骨内侧缘后方。

取穴原理：具有保养子宫和卵巢的作用，对女性白带过多、子宫下垂等病情的恢复有较好的效果。

按摩方法：一手拇指按在三阴交穴上，用力按压1分钟。

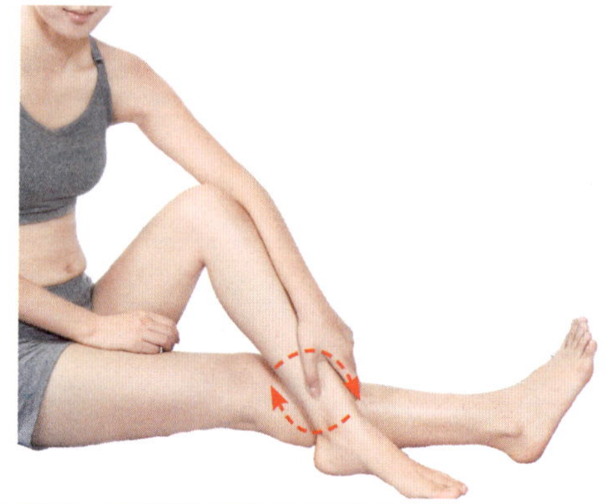

慢性肾炎

病症链接

慢性肾炎是一种病因和病情复杂、原发于肾小球的免疫性炎症疾病。该病起病缓慢、病程长，以尿异常改变、水肿、贫血、高血压及肾功能损害等为主要特征。同时可伴有不同程度的腰部酸痛、尿短少、乏力等症状。

病因

肾小球疾病的病因和发病机制很复杂，有许多因素参与，如感染、自身免疫、药物、遗传、环境等，其中免疫损伤是多数肾小球疾病发生过程中的共同环节。

症状表现

1.隐匿起病：有的患者可无明显临床症状。偶有轻度浮肿，血压可正常或轻度升高。多通过体检发现此病。

2.慢性起病：患者可有乏力、疲倦、腰痛、纳差；眼睑或下肢水肿，伴有不同程度的血尿或蛋白尿，部分患者可表现为肾病性大量蛋白尿。

3.急性起病：部分患者因劳累、感染、血压增高、水与电解质紊乱使病情呈急性发作，或用肾毒性药物后病情急骤恶化，经及时去除诱因和适当治疗后病情可一定程度缓解。

居家按摩治疗处方

揉压肾俞穴，按压委中穴，按压委阳穴。

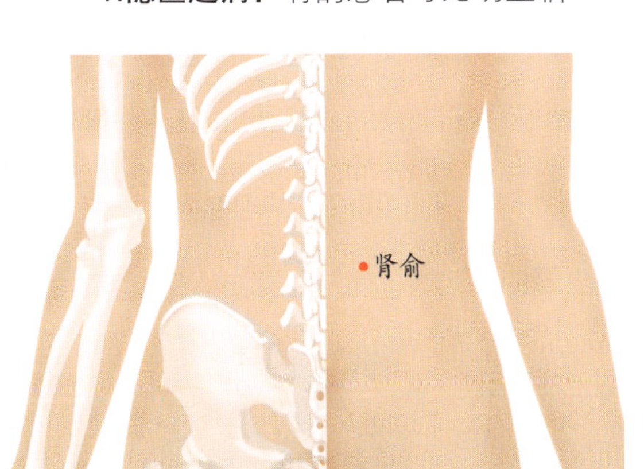

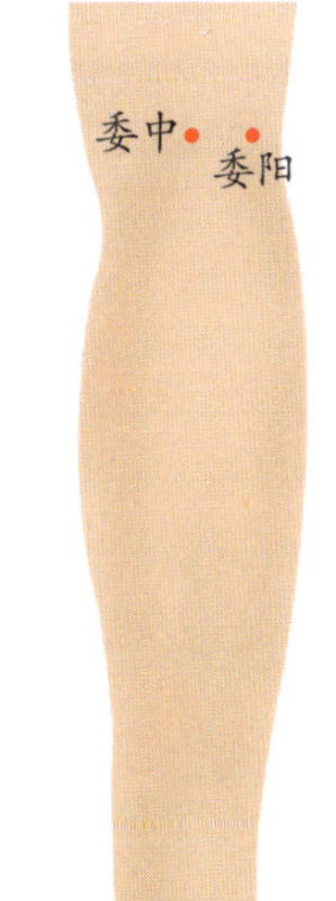

揉压肾俞穴

取穴窍门：在腰部，第2腰椎棘突下，旁开1.5寸。

取穴原理：适用于调理各种肾病。

按摩方法：取卧位，用手掌面推擦、揉压肾俞穴2~3分钟。

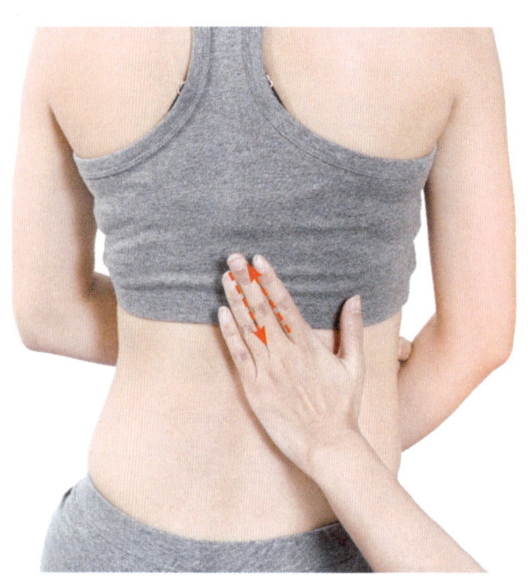

按压委中穴

取穴窍门：膝盖后面凹陷中央的腘横纹的中点即是委中穴。

取穴原理：有舒筋活络、泄热清暑的作用，对慢性肾炎有一定的作用。

按摩方法：用两手拇指端按压两侧委中穴，以稍感酸痛为度，一压一松为1次，连做10~20次。

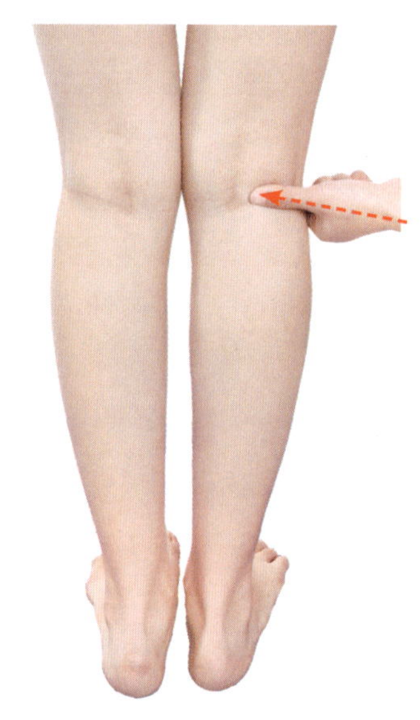

按压委阳穴

取穴窍门：在膝盖后面凹陷中央的腘横纹外侧端，股二头肌腱内侧即为委阳穴。

取穴原理：有舒筋活络、通水利尿的作用，适用于肾炎、膀胱炎等症。

按摩方法：用手指指腹用力按压1~2分钟。

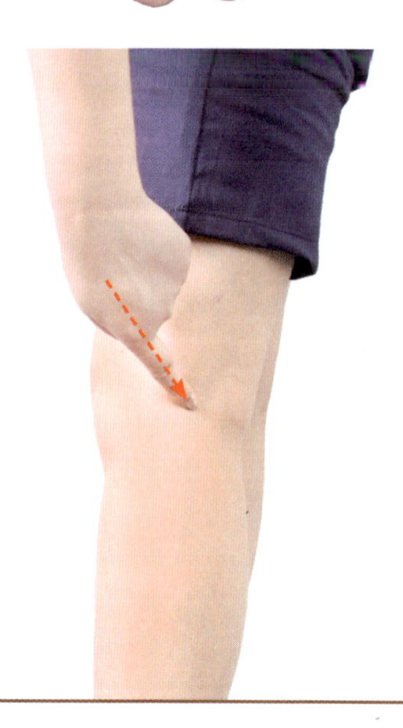

早泄

病症链接

早泄是男性最为常见的性功能障碍疾病，早泄是指男性在阴茎勃起之后，未进入阴道之前，或正当纳入，以及刚刚进入而尚未抽动时便已射精，阴茎也自然随之疲软并进入不应期的现象，主要分为两种类型：心理性早泄和器质性早泄。

病因

1.有些人对性交时射出的精液看得特别重，担心性生活会损害身体。从而产生憋精等不好习惯，反而造成早泄。

2.在社会交往中与女性交往少，与女性在一起过于拘谨和羞怯，有些人对性知识缺乏，对性器官有神秘感，易紧张恐慌造成早泄。

3.长期手淫容易养成匆忙射精的习惯，有的人手淫频率过高，造成生殖器长期充血，久而久之，导致早泄。

4.夫妻关系不融洽，也会发生早泄。

5.因长时间未发生性交，性要求过分强烈而容易早泄。

症状表现

1.阴茎进入阴道前或接触阴道后立即射精，以致不能进行正常的性交。

2.性交时间少于1分钟或阴茎来回抽动少于15次即射精，以致使性功能正常的女性至少在50%的性交机会中得不到满足。

居家按摩治疗处方

摩关元穴，按摩肾俞穴，按压足三里穴，按压气海穴。

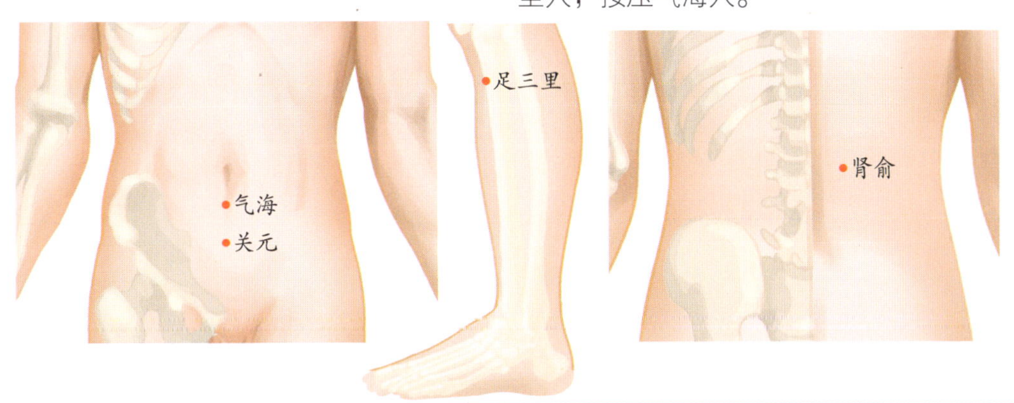

摩关元穴

取穴窍门：从肚脐正中央向下量3寸的位置即是关元穴。

取穴原理：具有补肾壮阳、温通经络的作用，对治疗男性遗精，阳痿，早泄，性功能低下有较好的疗效。

按摩方法：以关元为圆心，左或右手掌做逆时针及顺时针方向摩动3~5分钟，然后随呼吸按压关元穴3分钟。

按压足三里穴

取穴窍门：在小腿前外侧，外膝眼下3寸，距胫骨前缘1横指（中指）处。

取穴原理：有补中益气、补肾壮阳的作用，可辅助治疗男性勃起不坚、早泄等症。

按摩方法：用拇指或食指指腹按压足三里穴3~5分钟，以有酸胀感为度。

精选小偏方

桂圆酒

将桂圆肉200克放在细口瓶内，倒人60度白酒400毫升，封闭瓶口，半个月后可饮用。每日2次，每次10~20毫升。

按摩肾俞穴

取穴窍门：在腰部，第2腰椎棘突下，旁开1.5寸。

取穴原理：具有补益肝肾、填精益髓的作用，可改善早泄症状。

按摩方法：两手搓热后用手掌上下来回按摩肾俞穴50~60次，两侧同时或交替进行。

按压气海穴

取穴窍门：从肚脐中央向下量1.5寸处即是气海穴。

取穴原理：对治疗性功能低下、早泄以及体倦乏力等症有所帮助。

按摩方法：用拇指或食指指腹按压气海穴3~5分钟，力度适中。

注意事项

- 积极从事体育锻炼，增强体质，并且注意休息，防止过劳，调整中枢神经系统的功能失衡。打太极拳、散步、气功等均有益于自我心身健康和精神调节。
- 多吃壮阳食物，如狗肉、羊肉、核桃等。此外，动物内脏含有大量的性激素和肾上腺皮质激素，能增强精子活力，提高性欲。
- 夫妻之间要相互体贴，共同配合治疗。
- 应该避免忧虑、激动和紧张，要树立信心。

前列腺增生

病症链接

前列腺增生是由于前列腺的逐渐增大对尿道及膀胱出口产生压迫作用，多表现为尿频、尿急、夜间尿次增加和排尿困难，并能导致泌尿系统感染、膀胱结石和血尿等并发症。

病因病机

1.过度劳累，饮食不节，或久病体弱，中焦脾胃之气不足，升清降浊失职，小便不利。

2.过食辛辣肥腻，酿湿生热，下注膀胱，或下阴不洁，湿热侵袭，膀胱湿热阻滞，气化不利。

3.年老体弱或久病体虚，肾阳不足；或耗损津液，致肾阴亏虚，水府枯竭，而发此病。

症状表现

1.尿频：前列腺增生的早期症状多表现为尿频，可见夜尿次数增多，但每次尿量不多。

2.排尿困难：腺体增大，尿路发生机械性梗阻，出现排尿困难症状。由于尿道阻力增加，患者排尿时间延长，有排尿不尽的感觉。

3.血尿：前列腺黏膜上毛细血管充血及小血管扩张，并受到增大腺体的牵拉或与膀胱摩擦，可以引起镜下或肉眼血尿。

4.泌尿系感染：下尿路梗阻是由于小便潴留导致泌尿系感染，可出现尿急、尿频、排尿困难等症状，且伴有尿痛。继发上尿路感染时，出现发热、腰痛及全身中毒症状。

5.膀胱结石：下尿路梗阻，特别在有残余尿时，尿液在膀胱内停留时间延长，可逐渐形成结石。膀胱结石可表现为尿线中断、排尿末疼痛、改变体位后方可排尿等。

6.肾功能损害：由于输尿管反流，肾积水导致肾功能破坏，出现血压升高，或嗜睡和意识迟钝。

7.其他：长期依靠增加腹压帮助排尿可引起疝、痔和脱肛。

居家按摩治疗处方

按揉太溪穴，按摩神阙穴，按摩中极穴。

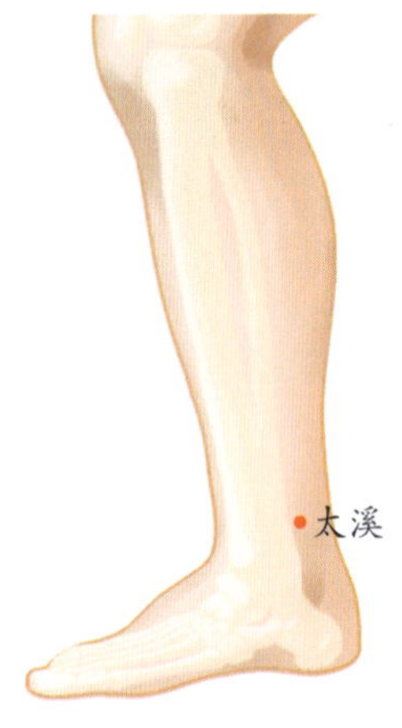

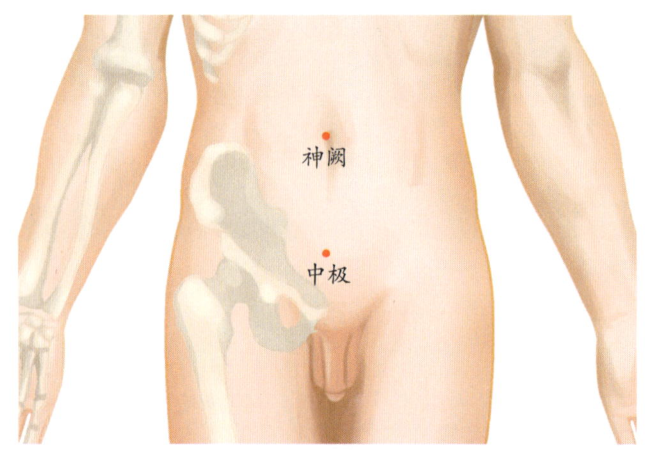

按揉太溪穴

取穴窍门：内踝尖和跟腱（脚后跟往上，足踝后部粗大的肌腱）之间的凹陷处。

取穴原理：常用来治疗泌尿生殖系统疾病，对前列腺增生有好的作用。

按摩方法：用对侧手的拇指指腹按揉太溪穴3分钟，力量柔和，以有酸胀感为度。

按摩神阙穴

取穴窍门：肚脐的正中央。

取穴原理：神阙穴是联系全身经脉交通于五脏六腑的重要穴位，可有效治疗前列腺增生。

按摩方法：以神阙穴为中心，用手掌按顺时针方向摩动3~5分钟，直至皮肤发热。

注意事项

- 不吃辛辣刺激性食物，不饮酒。
- 性生活要适度，防止前列腺过度充血。
- 保持心情舒畅，参加适度的体育锻炼。
- 少骑自行车，避免长期坐硬椅子，或久坐潮湿之地。
- 不忍尿、憋尿，防止膀胱过度充盈影响逼尿肌功能而导致尿潴留。

按摩中极穴

取穴窍门：从肚脐中央向下量4寸处即是中极穴。

取穴原理：增高膀胱内压力，使大脑产生排尿意识。

按摩方法：双手搓热，一只手掌盖住肚脐，另一只手在中极穴上按摩1~2分钟。

前列腺炎

病症链接

前列腺炎分为特异性和非特异性两类，非特异性炎症较为常见，急性前列腺炎多表现为会阴或耻骨上区域有重压感，久坐或排便时加重，且向腰部、下腹、背部及大腿等处放射。慢性前列腺炎除伴有上述部分症状外，还伴有排终末血尿或尿道排出脓性分泌物。

病因病机

1.外感湿热毒邪、内伤酒食，酿生湿热，留于精室，下注膀胱。

2.劳累过度，房室不节，或年老久病、体弱，致脾肾亏虚。脾虚而中气不足，气虚下陷，精微下渗；肾虚而下元不固，失于固摄。

症状表现

急性前列腺炎：尿频，尿急，尿痛，会阴部坠胀疼痛，前列腺肿胀疼痛，伴随有头痛、高热、寒战、食欲不振、精神萎靡。

慢性前列腺炎：尿急、尿频，排尿有灼热感，便后排出白色分泌物，前列腺饱满增大，患者会出现性功能障碍。

居家按摩治疗处方

点揉会阴穴，按压关元穴，按摩曲骨穴，按揉太溪穴。

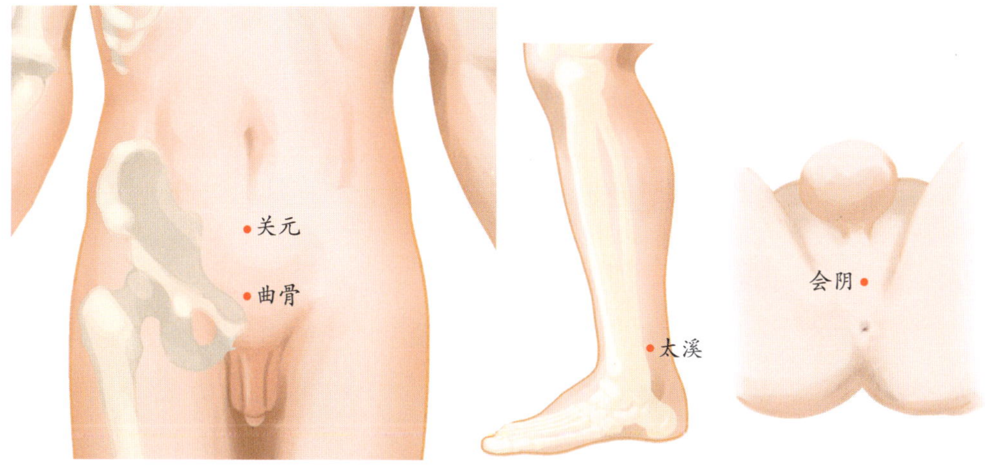

点揉会阴穴

取穴窍门：男性在阴囊根部与肛门连线的中点。

取穴原理：活血化瘀，有利气血运行，缓解前列腺充血。

按摩方法：两手掌搓热后，用中指尖和无名指尖点揉会阴穴20次，早晚各一次，以略有酸胀和发热感为度。

按压关元穴

取穴窍门：从肚脐正中央向下量3寸处。

取穴原理：补肾壮阳，改善肾虚引起的小便滴沥不尽、尿痛等症状。

按摩方法：以关元为圆心，用手掌做逆时针及顺时针方向摩动3~5分钟，然后随呼吸按压关元穴3分钟。

按摩曲骨穴

取穴窍门：在下腹部，前正中线上，耻骨联合上缘的中点处。

取穴原理：是生殖系统保健的特效穴位，可用来治疗前列腺炎引起的小便淋漓。

按摩方法：双手搓热，一手盖住肚脐，另一手在曲骨穴上按摩1~2分钟。

按揉太溪穴

取穴窍门：内踝尖和跟腱（脚后跟往上，足踝后部粗大的肌腱）之间的凹陷处。

取穴原理：具有清利湿热、滋阴壮阳的作用，常用来治疗泌尿生殖系统疾病。

按摩方法：用对侧手的拇指按揉太溪穴3分钟，以有酸胀感为度。

注意事项

- 生活起居要有规律，保证充足的睡眠，同时性生活要有节制，房事不可过度。
- 经常做户外运动，尤其是做一些提肛收臀的动作，这样可以促进会阴部的血液循环，促使炎症的消散。
- 饮食尽量清淡，多吃蔬菜和水果，不要吃油腻、辛辣、刺激的食物。
- 睡前可进行热水坐浴，对促进炎症消退和缓解疼痛症状有一定好处。

精选小偏方

蜜萝卜

取萝卜1500克，切片，放在蜂蜜中浸泡10分钟，之后将萝卜焙干，然后再次将萝卜浸泡在蜂蜜中，取出来焙干，如此反复3次，但是注意不要将萝卜焙焦了。每天可以嚼食数片萝卜，长久坚持，对前列腺炎有改善作用。

阳痿

病症链接

阳痿是最常见的男子性功能障碍性疾病，是指男性在性生活时，阴茎不能勃起或勃起不坚或坚而不久，不能完成正常性生活，或阴茎根本无法插入阴道进行性交的一种疾病。

病因病机

1.房劳太过，或手淫，或早婚，以致精气亏虚，命门火衰，发为阳痿。

2.忧愁思虑，饮食不调，损伤心脾，致气血亏虚，宗筋失养，而成阳痿。

3.大惊卒恐，惊则气乱，恐则伤肾、气下，渐至阳道不振，举而不坚，导致阳痿。

4.情志不遂，忧思郁怒，肝失疏泄条达，不能疏通血气而畅达前阴，则宗筋所聚无能，而成阳痿。

5.过食肥甘厚腻，生湿蕴热，湿热下注，则宗筋弛缓，阳事不兴，导致阳痿。

症状表现

阴茎勃起困难，性冲动不强，性交中途疲软，阴茎萎缩，腰酸足轻，面色苍白，食欲不振，精神萎靡，畏寒怕冷。

居家按摩治疗处方

按摩曲骨穴，按压会阳穴，按揉长强穴，摩关元穴。

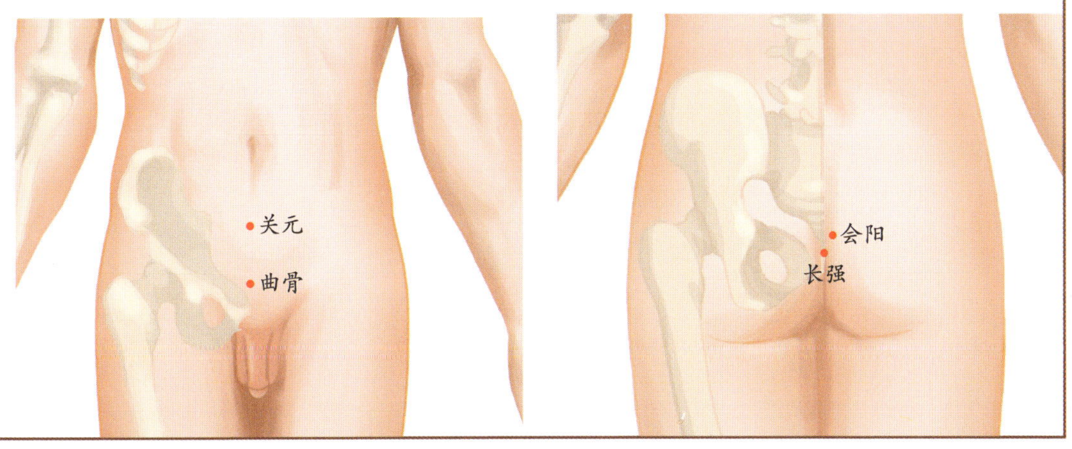

按摩曲骨穴

取穴窍门：在下腹部，前正中线上，耻骨联合上缘的中点处。

取穴原理：可用于治疗生殖系统疾病。

按摩方法：双手搓热，一只手掌盖住肚脐，另一只手在曲骨穴上按摩1~2分钟。

按压会阳穴

取穴窍门：顺着脊柱向下摸到尽头，旁开0.5寸处。

取穴原理：可将阳气输送到臀部，对阳痿的治疗有一定的作用。

按摩方法：取俯卧位，双脚稍微分开，用两手手指指腹端按压或揉压，每次3~5分钟。

按揉长强穴

取穴窍门：尾骨端与肛门连线的中点处即是长强穴。

取穴原理：有清热固肾的作用，主治遗精、阳痿等与肾相关的病症。

按摩方法：用中指和食指指腹用力按揉长强穴1~3分钟，以有酸胀感为度。

摩关元穴

取穴窍门：从肚脐正中央向下量3寸的位置即是关元穴。

取穴原理：具有补肾壮阳、温通经络的作用，对治疗男性遗精、阳痿、早泄、性功能低下有较好的疗效。

按摩方法：以关元为圆心，用手掌做逆时针及顺时针方向摩动3~5分钟，然后随呼吸按压关元穴3分钟。

注意事项

- 在性生活中，要消除紧张心理，树立自信心。
- 培养良好的生活习惯，注意日常的饮食起居，注意劳逸结合，同时要节制性欲。
- 适当食用一些滋补壮阳的食物，比如羊肉、核桃等。
- 忌食辛辣刺激的食物，要戒烟戒酒。

精选小偏方

丹参红花酒

取丹参60克、红花15克，用白酒500克浸泡，每天饮用一到两杯即可。此偏方有助于补虚助阳，治疗阳痿。

随|症|加|减

命门火衰

阳痿不举，眩晕耳鸣，精神萎靡，腰膝酸软，畏寒肢冷。

取穴与部位： 肾俞、命门、背部督脉、背部膀胱经。

按摩方法

1. 点按肾俞、命门穴，每穴约1分钟。
2. 用鱼际直擦背部督脉及膀胱经，横擦肾俞、命门等穴，各10~20次，或以感到发热为佳。

惊恐伤肾

阳痿不举，或举而不坚，胆怯多疑，心悸易惊。

取穴与部位： 前额、百会、四神聪、神门、心俞、胆俞、大陵。

按摩方法

1. 分抹前额10~20次。
2. 点按百会、四神聪、神门、心俞、胆俞、大陵等穴，每穴半分钟。

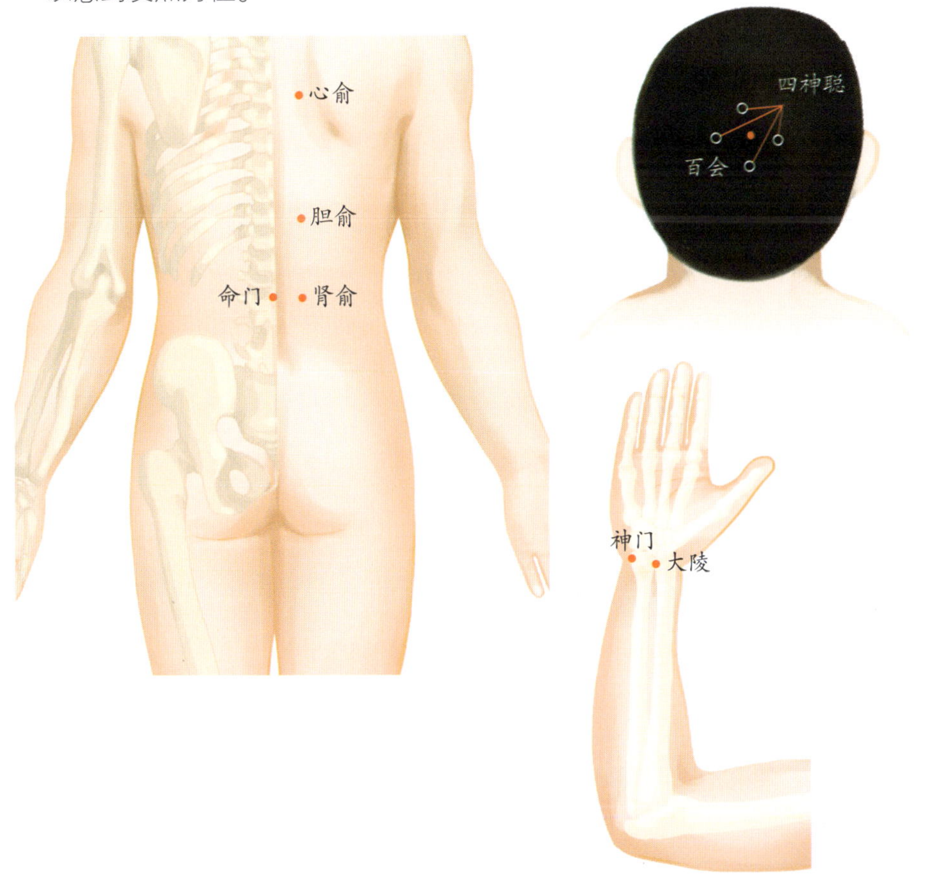

湿热下注

阴茎痿软，勃而不坚，阴囊潮湿臊臭，下肢酸重，小便黄赤，解时不畅，余沥不尽。

取穴与部位：天枢、足三里、阴陵泉、丰隆、行间、大肠俞、膀胱俞、腹部。

按摩方法

1. 点按天枢、足三里、阴陵泉、丰隆、行间、大肠俞、膀胱俞等穴，每穴各半分钟。
2. 用手掌摩下腹部3分钟，以感到发热为佳。

注：天枢穴位置见20页图。

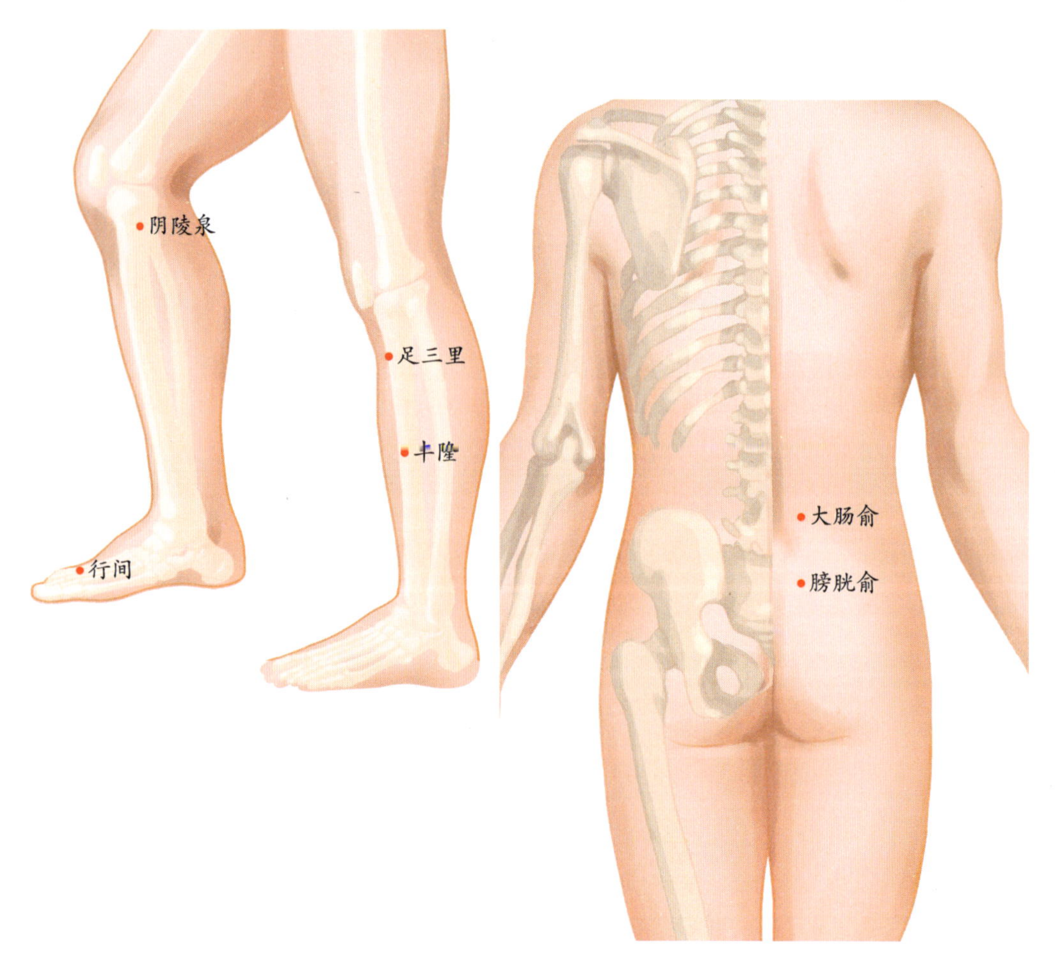

心脾两虚

阳痿，精神不振，失眠健忘，胆怯多疑，心悸自汗，面色无华。

取穴与部位：心俞、脾俞、肾俞、内关、血海、足三里、三阴交、背部。

按摩方法

1. 点按心俞、脾俞、肾俞、内关、血海、足三里、三阴交等穴，每穴半分钟。
2. 用小鱼际横擦背部10~20次，或以感到发热为度。

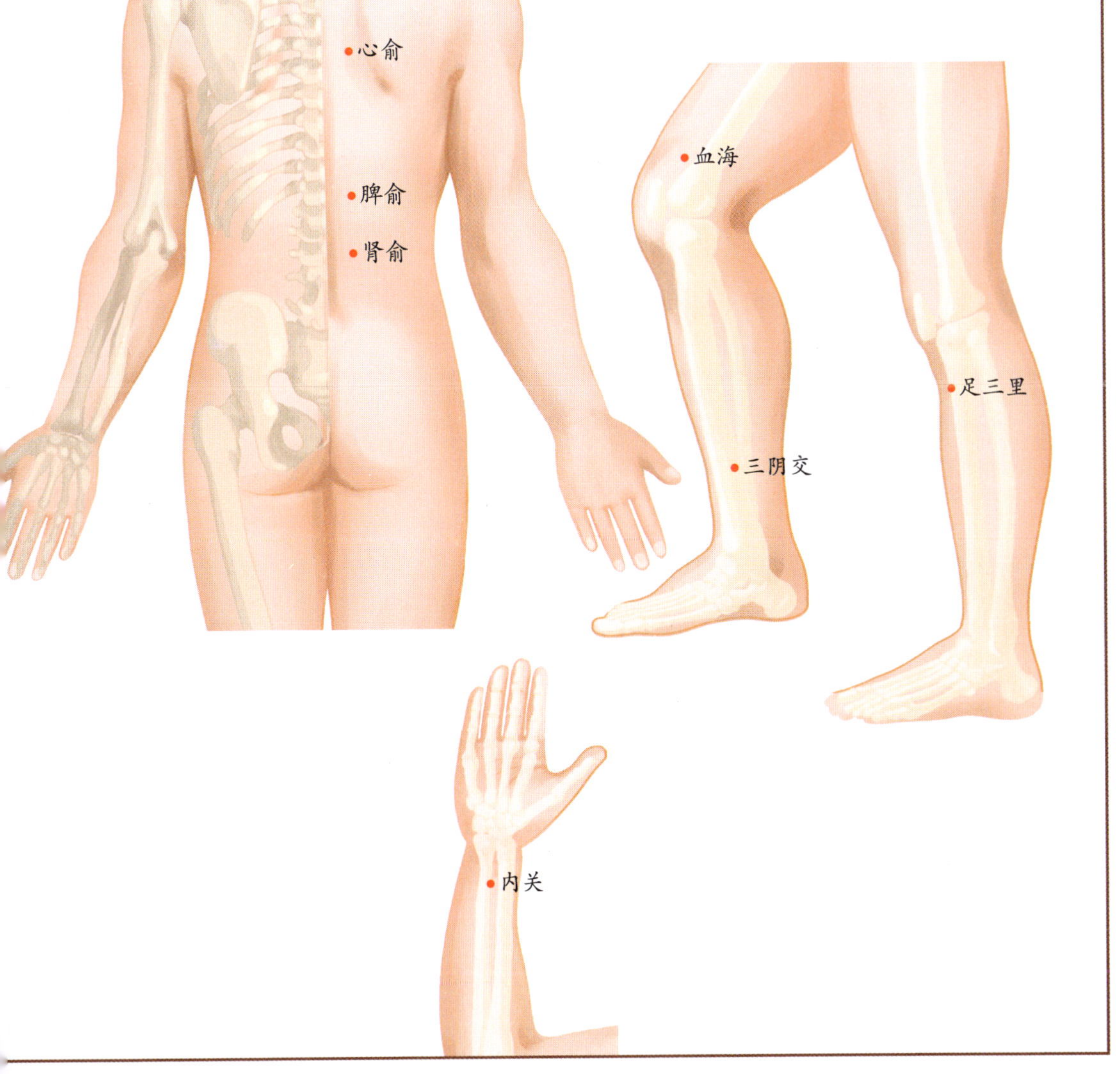

孝敬我们的父母，就从为父母按摩做起吧。常回家看看，为父母“捶捶后背，揉揉肩”，不经意间将孝心与健康传递，胜于给父母买各种营养品。

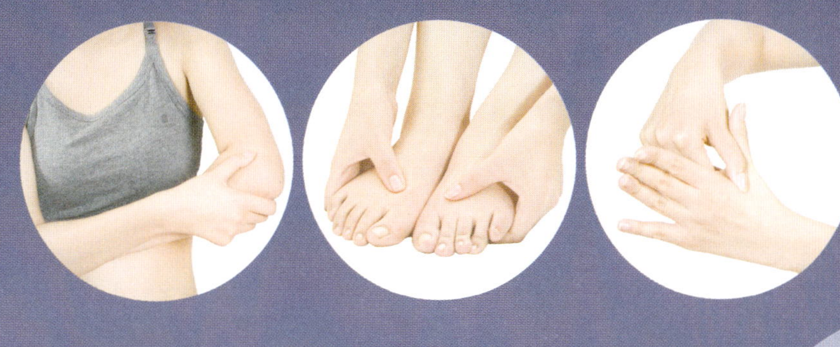

第五章

为父母按摩

——改善中老年慢性病

高血压

病症链接

高血压是指静息状态下收缩压≥140毫米汞柱或（和）舒张压≥90毫米汞柱，一般临床表现为：头痛、眩晕、耳鸣、心悸气短、失眠、肢体麻木等症，且常伴有血管、心脏、脑和肾脏等器官功能性或器质性改变的全身性疾病。

病因病机

1.长期情志抑郁恼怒，肝气郁结，气郁化火，阴液耗伤，肝阳上亢，上扰清空，而发本病。

2.饮食不节，喜食膏粱厚味，过食肥甘，伤及脾胃，脾失健运，致水液代谢失常，聚湿生痰，痰浊中阻，上蒙清窍，而发本病。

3.房事过度，或老年体衰，肾阴不足，肝失所养，水不涵木，阴虚阳亢，肝阳上亢，而发为本病。

症状表现

缓进型高血压：头痛头晕，心悸失眠，烦躁不安，眼花耳鸣，健忘，乏力，注意力不集中，夜尿，多尿，尿液中含有蛋白和红细胞。

急进型高血压：血压明显升高，口渴，乏力，视力迅速衰退，眼底视网膜出血，双侧视神经乳头水肿，迅速出现蛋白尿及血尿。

居家按摩治疗处方

点按曲池穴，按压太冲穴，捏揉合谷穴，擦涌泉穴。

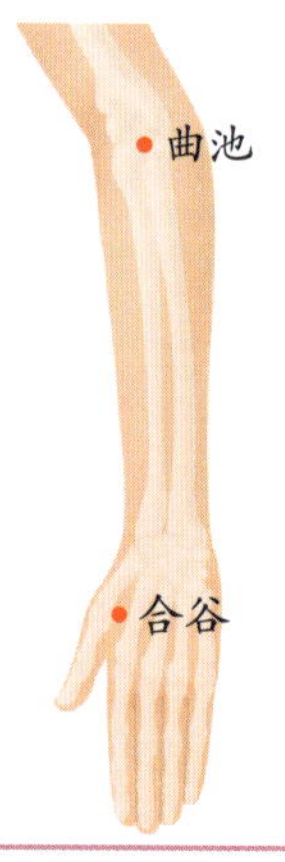

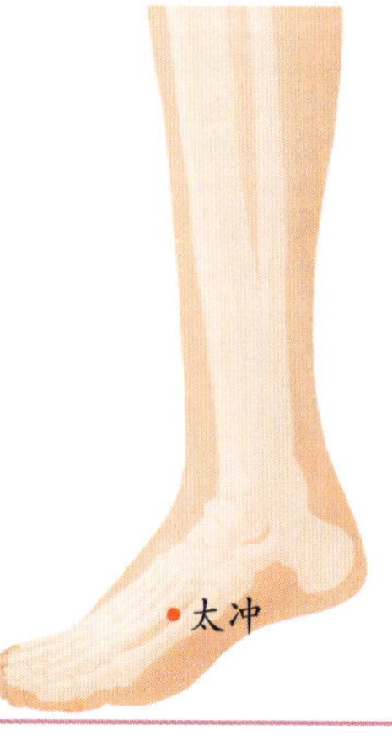

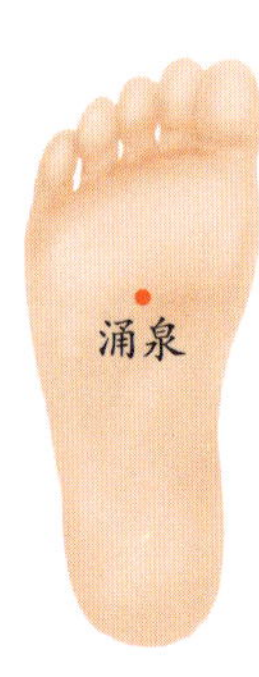

点按曲池穴

取穴窍门：将手肘内弯约呈直角，肘横纹尽处凹陷即是曲池穴。

取穴原理：明显降低血管外周阻力，有效改善高血压患者的临床症状。

按摩方法：用右手拇指尖点按左臂曲池穴1分钟，然后换左手拇指点按右臂曲池穴1分钟。

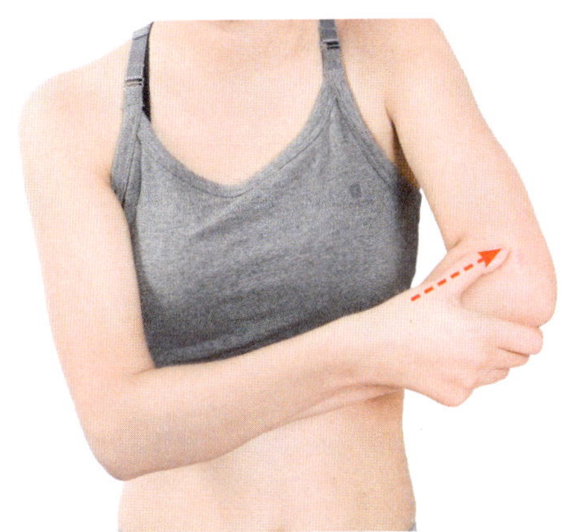

按压太冲穴

取穴窍门：在足背部，从第1、第2趾间沿第1跖骨内侧向小腿方向触摸，摸到凹陷处即是太冲穴。

取穴原理：调动肝经元气，疏肝理气，抑制肝阳上亢引起的血压升高。

按摩方法：用双手拇指或食指指腹按压太冲穴1分钟，以有酸、胀、痛感为度。

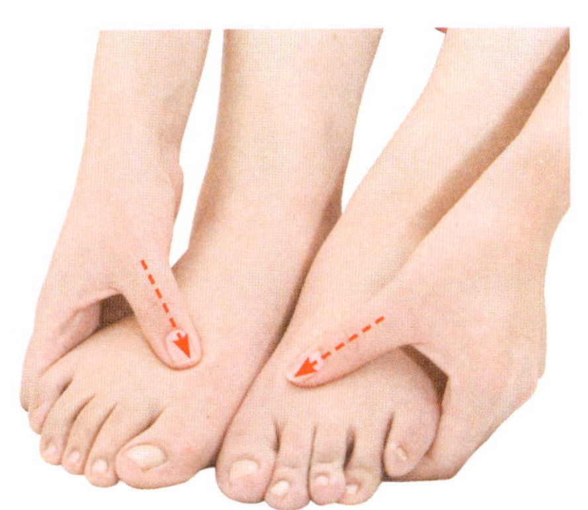

捏揉合谷穴

取穴窍门：一手拇指弯曲，另一手虎口分开，弯曲的拇指指间关节卡在另一只手张开的虎口处，自然落下，拇指尖处即是。

取穴原理：抑制脑神经兴奋，以达到降低血压的目的。

按摩方法：用食指、拇指夹住合谷穴捏揉，捏揉时缓缓呼气，吸气时手不要动。每侧按揉2~3分钟，左右各4~5次。

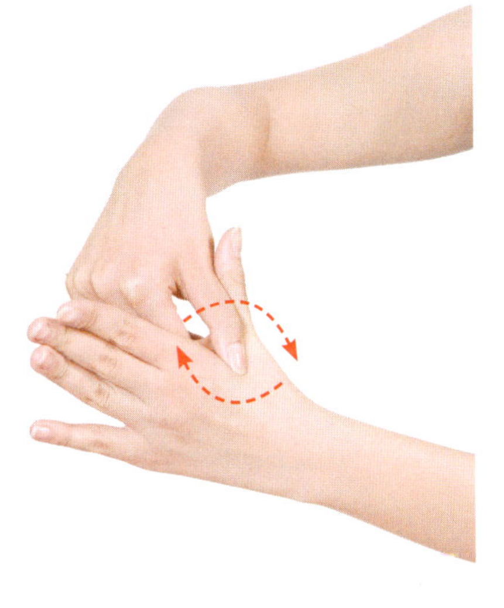

擦涌泉穴

取穴窍门： 抬起脚，脚趾弯曲，前脚掌最凹陷处即是涌泉穴。

取穴原理： 降低交感神经兴奋性，促进血液向外周流动，缓解头昏眼花、烦躁症状。

按摩方法： 用左手小鱼际擦右侧足底涌泉穴2分钟，再换右手小鱼际擦左侧足底涌泉穴2分钟，以有热感为度。

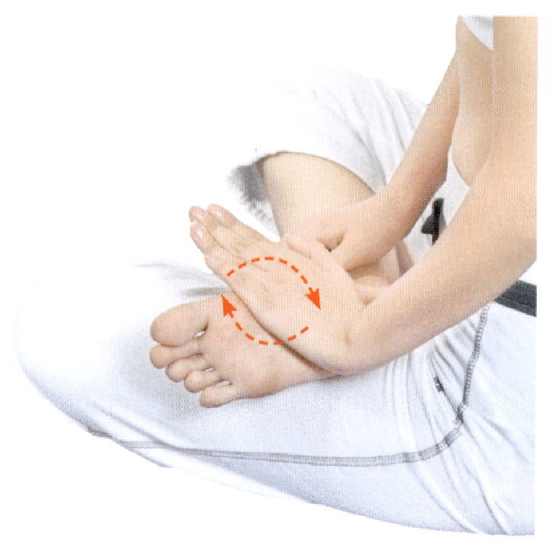

注意事项

- 降低摄盐量，每日摄盐量应控制在3克以下。
- 尽量少吃高热量、高脂肪、高胆固醇的“三高”食品，如五花肉、动物肝脏、香肠、蟹黄、炸糕、油条等。
- 多食含钾食物，如黄豆、红小豆、番茄、西葫芦、芹菜、蘑菇、橘子、苹果、香蕉、梨、猕猴桃、柿子、菠萝、核桃、西瓜等。
- 每餐宜吃七分饱，吃饭的速度不宜快，建议每口饭咀嚼20次以上。
- 保持良好的情绪，不要过度兴奋、忧郁或生气。
- 戒烟限酒，因为吸烟或嗜酒可引发心肌梗死。

精选小偏方

荷叶茶

取新鲜的荷叶半张，洗净后切碎，然后加入适量的水煎煮，煮熟后可以直接当茶水来饮用，因为荷叶具有扩张血管和降血压的功效，所以每天喝上2~3杯荷叶茶，就能够辅助治疗高血压。

高脂血症

病症链接

高脂血症是一种全身性疾病，是指血液中的总胆固醇、甘油三酯过高或高密度脂蛋白过低，其主要危害是导致动脉粥样硬化，进而引发众多的相关疾病，其中最常见的是冠心病。此外，高脂血症还是脑卒中、心肌梗死、心脏猝死的危险因素。

病因病机

1.嗜食肥甘或素体脾虚，导致脾失健运，水谷不化，痰浊内生而发为此病。

2.人老体虚，肾气不足，气血渐亏，无力推动气血正常运行而致血脉瘀滞，血中形成脂浊。

3.情志不遂，长期抑郁，肝失疏泄，气机不利，气滞则血瘀，气滞则水停，津液与血液运行失常，留而为痰为瘀，阻滞血脉。或肝失疏泄，横逆犯脾，肝脾不调导致阴阳气血失和，痰浊内生，久则痰瘀互阻，阻滞血脉，而发为本病。

症状表现

高脂血症早期可无症状，也可有反复发作的腹痛、头晕，可见皮肤、黏膜上有黄色瘤，患者多肥胖。

居家按摩治疗处方

按揉丰隆穴，点按阳陵泉穴，按压足三里穴，按压脾俞穴。

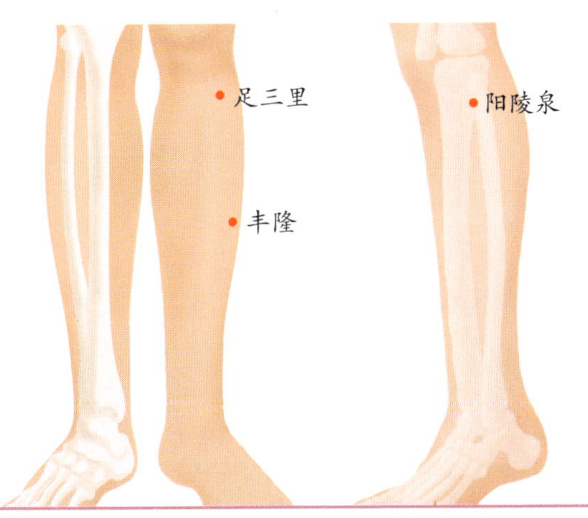

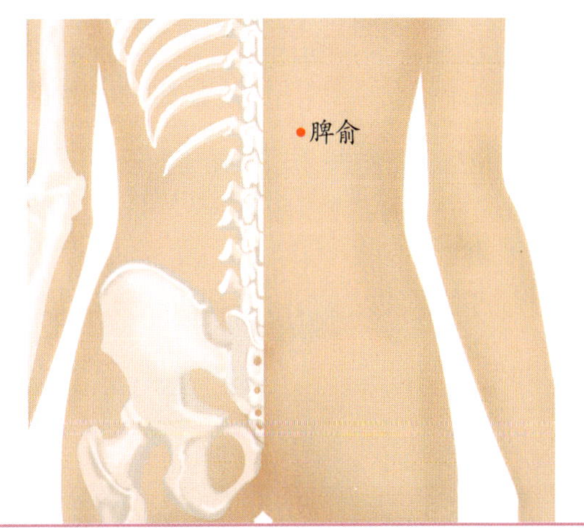

按揉丰隆穴

取穴窍门：外膝眼和外踝尖连线的中点，当外踝尖上8寸，即是丰隆穴。

取穴原理：活血通络，对血脂有良性的调节作用。

按摩方法：用拇指或食指指腹稍用力按揉丰隆穴1~3分钟，以有酸胀感为度。

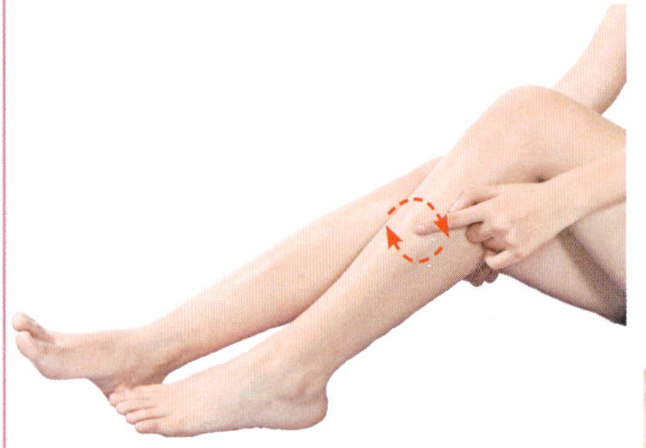

点按阳陵泉穴

取穴窍门：用右手手掌轻握左脚膝盖前下方，4指向内，大拇指指腹所在的膝关节外侧一个小的突起前下方凹陷处即是阳陵泉穴。

取穴原理：活血化瘀，改善血液黏稠度，促进血液循环。

按摩方法：以左手拇指指尖点按左侧的阳陵泉穴20次，再以右手拇指指尖点按右侧的阳陵泉穴20次。

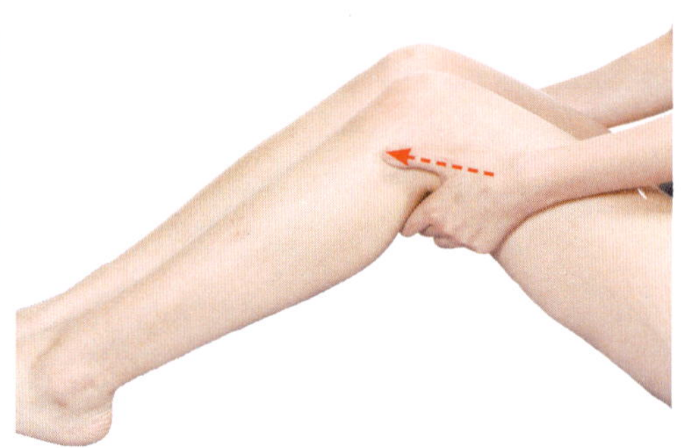

按压足三里穴

取穴窍门：在小腿前外侧，外膝眼下3寸，距胫骨前缘1横指（中指）处。

取穴原理：降低血液黏稠度，避免过多的脂肪堆积在血管壁上。

按摩方法：用拇指指腹用力按压足三里穴3分钟，力度稍重。

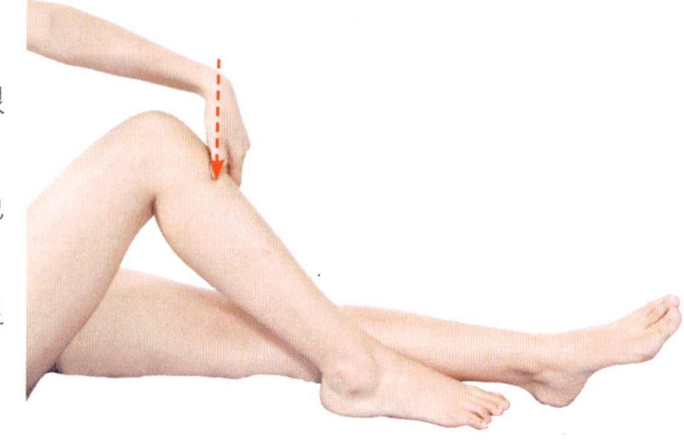

按压脾俞穴

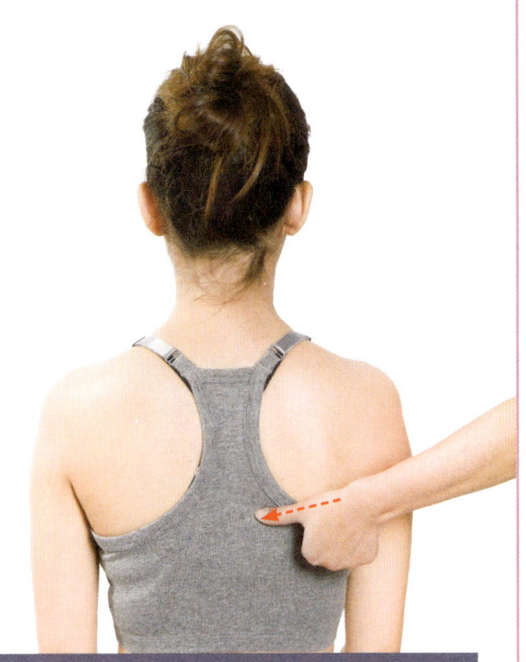

取穴窍门：两侧肩胛骨下缘的连线与脊柱相交处为第7胸椎，向下数4个突起下方左右各2指宽的位置即是脾俞穴。

取穴原理：有利湿升清的作用，可降低血液中的胆固醇含量。

按摩方法：用拇指指腹按压脾俞穴1~3分钟，以有酸胀感为度。

注意事项

- 减少脂肪的摄入量，尽量不吃猪油、肥猪肉、黄油、肥羊、肥牛、肥鸭、肥鹅等食物。
- 限制胆固醇的摄入量，每日胆固醇摄入量不超过300 毫克，少吃动物内脏、蛋黄、鱼子、鱿鱼等富含胆固醇的食物。
- 限制甜食及含糖高的碳酸饮料。
- 戒烟忌酒，适量饮茶。
- 尽量少喝咖啡，并禁服含有咖啡因的药物。
- 适量体育锻炼，如慢跑、五禽戏、太极拳、打乒乓球等。
- 肥胖的高脂血症患者应积极减肥控制体重，体重减轻也可以帮助血脂水平恢复正常。

精选小偏方

莲子心茶

取12克莲子心放入大杯中，冲入适量清水，盖上杯盖，闷10~15分钟，代茶饮用即可，每天早晚各饮一次。莲子心茶不但能降低血压，还有较好的去脂、安神、强心的功效。

糖尿病

病症链接

糖尿病是由于胰岛素分泌不足或胰岛细胞代谢作用缺陷，或两者同时存在所引起的葡萄糖、蛋白质、脂质代谢紊乱的一种疾病。糖尿病可引发感染、心脏病、脑血管病、肾衰竭、失明、下肢坏疽等并发症。

病因病机

1.饮食失节，长期过食肥甘厚味、辛辣香燥，损伤脾胃，致脾胃运化失职，积热内蕴，化燥伤津，消谷耗液，发为消渴。

2.长期抑郁，暴躁易怒，肝气郁结，或劳心竭虑、思虑过度等，致郁久化火，火热内燔，消灼肺胃阴津而发为消渴。

3.房室不节，劳欲过度，肾精亏损，虚火内生，水火不相既济，致肾虚肺燥胃热，发为消渴。

症状表现

口渴多饮，多食易饥，尿频量多，体重减轻或尿有甜味。

居家按摩治疗处方

按压然谷穴，按揉脾俞穴，点压地机穴，掐按曲池穴。

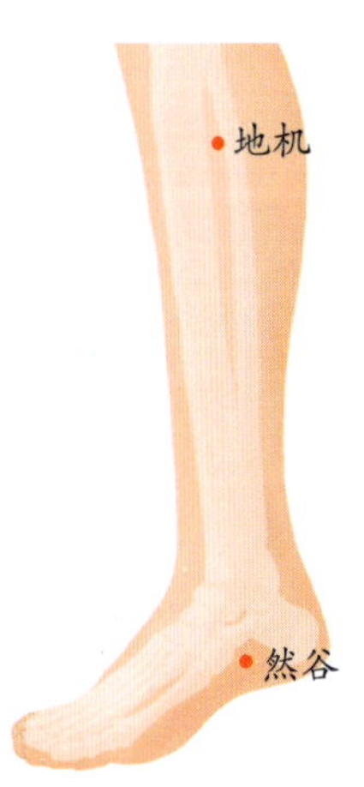

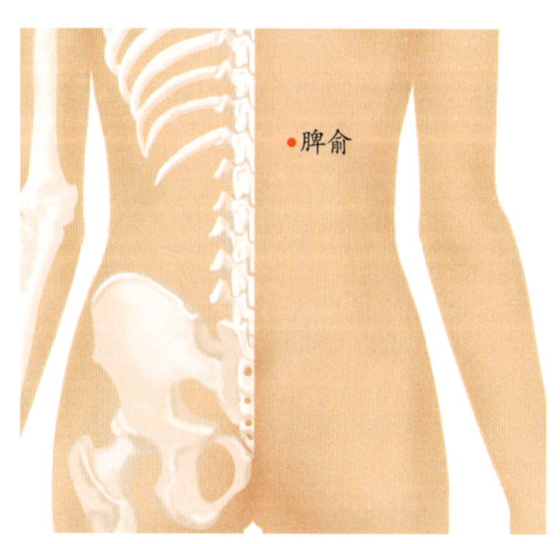

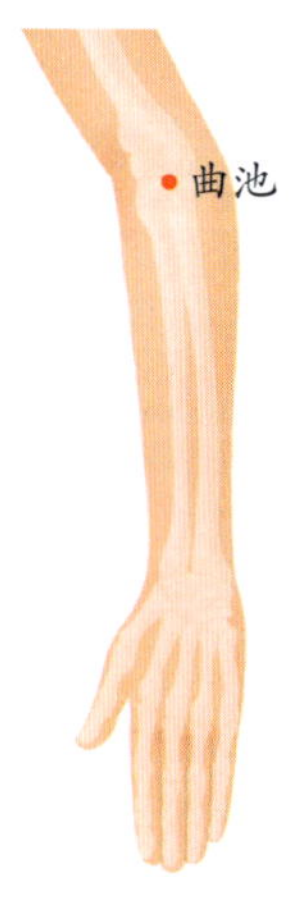

按压然谷穴

取穴窍门：在脚的内侧缘，足舟骨隆起下方，皮肤深浅颜色交界处即是然谷穴。

取穴原理：促进唾液分泌，改善口干舌燥、心烦等症状。

按摩方法：用拇指或食指用力按压然谷穴，当感觉有酸胀感时再松开，再按下去，再松开，如此反复10~20次。

按揉脾俞穴

取穴窍门：两侧肩胛骨下缘的连线与脊柱相交处为第7胸椎，向下数4个突起下方左右各旁开1.5寸处。

取穴原理：提高胰脏的功能，促进胰岛素分泌。

按摩方法：用拇指指腹适当用力按压脾俞穴3~5分钟。

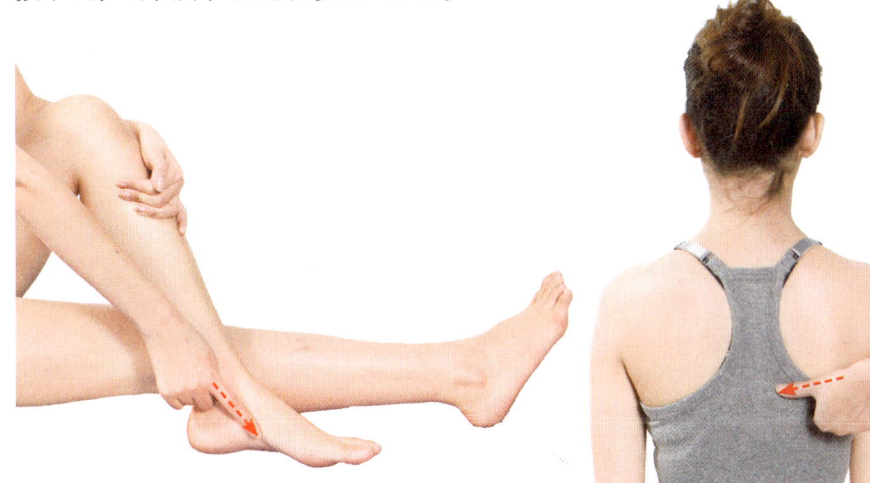

点压地机穴

取穴窍门：小腿内侧，从膝关节往下摸，至胫骨内侧髁下方凹陷处，往下量3寸即是地机穴。

取穴原理：对于胰岛素的分泌有很好的促进效果，有利于稳定血糖。

按摩方法：用食指垂直向下点压地机穴1分钟，力度稍轻。

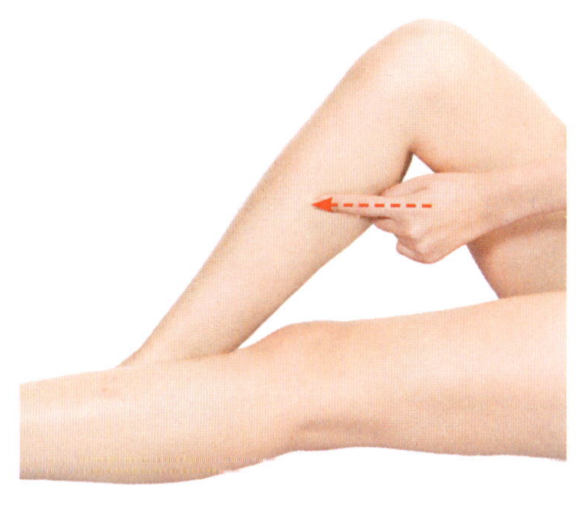

掐按曲池穴

取穴窍门：将手肘内弯约呈直角，肘横纹尽处凹陷即是曲池穴。

取穴原理：可改善糖尿病患者口渴及皮肤瘙痒等症状。

按摩方法：拇指弯曲，用指尖掐按曲池穴1~3分钟，以有酸痛感为度。

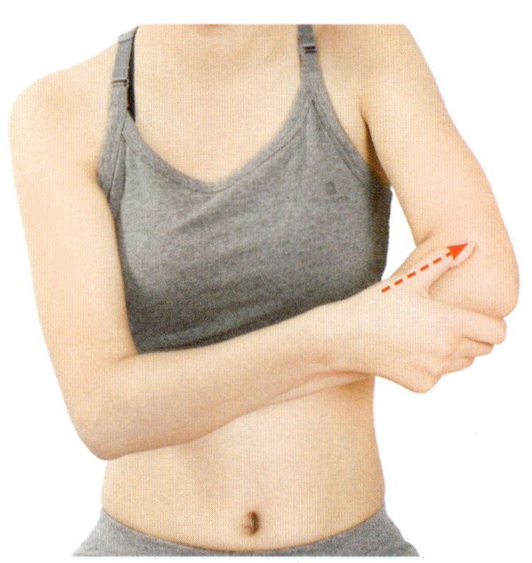

注意事项

- 控制总热量摄入，正常体重者一般需要25～30千卡/千克体重，可依据劳动强度不同作适当调整。
- 多吃富含膳食纤维的谷物及蔬菜，如玉米、荞麦、薏米、绿豆、黄豆、菠菜、番茄、芹菜、豌豆苗、南瓜、洋葱等。
- 糖尿病患者运动时随身携带饮料、食品，以备不时之需。运动时要注意低血糖的防范及足部的保护。
- 糖尿病患者尽量不要空腹或餐前运动，餐后1～2小时运动较佳。使用胰岛素治疗者，要避免在胰岛素作用高峰时段运动。
- 糖尿病患者切勿单独运动，最好结伴一起运动，以应付可能发生的低血糖等紧急情况。

精选小偏方

花粉瓜皮茶

取西瓜皮15克、冬瓜皮15克、天花粉15克。将上述材料加水同煎，滤渣饮汁，每日2次，每次半杯。适用于各型糖尿病。

冠心病

病症链接

冠心病是一种最常见的心脏病，是因冠状动脉狭窄、供血不足而引起的心肌功能障碍或器质性病变。其症状表现为胸腔出现压榨性的疼痛，并可迁延至颈、颔、手臂、后背及胃部。可伴有眩晕、气促、出汗、寒战、恶心及昏厥等，严重患者可因心力衰竭而死亡。

病因

1.高血压、糖尿病、高脂血症： 除年龄外，高血压、糖尿病和脂质代谢紊乱是冠心病最常见的诱发因素。

2.吸烟： 吸烟是冠心病的重要危险因素。冠心病与吸烟之间存在着明显的剂量一效应关系。

3.肥胖症： 肥胖症已明确为冠心病的首要危险因素，可增加冠心病死亡率。

4.不良生活方式： 不爱运动的人冠心病的发病率和死亡危险性将翻一倍。

症状表现

1.心绞痛型： 表现为胸骨后的压榨感、闷胀感，伴随明显的焦虑，持续3~5分钟，常发散到左侧臂部、肩部、下颌、咽喉部、背部，也可放射到右臂。

2.心肌梗死型： 梗死发生前1周左右常有前驱症状，如静息和轻微体力活动时发作的心绞痛，伴有明显的不适和疲惫。心肌梗死时表现为持续性剧烈压迫感、闷塞感，甚至刀割样疼痛，位于胸骨后，常波及整个前胸，以左侧为重。

居家按摩治疗处方

点揉内关穴，点揉神门穴，按揉膻中穴，按揉风池穴。

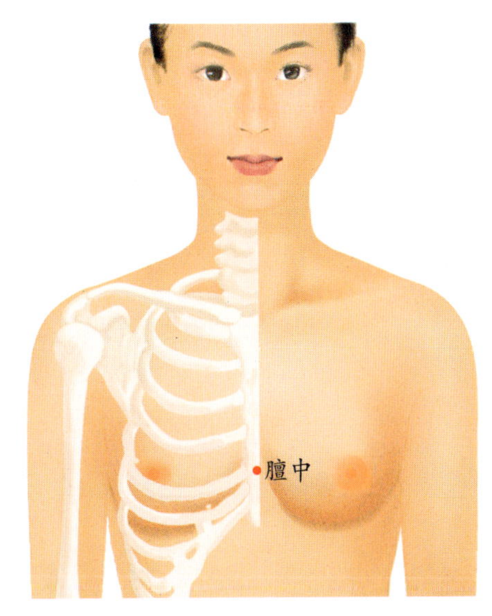

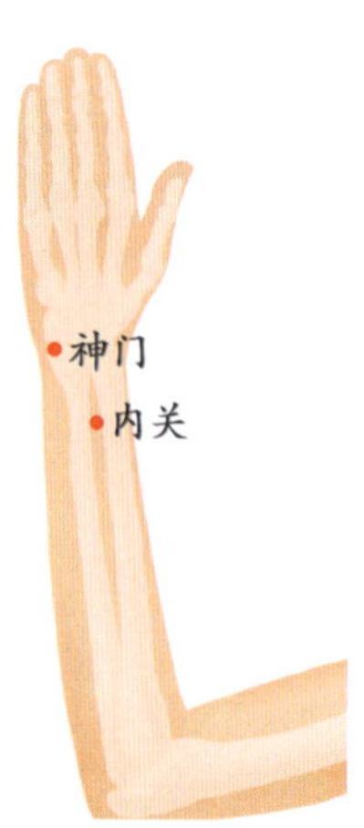

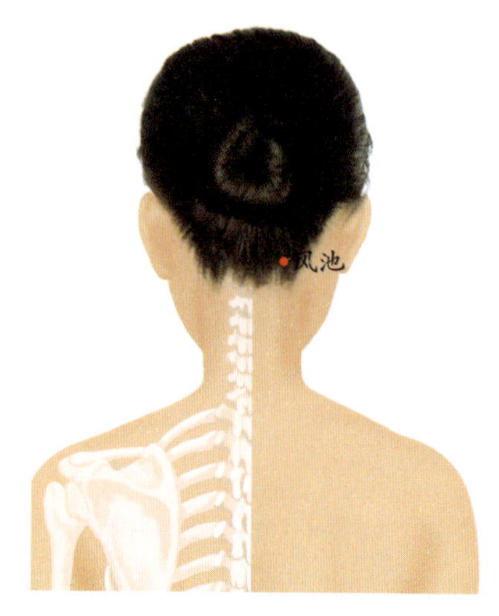

点揉内关穴

取穴窍门：一手握拳，腕掌侧突出的两筋之间的点，距腕横纹3指宽的位置即是内关穴。

取穴原理：增强心脏的功能，缓解胸闷、胸痛。

按摩方法：用一只手的拇指，稍用力向下点压对侧手臂的内关穴后，保持压力不变，继而旋转揉动，以产生酸胀感为度。

点揉神门穴

取穴窍门：手腕部靠近小指的一侧有一条突出的筋，其与腕横纹相交的凹陷处即是神门穴。

取穴原理：扩张冠状动脉，增加冠状动脉血液流量，减轻心肌缺血。

按摩方法：用一只手的拇指，稍用力向下点压对侧手臂的神门穴后，保持压力不变，继而旋转揉动，以产生酸胀感为度。

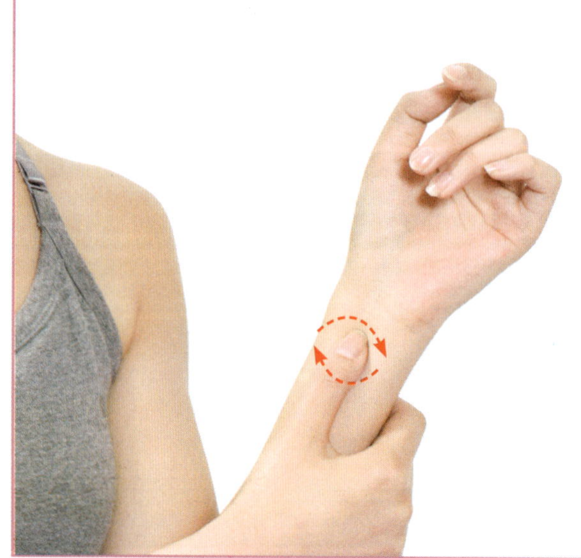

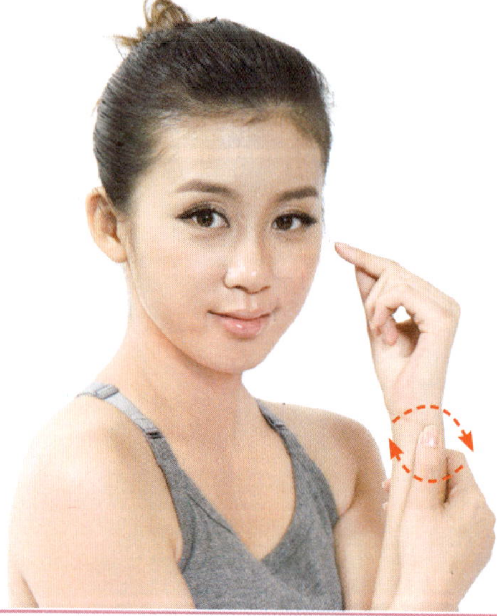

按揉膻中穴

取穴窍门：两乳头连线的中点即是膻中穴。

取穴原理：改善心脏的神经调节，增加心肌供血。

按摩方法：用一只手的拇指或食指稍向下用力按压膻中穴半分钟，然后顺时针、逆时针各按揉60次。

按揉风池穴

取穴窍门：颈部耳后发际下的凹窝内，相当于耳垂齐平的位置即是风池穴。

取穴原理：具有祛风解毒、通利官窍的作用，对高血压、动脉硬化引起的冠心病有较好的效果。

按摩方法：双手拇指或食指按揉风池穴1~2分钟，力度以产生酸胀感为宜。

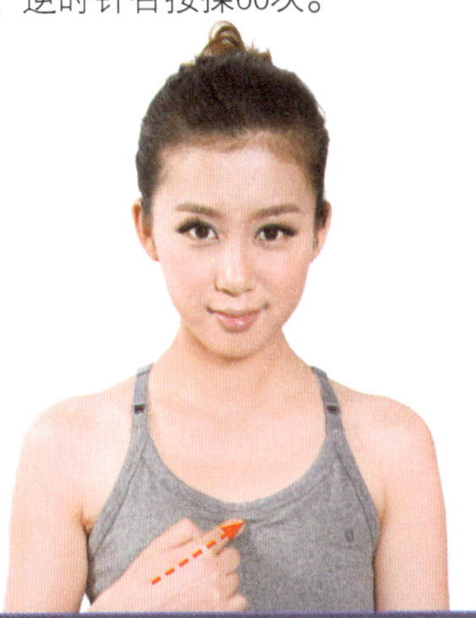

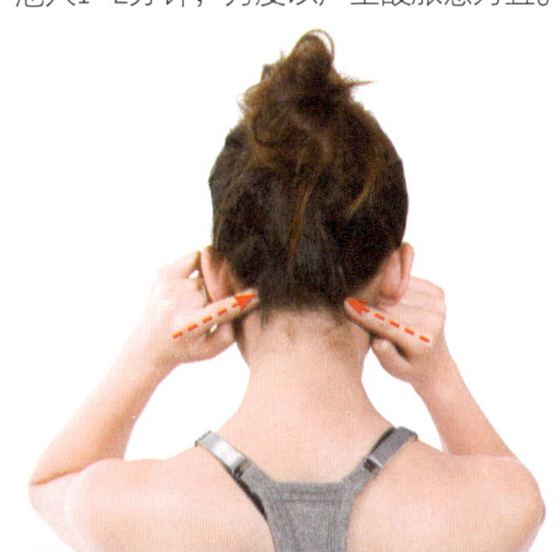

注意事项

- 饮食宜清淡，每餐八分饱，宜吃易消化的食物，并配些汤类。
- 多吃新鲜蔬菜和水果，多补充水分。清晨起床后，可饮用250毫升淡盐水，睡前饮适量白开水。
- 坚持适当的体育运动，可选择散步、打太极拳、做健身操等活动，运动量要循序渐进，不宜过大。
- 保持充足睡眠，养成睡前热水烫脚的习惯，同时可按摩双足心。

精选小偏方

蜂蜜香蕉茶

先用沸水50毫升冲泡10克茶叶，将1根香蕉去皮捣碎，与少许蜂蜜一同调入茶水中，每日饮用1次，可增加血管弹性，维护和增强心脏功能。

心绞痛

病症链接

心绞痛是冠心病的主要临床表现，是由冠状动脉供血不足，心肌暂时缺血、缺氧而引起的发作性胸骨后疼痛，为突然发作的胸骨上段或中段的压榨性、窒息性疼痛，多会伴有闷胀感。疼痛持续时间多为1～5分钟。休息或服用硝酸甘油片后症状可得到缓解。

病因病机

1.情志抑郁，急躁易怒，郁怒伤肝，以致肝郁气滞，气机不畅，气滞血瘀，心脉痹阻，而发为本病。

2.恣食肥甘厚味，饥饱无常，日久损伤脾胃，或忧思伤脾，脾虚气结；脾胃虚弱则运化失司，酿湿生痰痹阻心胸，清阳不展、气机不畅而成本病。

3.素体阳虚，胸阳不振，阴寒之邪乘虚而入，寒凝气滞，胸阳不展，血行不畅，而发本病。

4.年老体虚，肾气亏耗，肾阳虚衰，不能鼓动心阳，致心阳不振，而发本病。

症状表现

突发胸闷、左胸心前区绞痛，心痛、气短，甚至心痛彻背、喘息不得卧。心痛可向左上肢内侧放射，伴有呼吸困难、面色苍白、四肢逆冷等症状。

居家按摩治疗处方

揉压心俞穴，点压内关穴，按压膻中穴，按压极泉穴。

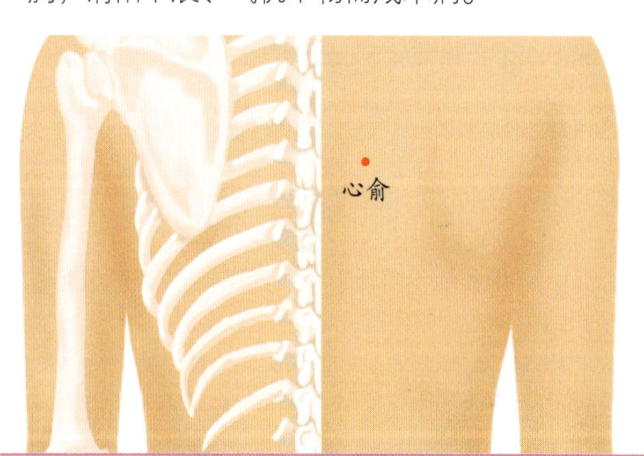

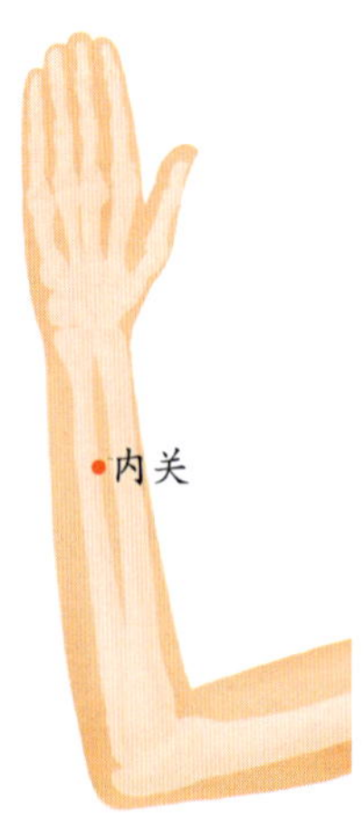

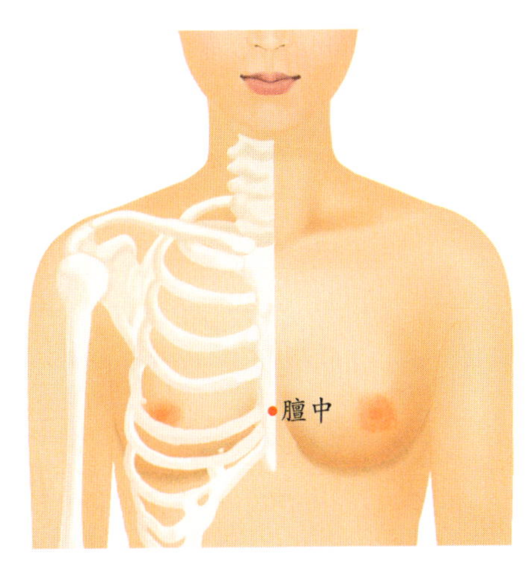

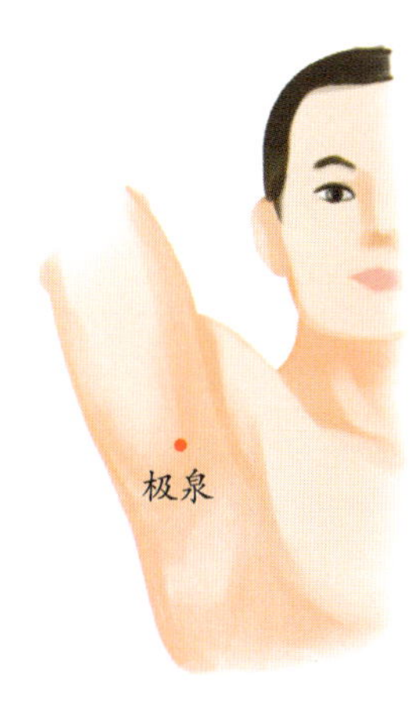

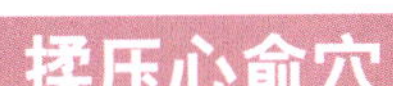

揉压心俞穴

取穴窍门：低头时颈部最高处，向下数第5个突起下，左右各旁开1.5寸处。

取穴原理：具有宽胸理气、调养心脏的作用。

按摩方法：食指、中指、无名指、小指4指并拢，用其指腹揉压心俞穴2~3分钟。

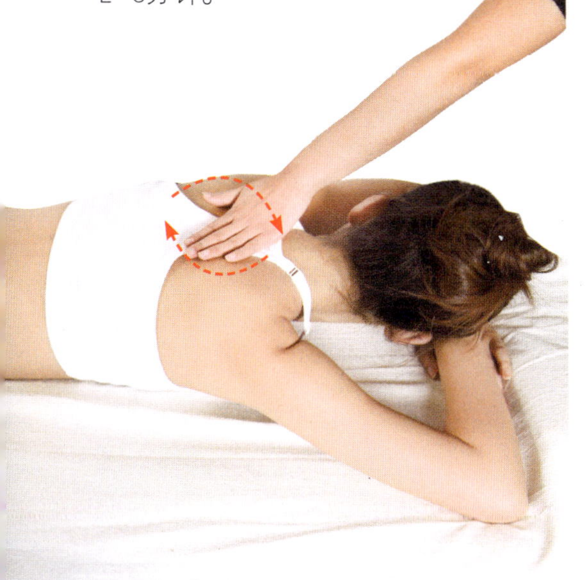

点压内关穴

取穴窍门：一手握拳，腕掌侧突出的两筋之间的点，距腕横纹3指宽的位置即是内关穴。

取穴原理：能够增强心脏的功能，缓解胸闷、胸痛。

按摩方法：用一只手的拇指，稍用力向下点压对侧手臂的内关穴后，保持压力不变，继而旋转揉动，以产生酸胀感为度。

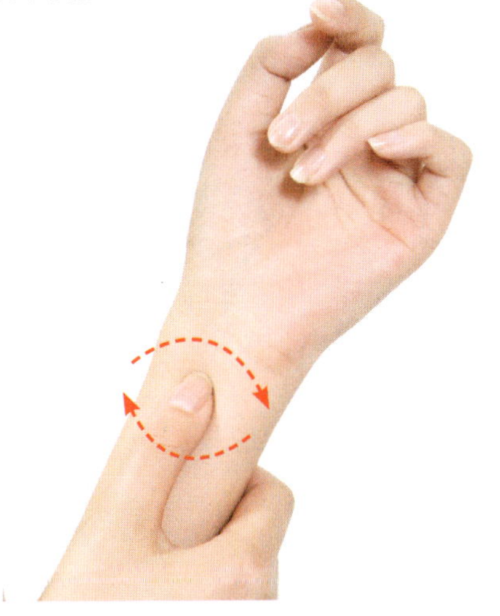

按压膻中穴

取穴窍门：两乳头连线的中点即是膻中穴。

取穴原理：有改善心脏的神经调节的作用，能够增加心肌供血。

按摩方法：用一只手的拇指或食指稍向下用力按压膻中穴半分钟，然后顺时针、逆时针各按揉6次，至有酸麻、胀感。

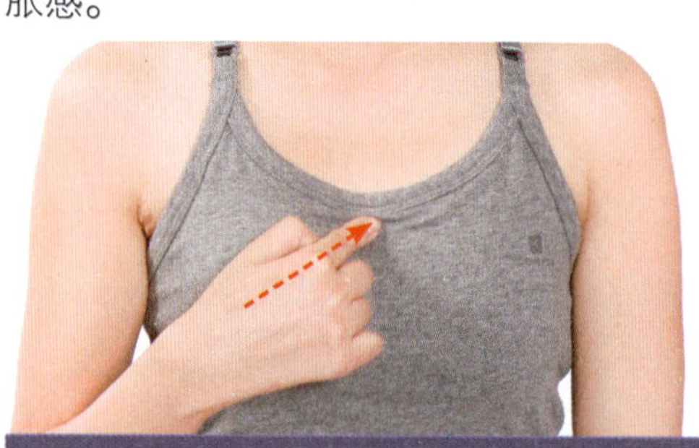

按压极泉穴

取穴窍门：腋窝正中顶点，腋动脉搏动处。

取穴原理：具有祛风解毒、通利官窍的作用，对高血压、动脉硬化引起的冠心病有较好的效果。

按摩方法：用拇指指腹按压极泉穴，每次1分钟为宜。

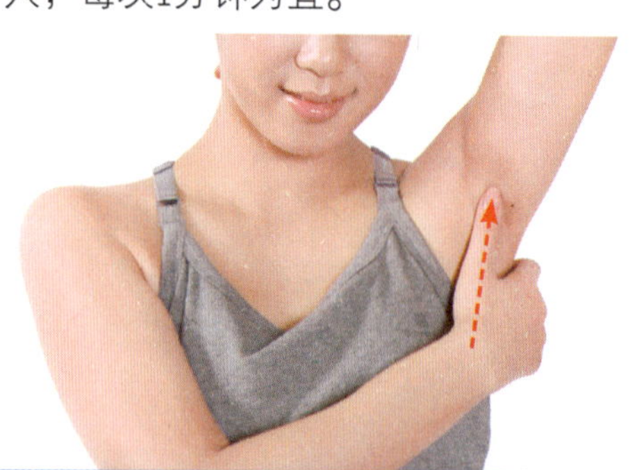

注意事项

- 克服不良饮食习惯，多吃一些富含膳食纤维和维生素的新鲜蔬菜、水果，每日蔬菜摄入量应在500克左右，并吃不少于100克的新鲜水果。同时要注意增加蛋白质的摄入。
- 避免过度劳累，因为过重的体力劳动、突然用力、剧烈咳嗽会增加心绞痛的发作频率。
- 避免情绪过于激动，因为发怒、紧张、焦虑也是心绞痛发作的高危因素。
- 戒烟，因为烟草中的尼古丁、焦油和其他有害物质会对冠状动脉产生强烈刺激，会诱发冠状动脉痉挛而引起心绞痛发作。

精选小偏方

瓜蒌薤白酒

取瓜蒌30克、薤白20克、糯米酒150克，将瓜蒌、薤白一同放入砂锅，加入糯米酒和300毫升水，武火煮沸后用文火煎熬20分钟，取滤液100毫升。将剩下的药渣，再加水100毫升，熬取滤液80毫升。合并两次滤液即成。每次空腹饮用60毫升，每日3次，连吃1周以上。适用于痰浊阻滞型心绞痛。

动脉硬化

病症链接

动脉硬化是任何原因引起动脉壁增厚、变硬而缺乏弹性的病理变化的总称。脑血管动脉硬化一般表现为脑力与体力衰退，轻者头晕、头痛、耳鸣、记忆力下降等，重者发展为认知功能障碍。心脏冠状动脉硬化可表现为心绞痛。

居家按摩治疗处方

按揉丰隆穴，按揉人迎穴，按揉风池穴。

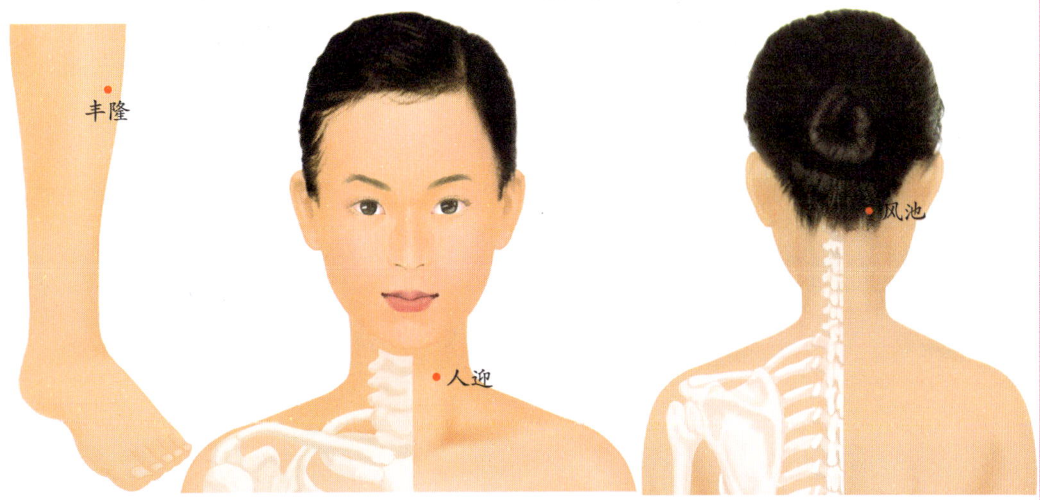

按揉丰隆穴

取穴窍门：外膝眼和外踝尖连线的中点，当外踝尖上8寸，即是丰隆穴。

取穴原理：具有通调心脉、活血化瘀的功能，可起到预防和治疗冠状动脉粥样硬化的作用。

按摩方法：用拇指或食指指腹稍用力按揉丰隆穴1~3分钟，以有酸胀感为度。

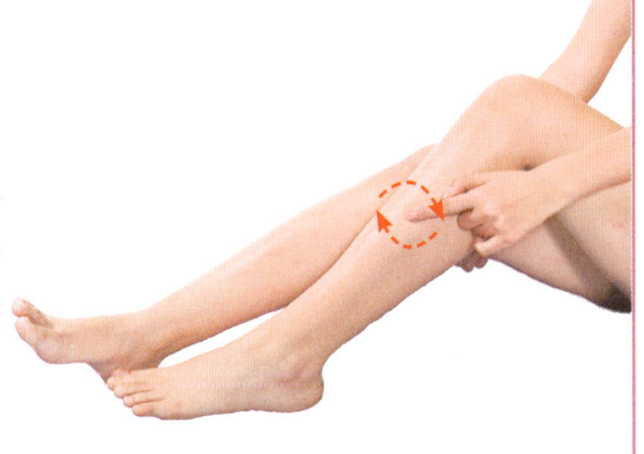

按揉人迎穴

取穴窍门：拇指、小指弯曲，中间3指伸直并拢，无名指紧贴喉结，食指指腹所在的位置，能感觉到脉搏跳动处。

取穴原理：有通经调气的作用，能减小颈动脉血管硬化，同时改善脑供血。

按摩方法：用食指或拇指按揉两侧人迎穴2~3分钟，手法轻柔，有酸胀感为度。

按揉风池穴

取穴窍门：颈部耳后发际下的凹窝内，相当于耳垂齐平的位置即是风池穴。

取穴原理：具有祛风解毒、通利官窍的作用，对高血压引发的动脉硬化有较好的效果。

按摩方法：双手拇指或食指按揉风池穴1~2分钟，力度以产生酸胀感为宜。

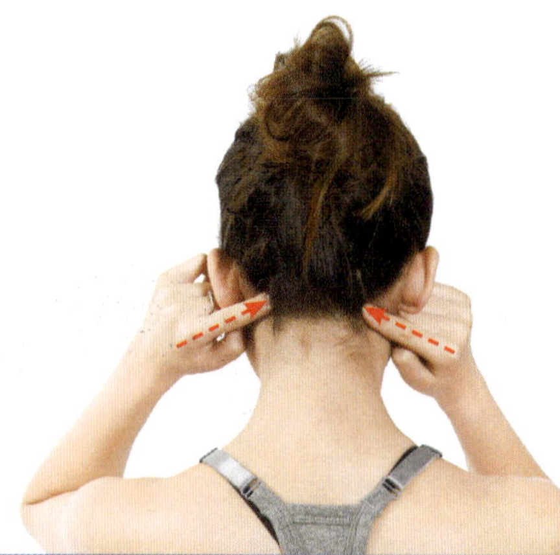

注意事项

- 减少脂肪的摄取量，少吃煎炸食物及胆固醇含量高的食物，如：虾、蟹、猪肝、猪肾、蛋黄等。
- 不食或少食甜食、奶油、糖果或碳酸饮料。
- 多食粗粮、新鲜水果及蔬菜。
- 戒烟，因为烟草可致心肌肥大、变厚，殃及正常的舒缩运动。
- 保持良好的心情，因为忧郁或持续紧张可刺激交感神经兴奋，易致心跳加速、血管收缩、血压上升，血流减少，加重病情。

精选小偏方

菊花茶

所选菊花应为甘菊，尤以苏杭的大白菊或小白菊为最佳。每次用3克左右泡饮，每日3次。此茶饮有平肝明目、清热解毒之功效，对高血压导致的动脉硬化有一定疗效。

卒中后遗症

病症链接

卒中后遗症是指中风后经过一段时间的治疗，除神志清醒外，其余症状依然会不同程度地存在，主要症状有偏瘫、半侧肢体功能障碍、肢体麻木、语言障碍、记忆力下降、口眼歪斜、吞咽困难、呛食呛水、共济失调、头晕头痛等。

居家按摩治疗处方

擦涌泉穴，按压三阴交穴，点按阳陵泉穴。

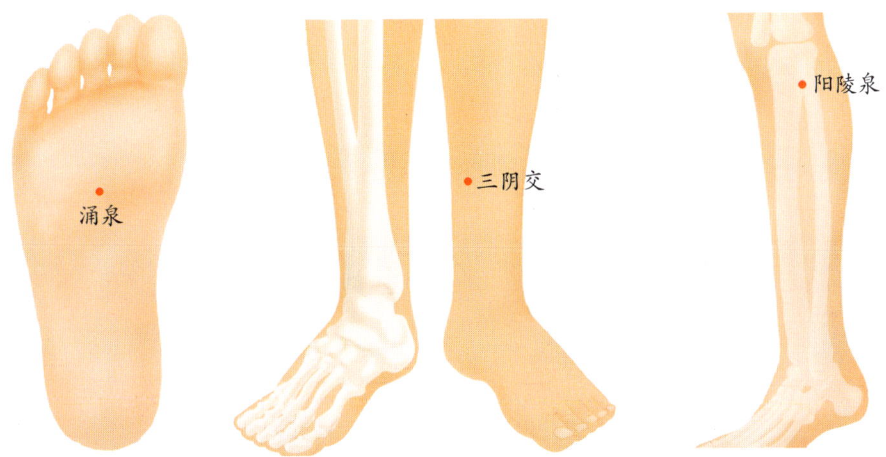

擦涌泉穴

取穴窍门：抬起脚，脚趾弯曲，前脚掌最凹陷处即是涌泉穴。

取穴原理：涌泉穴可增强人的体质，促进血液循环，缓解卒中后遗症引起的不适。

按摩方法：用左手小鱼际擦右侧足底涌泉穴2分钟，再换右手小鱼际擦左侧足底涌泉穴2分钟，以有热感为度。

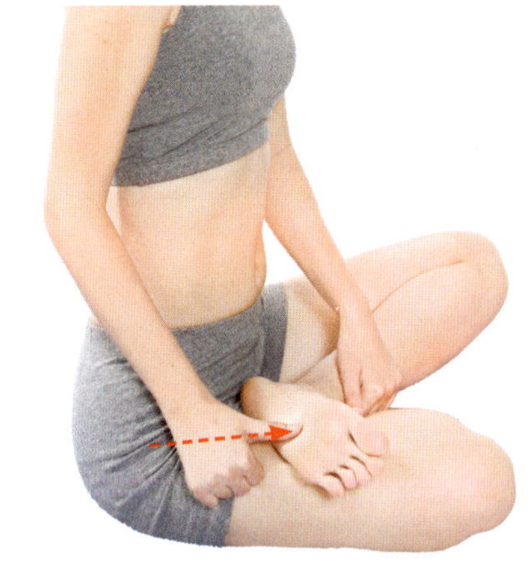

按压三阴交穴

取穴窍门：小腿内侧，当内踝尖上3寸，胫骨内侧缘后方。

取穴原理：可促进下肢的活动，有利于小腿部肌肉功能恢复。

按摩方法：用食指指腹用力向下按压三阴交穴1~3分钟，以有酸胀感为度。

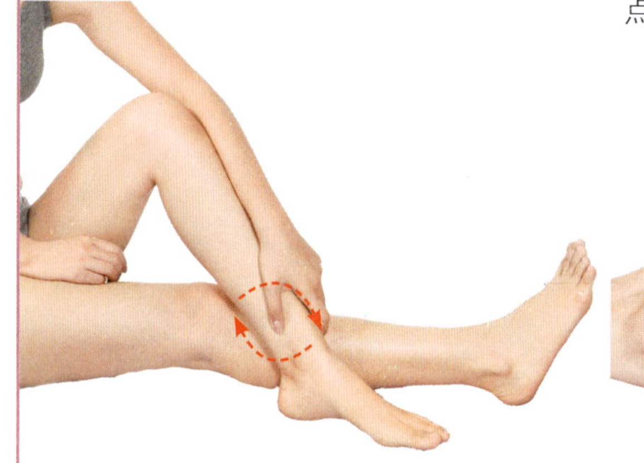

点按阳陵泉穴

取穴窍门：用手掌轻握同侧膝盖，小指指腹所在的膝关节外侧一个小的突起前下方凹陷处即是阳陵泉穴。

取穴原理：有调节脑血流量的作用，降低脑血管阻力。

按摩方法：以左手拇指指尖点按左侧的阳陵泉穴20次，再以右手拇指指尖点按右侧的阳陵泉穴20次。

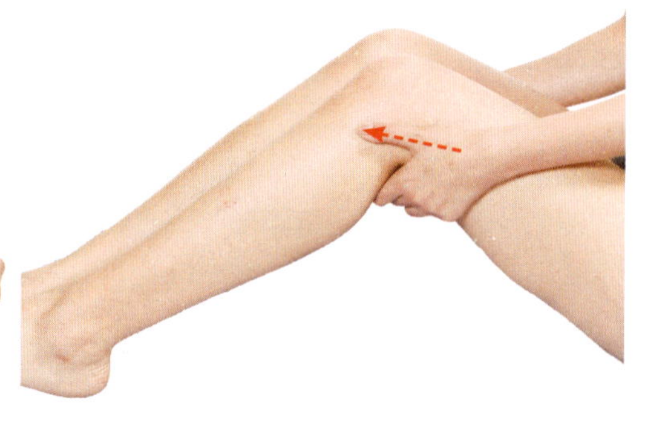

注意事项

- 安排合理饮食，饮食宜清淡，限制食盐的摄入量，每日不超5克，肉食以瘦肉、鱼类为主，多吃新鲜水果和蔬菜。食用油每日不超25克，不吃动物油脂。
- 保持良好的室内环境，调节好适宜的温度，注意通风。
- 保持愉悦的心情，多参加社交活动，树立战胜疾病的信心。
- 戒烟，因为吸烟已被证实是脑梗死的危险因素之一。

精选小偏方

黑豆汤

将黑豆500克放入砂锅中，加适量清水，大火烧开，转小火，熬至汤汁浓稠即可。每日可饮用3次，每服15毫升，含服、缓咽。有利于语言障碍的患者。

老年痴呆

病症链接

老年痴呆症是一种进行性发展的致死性神经退行性疾病，分为三个阶段，第一阶段是健忘期，表现为记忆力明显减退；第二阶段是混乱期，这时除第一阶段的症状加重外，突出表现为容易迷路、忘记朋友或亲人；第三阶段是极度痴呆期，表现为生活不能自理。

居家按摩治疗处方

挤按印堂穴，按揉四白穴，按揉翳风穴。

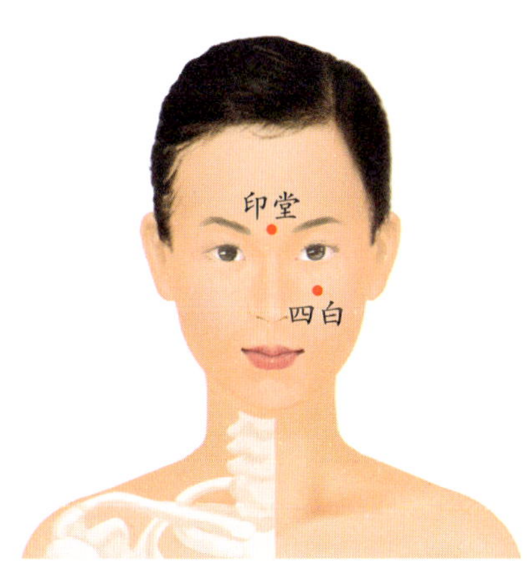

挤按印堂穴

取穴窍门：两眉头连线的中点凹陷处即是印堂穴。

取穴原理：具有改善脑部血液循环、活化脑细胞、增强记忆力的作用。

按摩方法：用食指和拇指挤按两眉中间的印堂穴10秒，然后放松，重复5次。

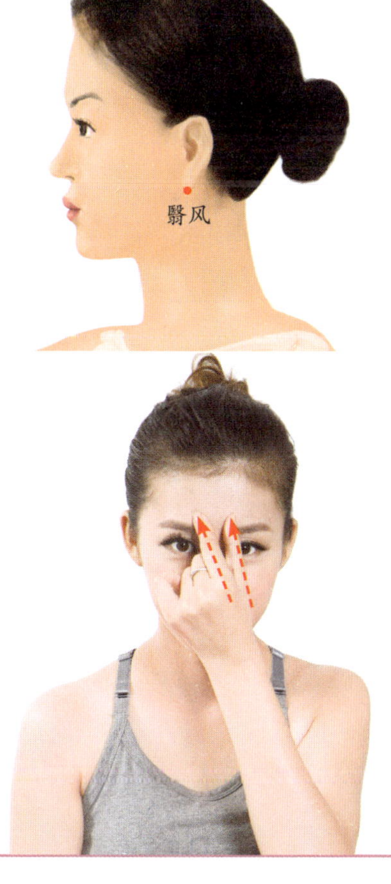

按揉四白穴

取穴窍门：平视时，瞳孔直下，颧骨上方凹陷中即是四白穴。

取穴原理：此穴多气血，具有改善颅内供血的作用。

按摩方法：用食指指腹轻轻按揉四白穴1~3分钟。

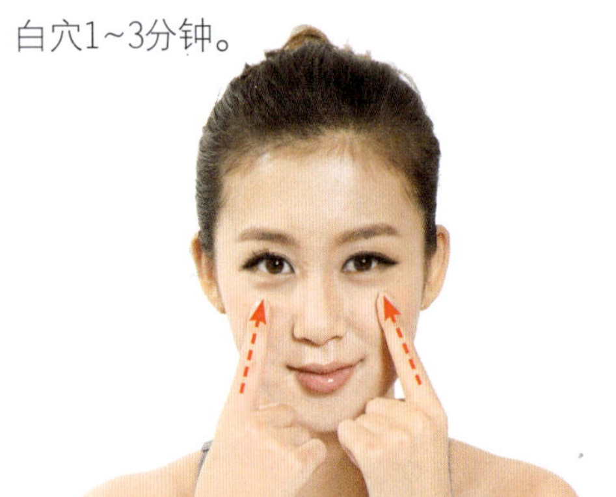

按揉翳风穴

取穴窍门：头部偏向一侧，将耳垂下压，其所覆盖范围中的凹陷处即是翳风穴。

取穴原理：可改善基底动脉供血情况，可预防或减缓老年痴呆的进程。

按摩方法：张口，用双手拇指或食指指腹缓缓用力按揉翳风穴1~3分钟。

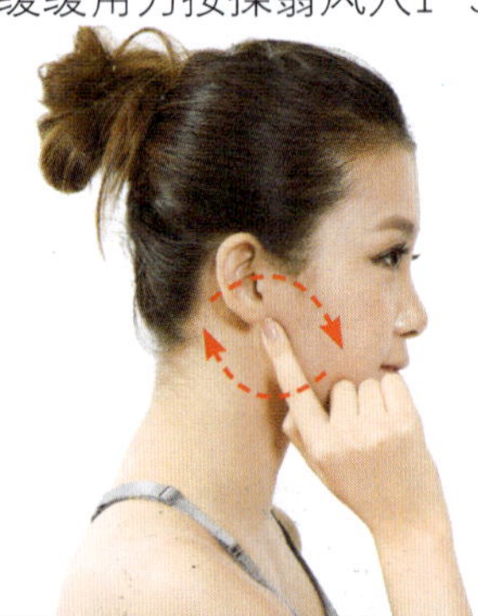

注意事项

- 饮食多样营养丰富，宜以素净清淡为主，糖和盐均不宜过多，适量多进食蔬菜、豆制品、瘦肉和水果等。但应避免老人忘吃了再吃、饮食过度或不主动进食情况。
- 适当参加体育活动，要量力而行，循序渐进，做些符合本人年龄和健康状况的体育锻炼，如体操、跑步、舞剑、打拳和球类活动、散步等。
- 保持平稳的情绪，不要大喜大悲，可听些舒缓的音乐。
- 加强对思维、记忆、计算等能力的训练，多开导、启发、培养兴趣，以提高智力活动。

精选小偏方

花生粳米粥

取花生米45克、粳米60克、冰糖适量，一起放入砂锅中，加水煮至米烂汤稠为度。每晨空腹温热食之。花生米中的卵磷脂是神经系统所需要的重要物质，能延缓脑功能衰退。

健忘

病症链接

健忘是由于大脑皮层记忆神经出了问题，而造成的记忆力减退或丧失。健忘的原因是多样的，最主要是因为年龄。此外，健忘的发生还有外部原因，持续的压力和紧张会使健忘症恶化；过度吸烟、饮酒、缺乏维生素等也可以引起健忘症恶化。

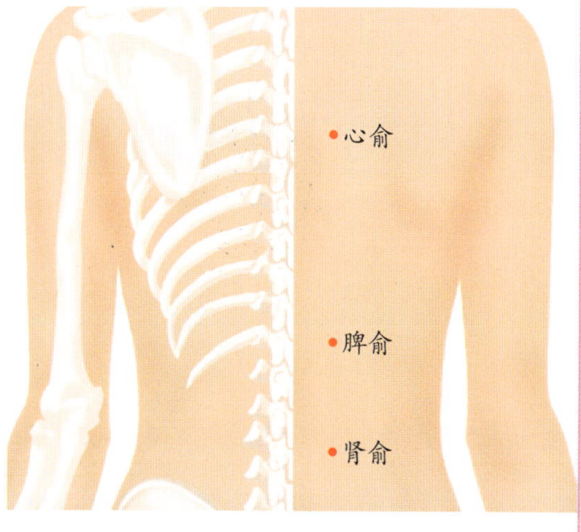

居家按摩治疗处方

按压心俞穴，按压脾俞穴，按摩肾俞穴。

按压心俞穴

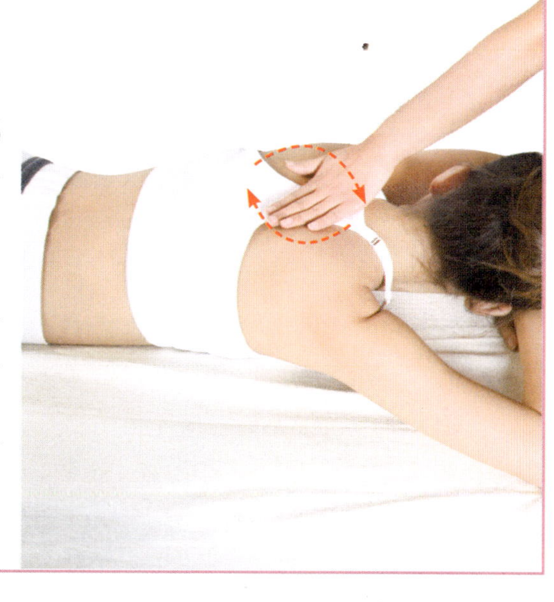

取穴窍门： 找到第7颈椎，往下数5个突起的骨节，在其棘突下，左右各旁开1.5寸处。

取穴原理： 健忘主要是心失所养，心俞穴有通络安神的作用，可改善健忘症状，尤其是对青壮年偶然出现的健忘效果更佳。

按摩方法： 取卧位，用两手手指指腹端按压或揉压1~2分钟。

按压脾俞穴

取穴窍门：两侧肩胛骨下缘的连线与脊柱相交处为第7胸椎，向下数4个突起下方左右各旁开1.5寸的位置即是脾俞穴。

取穴原理：可改善多年健忘、失眠的患者伴有的食欲缺乏、形体疲惫、面色萎黄等症状。

按摩方法：用拇指指腹适当用力按压脾俞穴3~5分钟。

按摩肾俞穴

取穴窍门：两侧肩胛骨下缘的连线与脊柱相交处为第7胸椎，往下数7个突起的骨性标志（即棘突），其下左右各旁开1.5寸处即是肾俞穴。

取穴原理：可改善健忘症伴随的腰膝酸软等症。

按摩方法：两手搓热后用手掌上下来回按摩肾俞穴50～60次，两侧同时或交替进行。

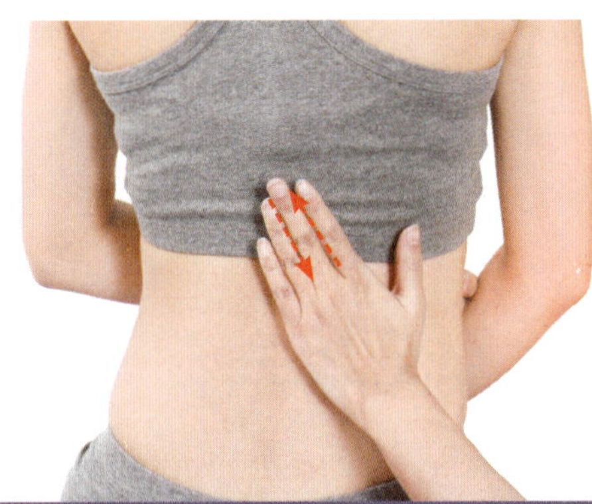

注意事项

- 多吃具有健脑益智作用的食物，如核桃、芝麻、黄豆、沙丁鱼、南瓜等食物。
- 勤用脑，经常用脑可以使人的记忆力保持良好的状态。经常看新闻、电视、电影，听音乐，可使脑细胞处于活跃状态，减缓衰老。
- 保持良好情绪。良好的情绪有利于神经系统与各器官、系统的协调统一，使机体的生理代谢处于最佳状态，对提高记忆力颇有裨益。
- 经常锻炼身体，运动能调节和改善大脑的兴奋与抑制过程，能促进脑细胞代谢，使大脑功能得以充分发挥，延缓大脑老化。

精选小偏方

银耳大豆红枣羹

将干银耳15克、大豆100克、红枣5枚一同放入砂锅中，小火炖至软烂，然后加入鹌鹑蛋，煮至熟即可，每日1次，可常服。

面神经麻痹

病症链接

面神经麻痹又称面瘫，是以面部表情肌群运动功能障碍为主要特征的疾病，一般表现为口眼歪斜、言语不清、口角流涎等。面神经瘫痪分为周围性面瘫与中枢性面瘫，前者大多原因不明，与寒冷、风吹、病毒感染有关，后者为脑血管意外引起的并发症。

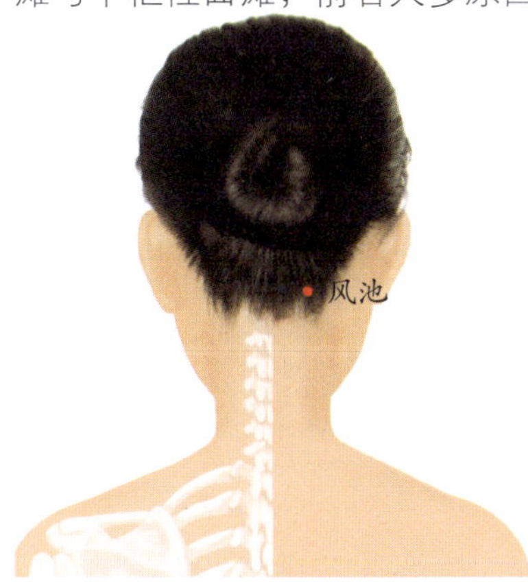

居家按摩治疗处方

按揉风池穴，按揉颊车穴，按揉四白穴。

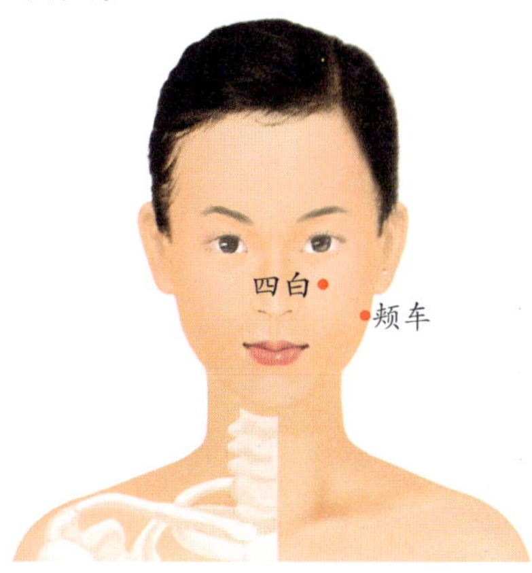

按揉风池穴

取穴窍门：颈部耳后发际下的凹窝内，相当于耳垂齐平的位置即是风池穴。

取穴原理：对治疗眼睑闭合不全、面肌麻木、口角歪斜、流口水等面部神经麻痹症状有很好的疗效。

按摩方法：将双手食指或拇指指腹放在同侧风池穴上，其余4指放在头部两侧，适当用力按揉0.5～1分钟。

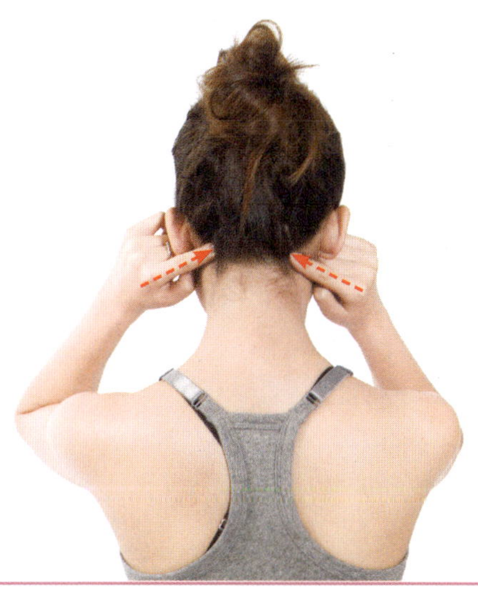

按揉颊车穴

取穴窍门：咬牙时，在面颊部有一个绷紧隆起的肌肉最高点，按压放松处即是颊车穴。

取穴原理：有祛风通窍、清热止痛的作用，能有效治疗面神经麻痹。

按摩方法：用食指或中指指腹按揉颊车穴1~3分钟，以有酸胀感为度。

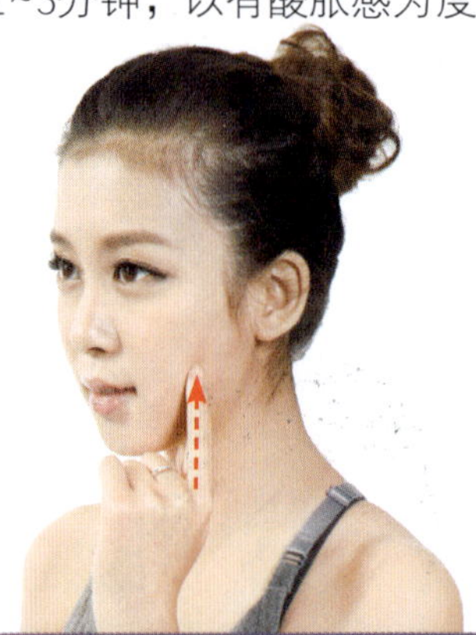

按揉四白穴

取穴窍门：平视时，瞳孔直下，颧骨上方凹陷中即是四白穴。

取穴原理：有祛风明目、通经活络的作用，对治疗面神经麻痹有较好的效果。

按摩方法：用食指指腹轻轻按揉四白穴1~3分钟。

注意事项

- 不宜吃辛辣食物，如辣椒、花椒、大葱、大蒜等，这类食物辛温燥热，易化火伤阴，加重面神经麻痹病情。
- 忌吃油腻食物，如肥肉、油炸食品等，这类食物性质黏腻，不易消化，容易助湿生痰，阻滞经络。有些面神经麻痹的患者是因风寒侵袭，阻滞经络所致，油腻食物不利于疏散风寒，使面神经麻痹久治不愈。
- 可以多吃新鲜蔬菜和水果，如桃、葡萄、苦瓜、茄子，来维持足够的维生素摄入。
- 主食以米、面、粗粮类食物为主，以保持机体足够的能量供给，增强抗病能力。

精选小偏方

大枣粥

将大枣30克、粳米100克、冰糖适量，一起放入锅中，加水煮至熟烂成粥，该方补气养血，适用于气血虚弱之口眼歪斜、气短乏力者。

坐骨神经痛

病症链接

坐骨神经痛，是指坐骨神经分布的区域疼痛难忍，多为一侧腰腿部阵发性或持续性疼痛，在臀部、大腿后侧、小腿踝关节后外侧有烧灼样或针刺样疼痛。严重者疼痛如刀割，活动时疼痛加剧。多由腰椎间盘突出、受寒或外伤诱发。

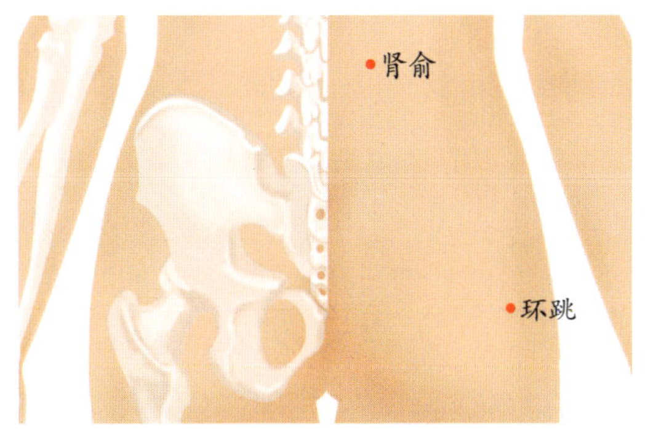

居家按摩治疗处方

按压环跳穴，按压委中穴，按压肾俞穴。

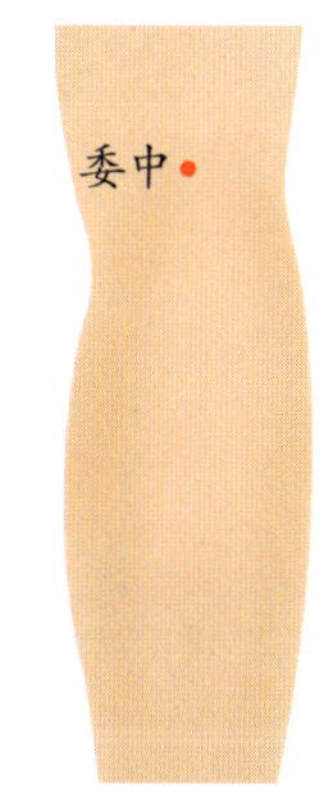

按压环跳穴

取穴窍门：站直，臀部用力，其最凹处的中央即是环跳穴。

取穴原理：有疏通气血的作用，可有效缓解疼痛。

按摩方法：拇指弯曲，用拇指关节用力按压环跳穴1~3分钟，以有酸胀感为度。

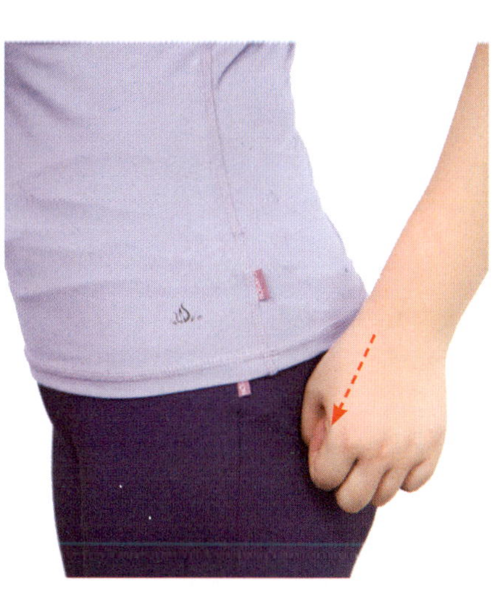

按压委中穴

取穴窍门：膝盖后面凹陷中央，腘横纹的中点即是委中穴。

取穴原理：有舒筋活络、强壮腰膝、调理下焦的作用。此外，还有良好的镇痛效果。

按摩方法：用两手拇指端按压两侧委中穴，以稍感酸痛为度，一压一松为1次，连做10~20次。

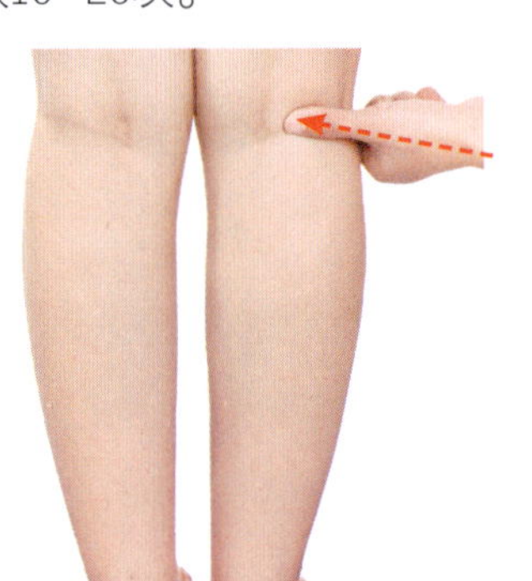

按压肾俞穴

取穴窍门：两侧肩胛骨下缘的连线与脊柱相交处为第7胸椎，往下数7个突起的骨性标志（即棘突），其下左右各旁开1.5寸处即是肾俞穴。

取穴原理：有理气镇痛、舒筋活络的作用，可有效缓解坐骨神经痛。

按摩方法：用拇指指腹按压肾俞穴1~3分钟，以有酸胀感为度。

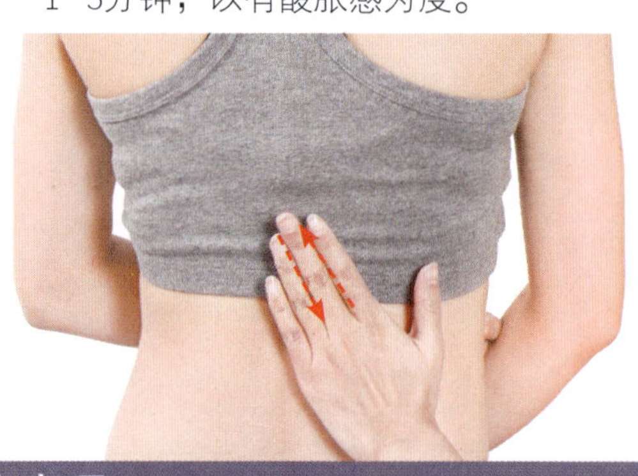

注意事项

- 注意保暖，防止风寒湿邪侵袭。风寒湿邪会使气血受阻，经络不通。
- 注意锻炼身体，在运动后要注意保护腰部，内衣汗湿后要及时换洗。出汗后也不宜立即洗澡，待落汗后再洗，以防受凉、受风。饮食有节，起居有常，戒烟限酒，增强体质。
- 在急性疼痛期，不要拾取或提拉超过5千克的重物，不要用力上举重物，如果需要，尽量使用推的方法。
- 注意站姿、坐姿、睡姿。平时姿势不对也会导致坐骨神经痛。

精选小偏方

白术附子羊肉汤

将白术10克、熟附片15克加100毫升水煮1小时，然后加入羊肉块300克、姜15克、葱15克和适量清水，大火烧开，转小火炖50分钟，最后加盐调味即可。每日1次，每次吃羊肉50克，汤分两次服完。对受凉后引起的坐骨神经痛有较好的疗效。

类风湿关节炎

病症链接

类风湿关节炎是一种以慢性侵蚀性关节炎为特征的全身性自身免疫病。该病好发于手、腕、足等小关节，呈对称分布。早期有关节红肿热痛和功能障碍，晚期关节可出现不同程度的僵硬畸形，并伴有骨和骨骼肌的萎缩，严重者可导致残疾。

居家按摩治疗处方

按压大杼穴，擦涌泉穴，按压曲池穴。

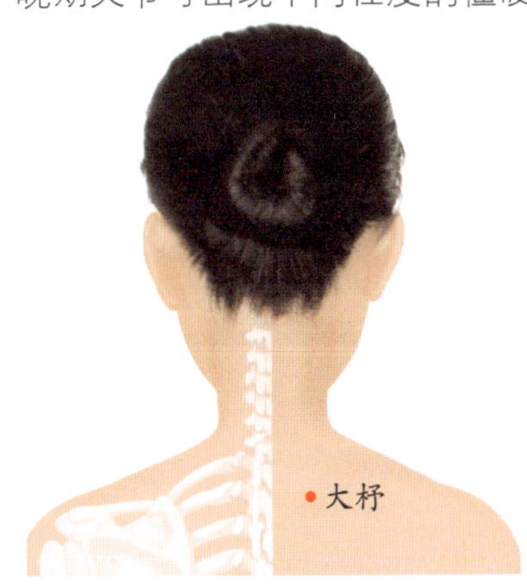

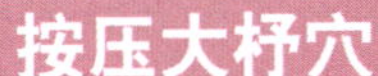

按压大杼穴

取穴窍门：正坐低头或俯卧位，在第1胸椎棘突下，督脉旁开1.5寸处。

取穴原理：有强筋骨、清邪热的作用，对风湿性关节炎有较好的疗效。

按摩方法：用两手手指指腹端按压或揉压2~3分钟。

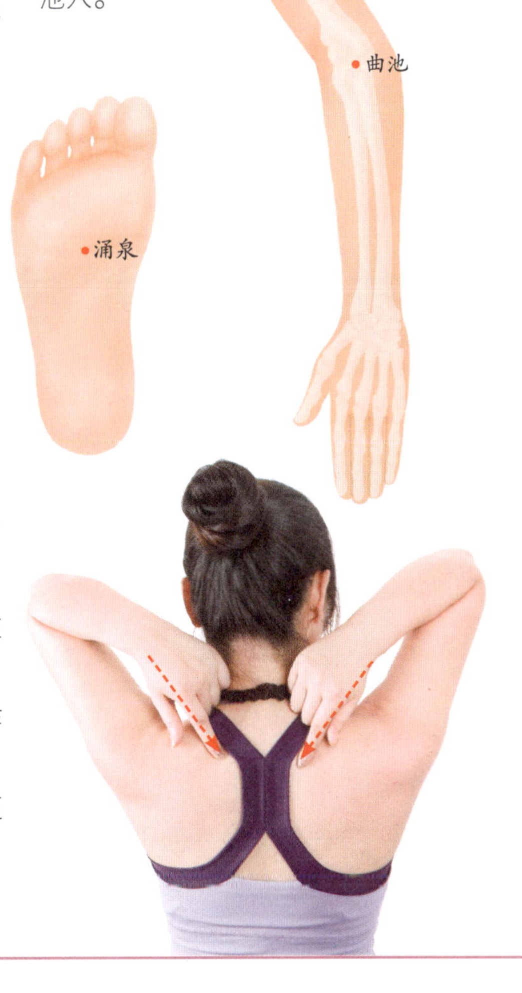

擦涌泉穴

取穴窍门： 抬起脚，脚趾弯曲，前脚掌最凹陷处即是涌泉穴。

取穴原理： 可促进血液向外周流动，减缓风湿性关节炎的进程。

按摩方法： 用左手小鱼际擦右侧足底涌泉穴2分钟，再换右手小鱼际擦左侧足底涌泉穴2分钟，以有热感为度，共4分钟。

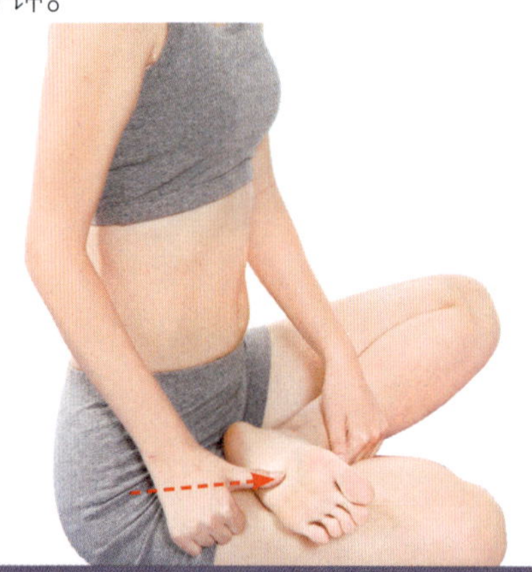

按压曲池穴

取穴窍门： 将手肘内弯约呈直角，肘横纹尽处凹陷即是曲池穴。

取穴原理： 有助于消除各类炎症，对风湿性关节炎有一定的作用。

按摩方法： 用右手拇指尖点按压左臂曲池穴1分钟，然后换左手拇指点按压右臂曲池穴1分钟。

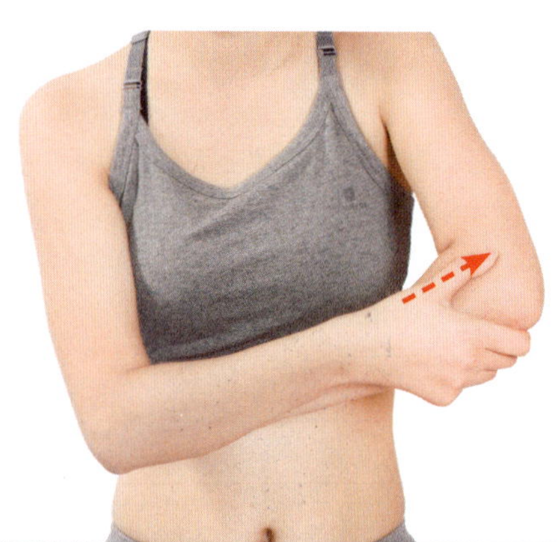

注意事项

- 少食肥肉和高胆固醇食物，这些食物易引起和加重关节疼痛、肿胀、骨质疏松与关节破坏。
- 可适量多食动物血、蛋、鱼、虾、豆制品、土豆、牛肉、鸡肉及牛腱子肉等富含组氨酸、精氨酸、核酸和胶原的食物。
- 急性期患者应卧床休息，以后要逐步加强活动，进行适当的体育锻炼，如散步、蹬楼梯、打太极拳、慢跑等活动。较重患者需在医生指导下，在床上进行关节牵拉、伸展等功能锻炼。

精选小偏方

防风粳米粥

将防风10克、葱白2根用水煎煮，取药汁备用，然后用粳米煮粥，待粥将熟时加入药汁，煮开即可。一日2次，趁热服食。

膝关节骨性关节炎

病症链接

膝关节骨性关节炎分为原发性和继发性两种，原发性骨关节炎是老年人膝关节长期活动，发生磨损，使骨与软骨老化发生退行性改变，逐渐形成骨刺样的增生。继发性骨关节炎为膝关节发生外伤、骨折、脱臼及患其他疾病后，使膝关节的生理功能发生改变。

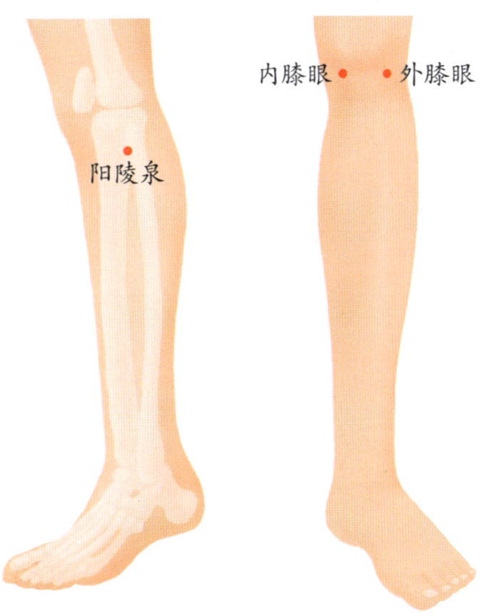

居家按摩治疗处方

按压阳陵泉穴，按压膝眼穴。

按压阳陵泉穴

取穴窍门：用手掌轻握同侧膝盖，小指指腹所在的膝关节外侧小的突起前下方凹陷处即是阳陵泉穴。

取穴原理：有强健腰膝的作用，可用于治疗各种膝部病变。

按摩方法：用拇指按压阳陵泉穴5分钟，以有酸麻感为度。

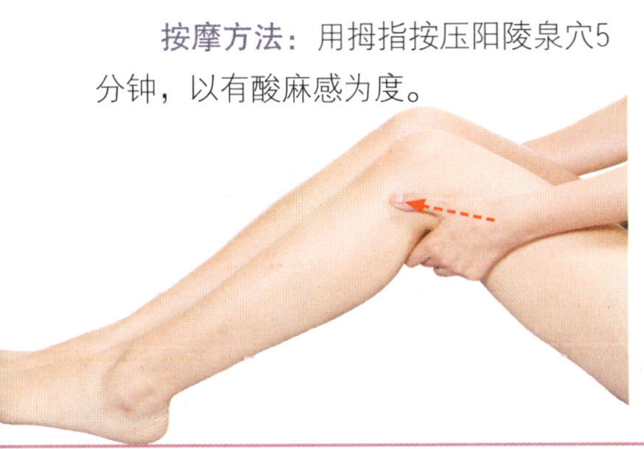

按压膝眼穴

取穴窍门：将膝盖折成直角时，在它的下面凹陷处，位于内侧称内膝眼，外侧的称犊鼻，也叫外膝眼。

取穴原理：有活血通络、疏利关节的作用，可缓解膝盖疼痛。

按摩方法：用手指指端按压或揉压2~3分钟。

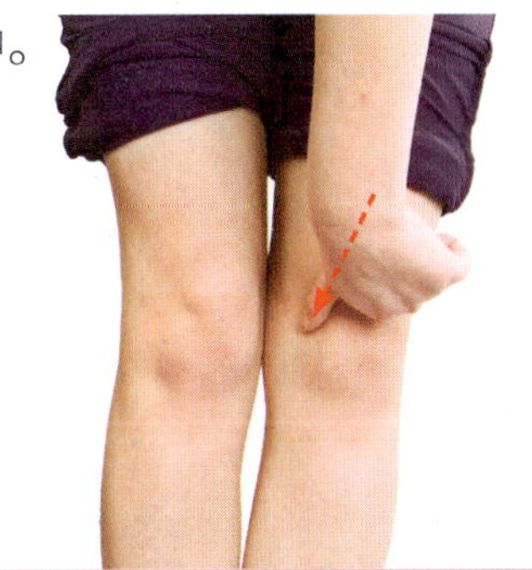

父母是孩子最好的医生，把健康亲手送给孩子是父母最大的愿望。当孩子有小病的时候，父母的推拿可以帮孩子调养疾病，越早推拿，对孩子的疾病恢复就越有利。

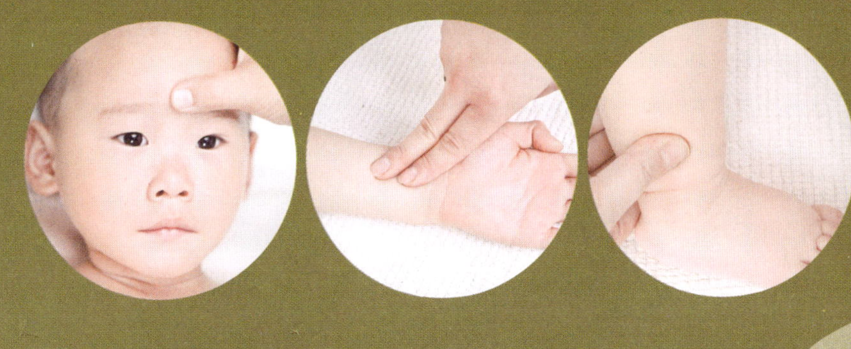

第六章 为孩子按摩

——把健康用双手送给孩子

小儿发热

病症链接

小儿发热多由三个原因引起：一是感冒；二是肺有热邪侵犯，同时胃有积食伤害或长期便秘；三是体弱多病、久病伤阴导致阴虚内热。其中感冒是引起发热的主要原因之一，因儿童抗病能力不足，易受风寒外邪所侵，引起发热。

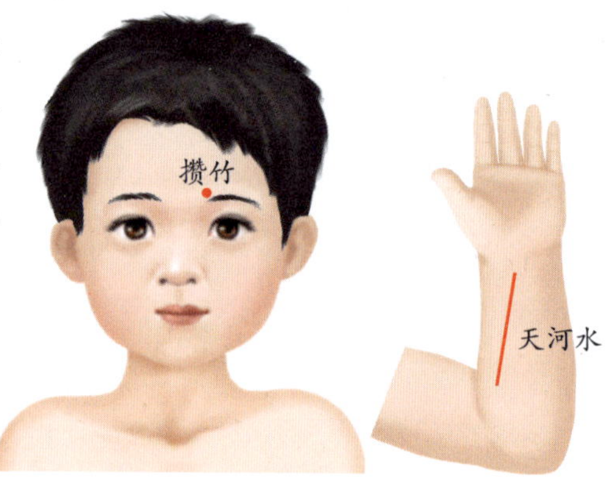

居家按摩治疗处方

推动攒竹穴，推动天河水。

推动攒竹穴

取穴窍门：眉毛内侧边缘凹陷处即是攒竹穴。

取穴原理：具有降低体温的作用。

按摩方法：在额头攒竹穴处自下而上沿直线交替推动200次。

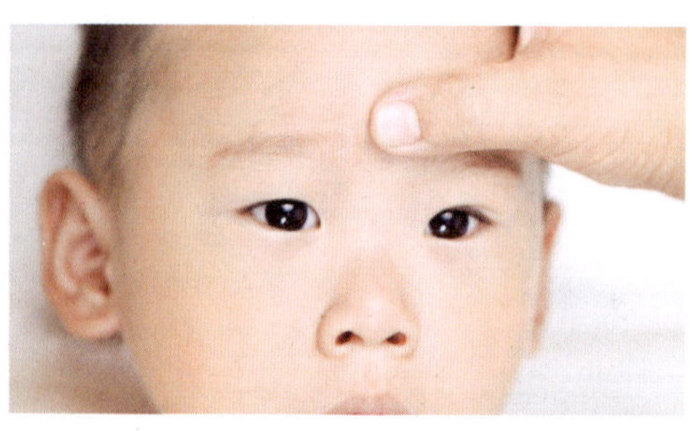

推动天河水

取穴窍门：在前臂内侧正中线，自腕至肘呈一直线。

取穴原理：有引邪外泄的作用，可快速退热。

按摩方法：用食指、中指沿天河水从腕推向肘部200次。

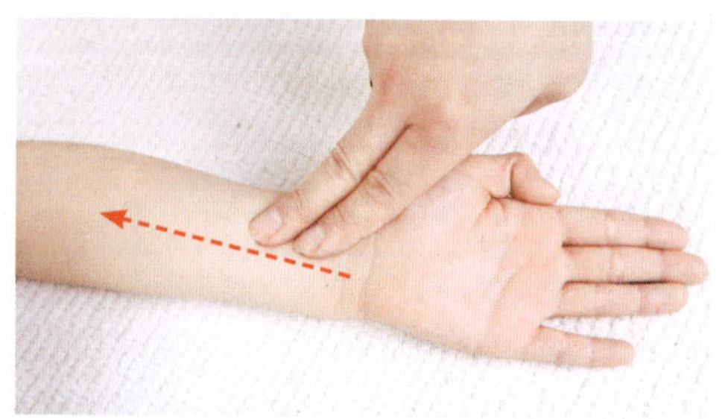

小儿咳嗽

病症链接

咳嗽是小儿呼吸道疾病的常见症状之一，咳嗽是人体的一种保护性反射动作，小儿咳嗽多由上呼吸道感染、支气管炎、咽喉炎、过敏及吸入异物引起。

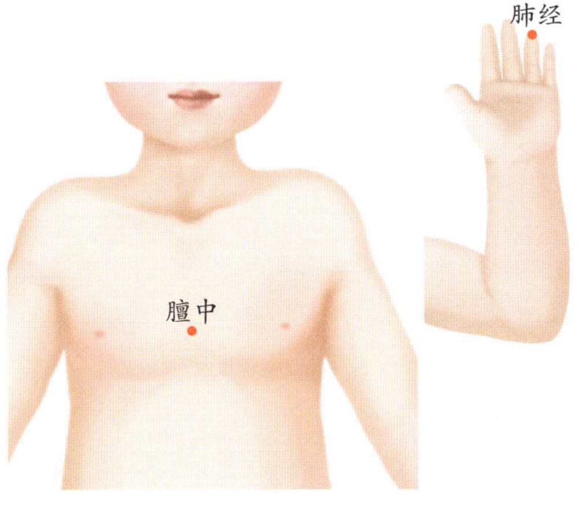

居家按摩治疗处方

挤捏膻中穴，推动肺经。

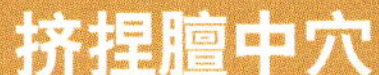

挤捏膻中穴

取穴窍门：两乳头连线的中点即是膻中穴。

取穴原理：有理气止痛、生津增液的功效，可用于治疗小儿百日咳。

按摩方法：反复挤捏膻中穴处的肌肉，以局部发红为止。

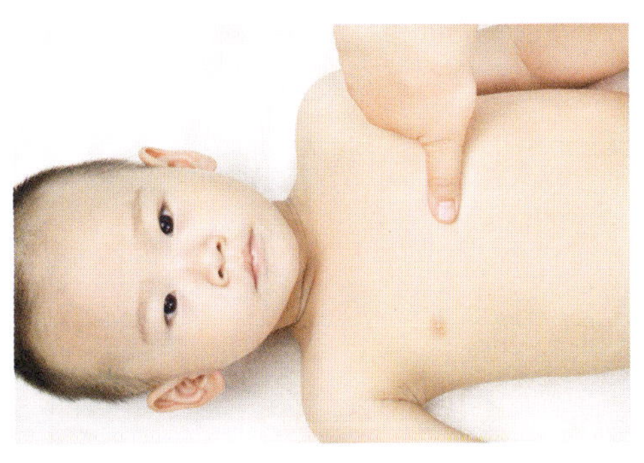

推动肺经

取穴窍门：无名指末节螺纹面。

取穴原理：可用于治疗咳嗽、气喘等呼吸系统疾病，对咳嗽同时患有风热感冒的孩子有较好的疗效。

按摩方法：由上向下推肺经200次。

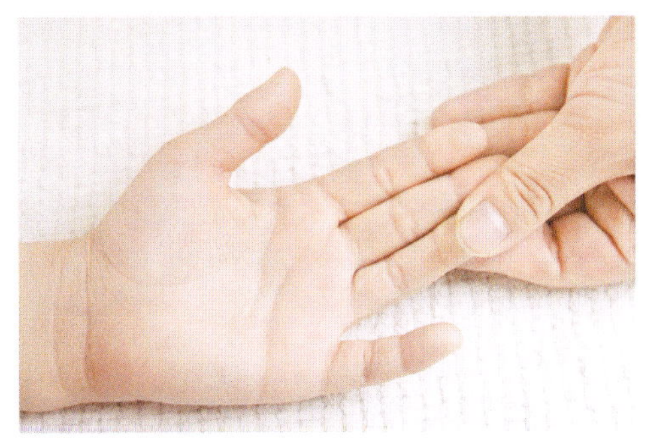

小儿腹泻

病症链接

儿童脾胃虚弱，突然改变饮食习惯或饮食生冷、不洁、油腻、吃太多都易伤到脾胃，导致脾胃运化失调，引起腹泻，其表现为大便次数增多、粪便溏薄、稀有如水样或排便势急，有倾泻的情况，常伴有腹部胀痛、恶心呕吐、发热、食欲不振、消瘦等症状。

小儿腹泻可由非感染和感染性原因引起。非感染性腹泻多由于喂食不当引起，如喂养不定时、进食量过多或过少、食物成分不适宜等。感染性腹泻多由于病毒、细菌、真菌等引起肠道内感染。病原微生物随污染的饮食或水进入消化道，也可通过污染的日用品、手、玩具或带菌者传播。肠道内大量的微生物繁殖会释放毒素，使小肠绒毛细胞受损，电解质紊乱，造成腹泻。排除微生物感染和器质性病变之后，一般可以放心进行胃肠功能的调理。

居家按摩治疗处方

推脾经，按摩神阙穴，推胃经。

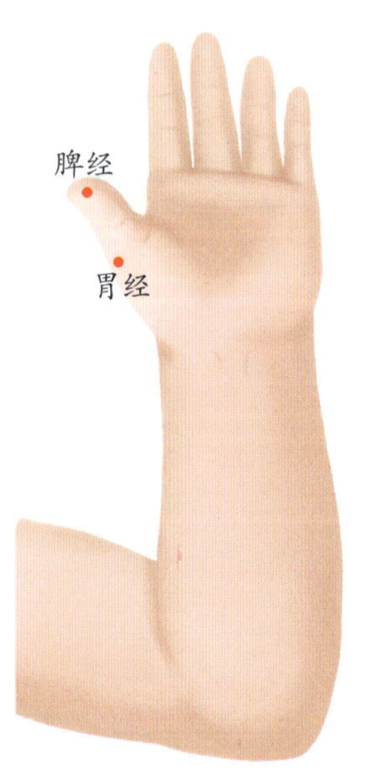

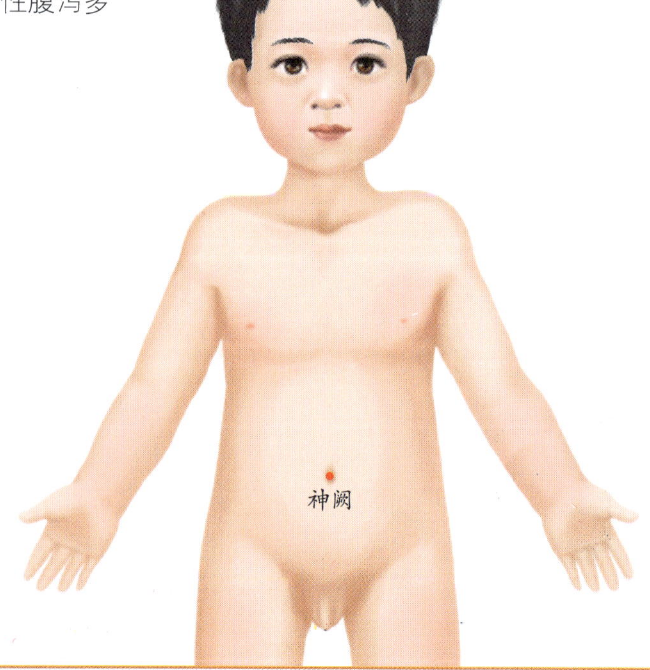

推脾经

取穴窍门：大拇指末节螺纹面。

取穴原理：可用于治疗症状为大便清稀多沫、色淡不臭、面色淡白、肠鸣腹痛等症状的腹泻。

按摩方法：在大拇指指面顺时针方向旋转推动200次。

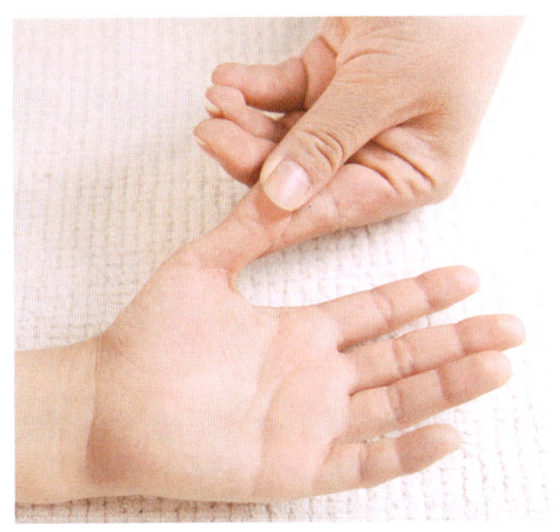

按摩神阙穴

取穴窍门：肚脐的正中央即为神阙穴。

取穴原理：可调整肠胃功能，促进吸收，有温中散寒、健脾燥湿、涩肠止泻的功效。

按摩方法：将双手搓热，一只手掌盖住肚脐，另一只手在其上进行按摩，两只手可交换进行。

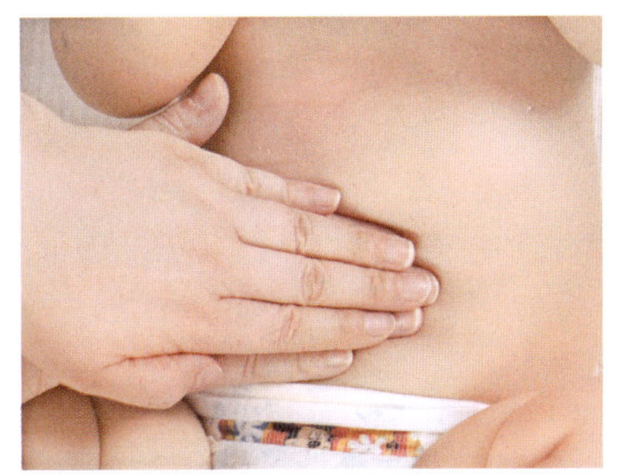

推胃经

取穴窍门：大拇指指面下方一节，即大拇指第二节赤白肉际处。

取穴原理：对湿热泻有较好的功效，其症状为腹痛即泻、色黄褐、味臭、肛门灼热、口渴、尿少色黄。

按摩方法：由掌根向拇指根方向直线推动200次。

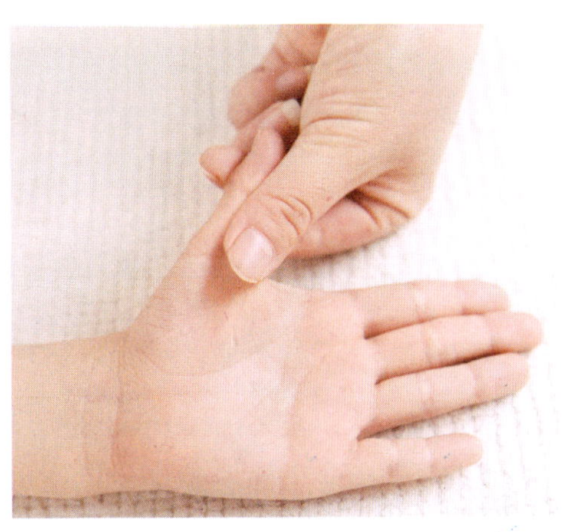

小儿盗汗

病症链接

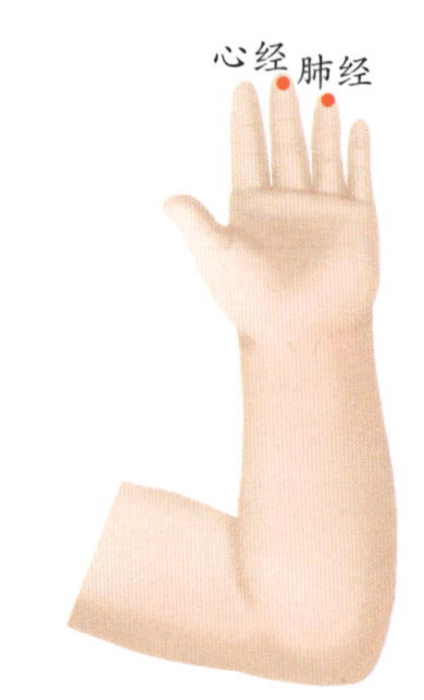

盗汗是指儿童在睡觉时全身汗出，醒来则汗止，一般来说，小儿盗汗可分为生理性和病理性两种，生理性盗汗多由入睡前活动量大、睡前吃过较烫的食物、室内温度过高、被子盖得太厚等引起；病理性盗汗多由佝偻病及结核病所引起的。

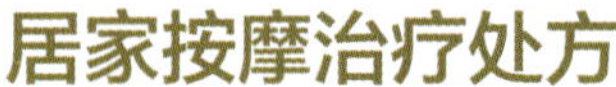

居家按摩治疗处方

推动肺经，推动心经。

推动肺经

取穴窍门：无名指末节螺纹面。

取穴原理：可缓解儿童盗汗的症状。

按摩方法：在无名指面顺时针方向旋转推动200次。

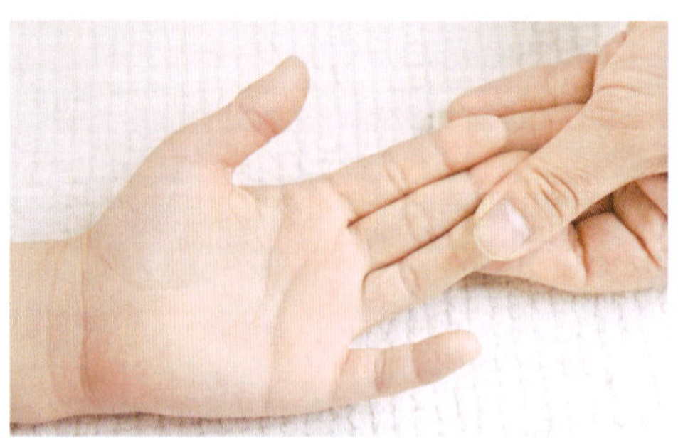

推动心经

取穴窍门：中指末节螺纹面。

取穴原理：对生理性及病理性引起的盗汗都有较好的功效。

按摩方法：由中指端向手掌方向直线推动200次。

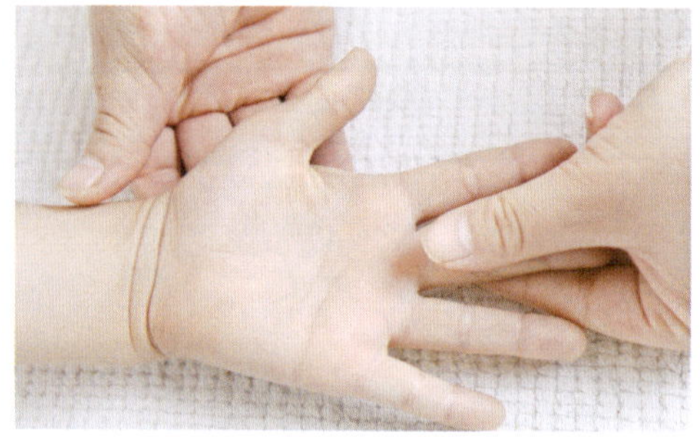

小儿遗尿

病症链接

5岁以下的儿童正常的排尿习惯还没有养成，有时会因精神紧张、睡前喝水过多等原因偶尔尿床，但如果是经常遗尿，则多因肾气不足、膀胱寒冷、下元虚寒或病后体质虚弱所致。长期遗尿的儿童表现为面色萎黄、精神不振、智力减退、饮食无味。

按揉三阴交穴

取穴窍门： 小腿内侧，当内踝尖上3寸，胫骨内侧缘后方。

取穴原理： 有调节肝、脾、肾三脏的作用，对小孩遗尿有较好的功效。

按摩方法： 用大拇指指腹按揉三阴交穴1分钟。

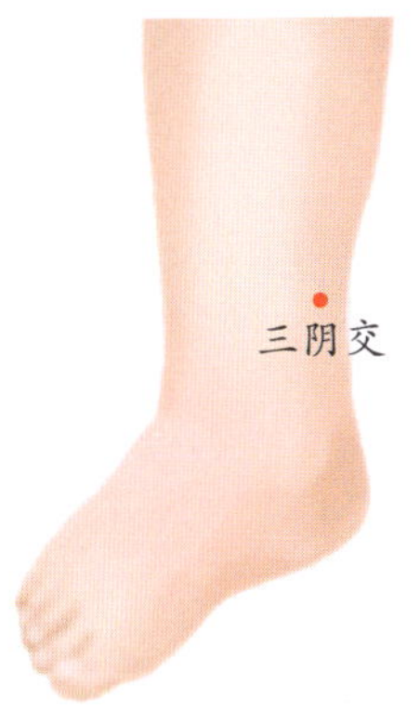

居家按摩治疗处方

按揉三阴交穴，按揉太溪穴。

按揉太溪穴

取穴窍门： 内踝尖和跟腱（脚后跟往上，足踝后部粗大的肌腱）之间的凹陷处即是太溪穴。

取穴原理： 是肾经原穴，有滋补肾阴的作用，可改善儿童遗尿症状。

按摩方法： 用大拇指指腹按揉太溪穴1分钟。

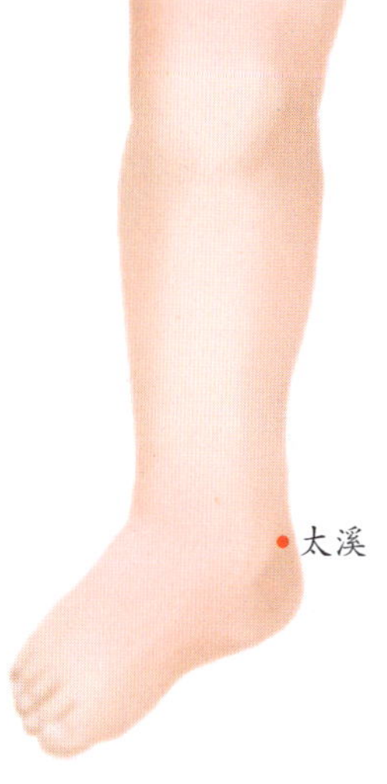

小儿夜啼

病症链接

婴儿白天能安静入睡，入夜则啼哭不安，时哭时止，或每夜定时啼哭，甚则通宵达旦，称为夜啼。多见于新生儿及6个月内的小婴儿。婴儿的夜啼既可由于疾病所引起，也可是生理性的，因此，对有夜啼的孩子，家长应仔细地观察，找出啼哭原因。

居家按摩治疗处方

推动脾经，推动心经。

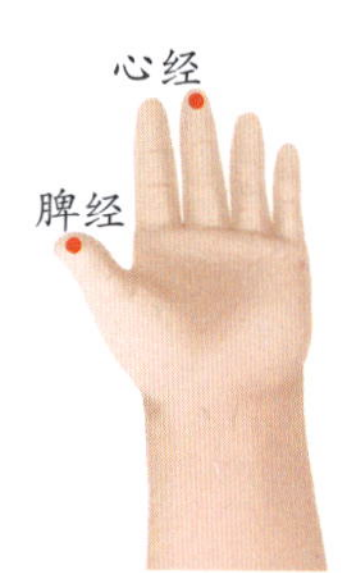

推动脾经

取穴窍门： 脾经在大拇指末节螺纹面。

取穴原理： 对症状为啼哭声弱、手脚冰凉、唇舌淡白、面色青白等脾虚引起的夜啼有较好的功效。

按摩方法： 由拇指末节向手掌推动200次。

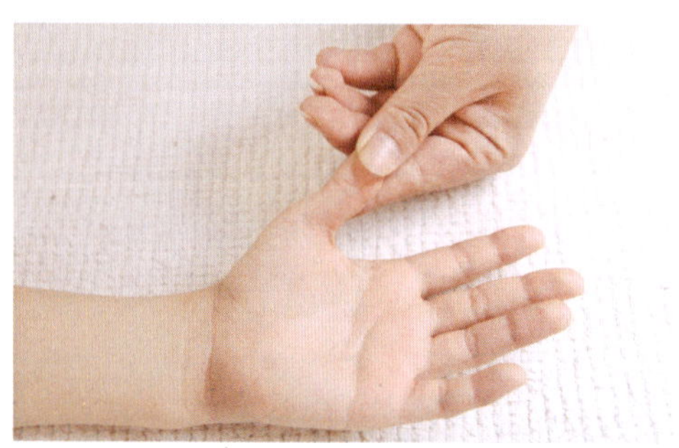

推动心经

取穴窍门： 中指末节螺纹面。

取穴原理： 可用于治疗惊恐引起的夜啼，其症状为声惨而紧、面色泛青、心神不安、时睡时醒。

按摩方法： 由指端向指根方向推动100次。

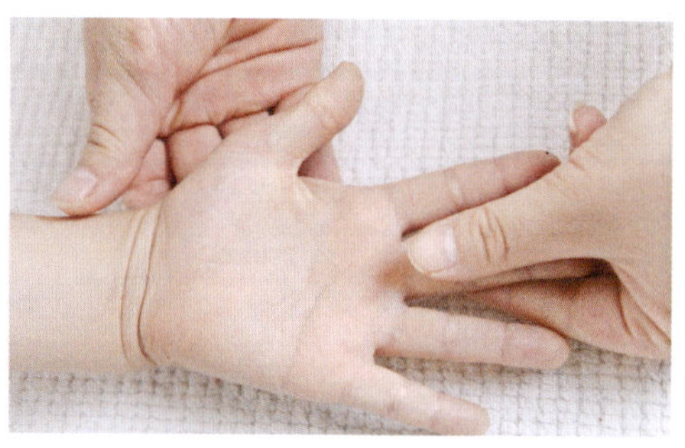

小儿厌食

病症链接

小儿厌食症是指较长期食欲减退或食欲缺乏为主的症状，主要的症状有呕吐、食欲缺乏、腹泻、便秘、腹胀、腹痛和便血等。但是，大多数小儿厌食症不是由于疾病引起，而是由于不良的饮食习惯、不合理的饮食搭配、不佳的进食环境造成的。

居家按摩治疗处方

推动八卦，按掐足三里穴。

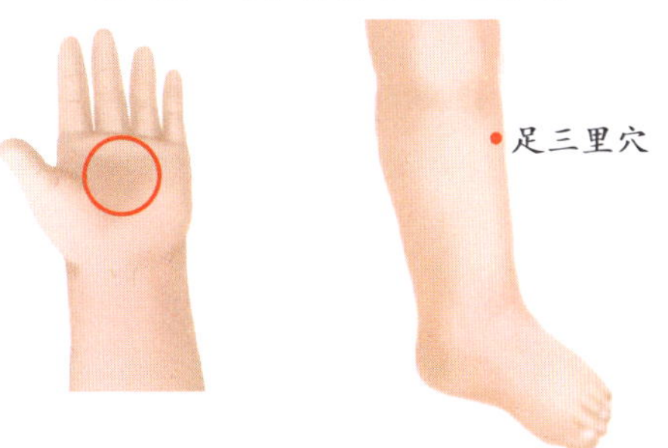

推动八卦

取穴窍门：手掌面，以掌心(劳宫穴)为圆心，以圆心至中指根横纹内2/3和外1/3交界点为半径，画一圆，八卦穴即在此圆上。

取穴原理：有宽胸利膈、行滞消食的作用，对小儿厌食症有辅助治疗作用。

按摩方法：用大拇指指腹沿顺时针方向推动。

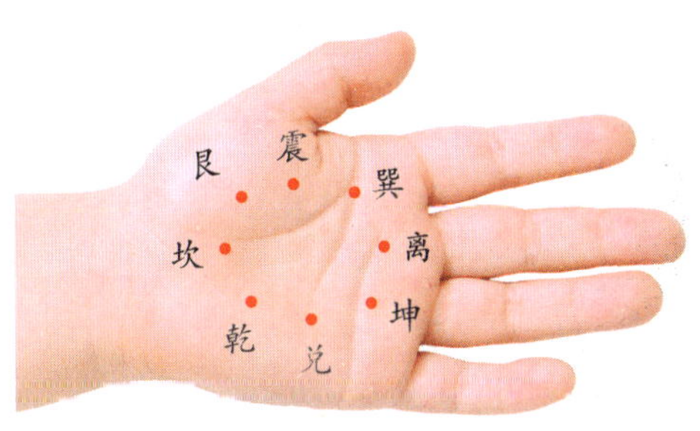

按掐足三里穴

取穴窍门：在小腿前外侧，外膝眼下3寸，距胫骨前缘1横指（中指）处。

取穴原理：有健脾和胃、通经活络的作用，可用于调节胃肠功能。

按摩方法：用拇指指端按掐足三里穴，一掐一松，以有酸胀、发热感为度。

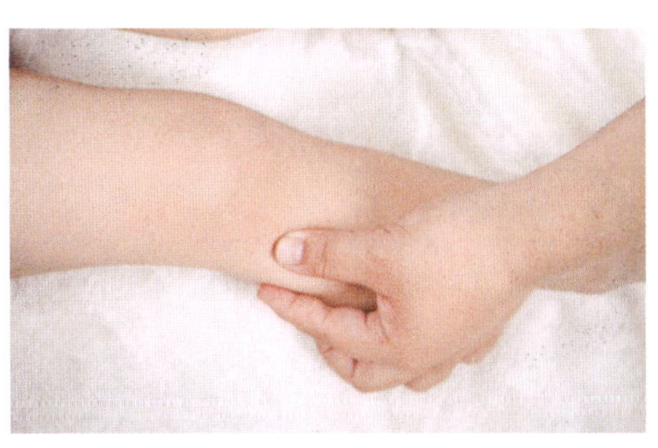

小儿呃逆

病症链接

小儿打嗝多由三方原因引起，一是由于护理不当，外感风寒，寒热之气逆而不顺，而诱发打嗝；二是由于乳食不当，若乳食不节制，停积不化，或过食生冷奶水则气滞不行，脾胃功能减弱诱发打嗝；三是由于进食过急或惊哭之后进食，一时哽噎也可诱发打嗝。

居家按摩治疗处方

点揉天突穴，点揉膻中穴。

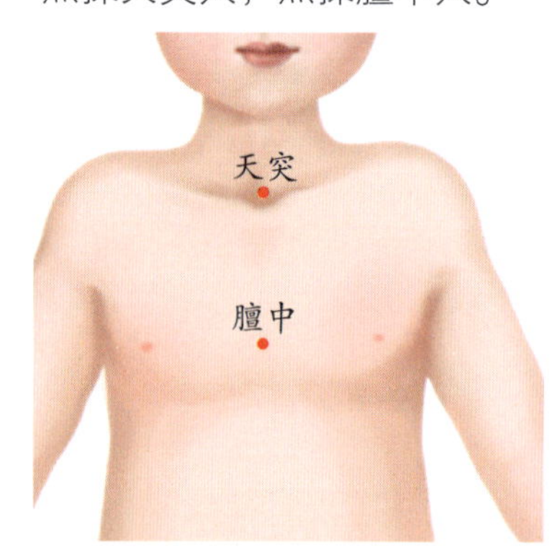

点揉天突穴

取穴窍门：两锁骨内侧的凹陷处，胸骨上窝中央的咽喉位置即是天突穴。

取穴原理：可使清气入肺，排出浊气，从而缓解和抑制打嗝。

按摩方法：用大拇指点揉1分钟。

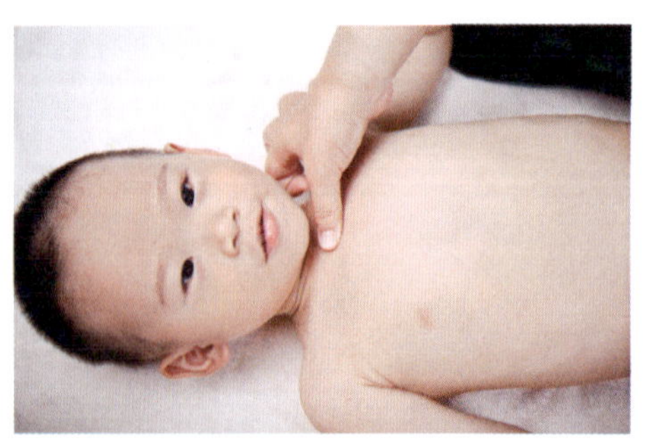

点揉膻中穴

取穴窍门：两乳头连线的中点即是膻中穴。

取穴原理：有理气的功能，对打嗝有一定的效果。

按摩方法：用大拇指点揉1分钟。

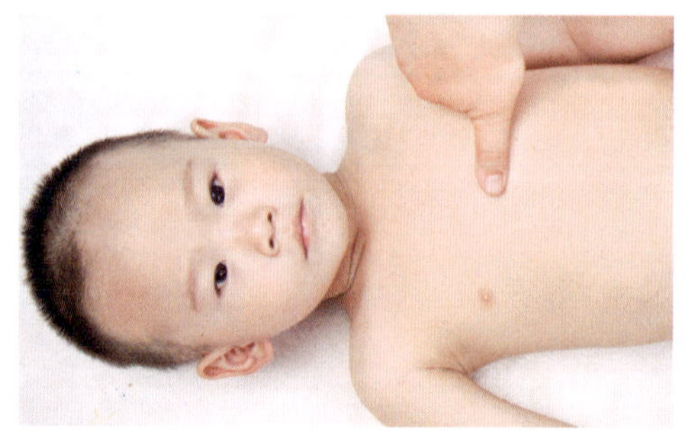

小儿疳积

病症链接

小儿疳积是指脾胃虚损、运化失宜且病程较长的慢性疾患。一般表现为面色萎黄或苍白，心烦易激动，饮食不振，形体消瘦，皮下脂肪减少，肌肉松软，头发干枯，体重不增或减轻，甚至智力发育迟缓，出现水肿和夜盲等现象。

居家按摩治疗处方

按揉板门穴，按揉天枢穴。

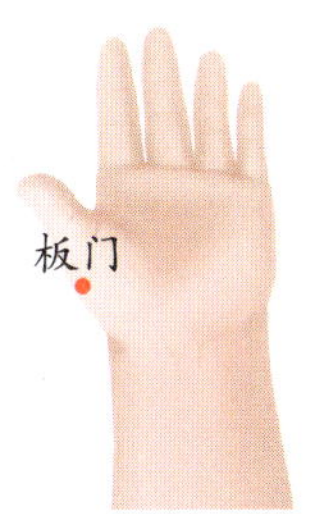

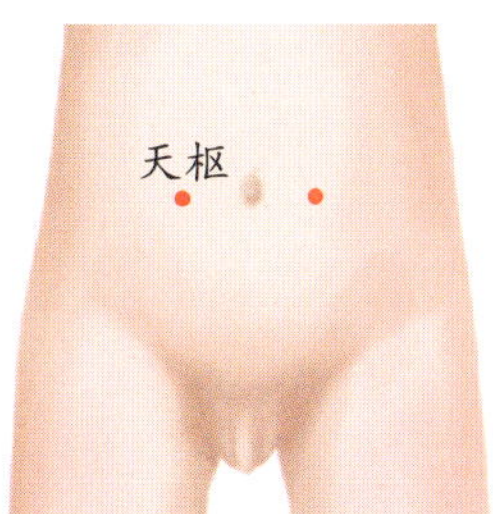

按揉板门穴

取穴窍门：手掌大鱼际隆起处。

取穴原理：可治疗疳积引起的夜间不能安睡、腹胀、腹痛拒按。

按摩方法：用大拇指指腹按揉2分钟。

按揉天枢穴

取穴窍门：在腹部，脐中旁开2寸。

取穴原理：对症状为面色萎黄、乳食不进、形体消瘦、头大颈细的疳积有一定的辅助治疗作用。

按摩方法：用大拇指指腹按逆时针方向按揉1分钟。

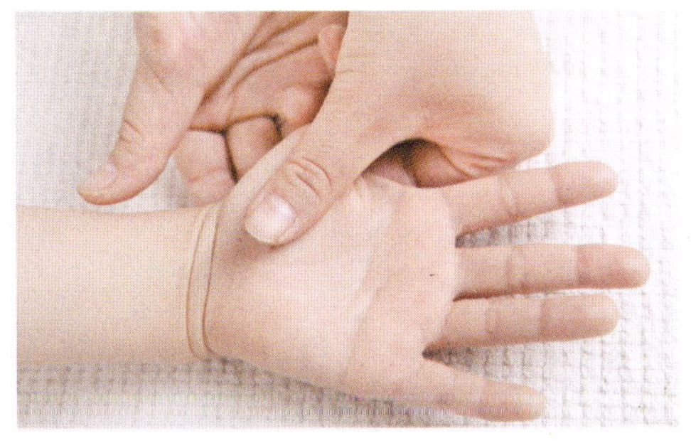

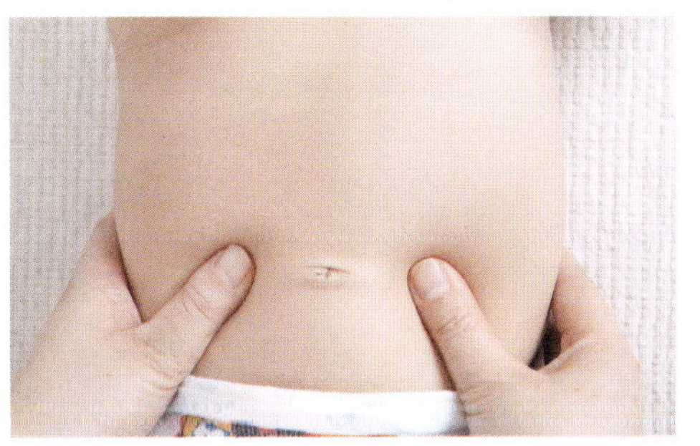

亚健康是介于疾病和健康之间的一种状态。生活节奏变快、生活压力加大，对人们的身心健康也是一种挑战。伴随着失眠、心悸、胸闷、神经衰弱等不良反应，人的健康亮起了红灯。按摩可以帮助你驱散心中的愁云，给你健康自信的生活。

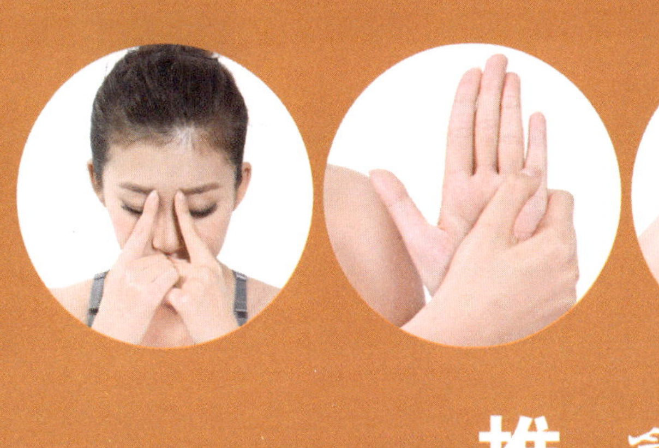

第七章 推拿消除亚健康

——缓解压力，消除不适

消化不良

病症链接

消化不良是一种由胃动力障碍所引起的疾病，也包括胃蠕动不好的胃轻瘫和食道反流。症状表现为断断续续地有上腹部不适或疼痛、饱胀、胃灼热（反酸）、嗳气等。引起消化不良的原因很多，包括胃和十二指肠部位的慢性炎症，使食管、胃、十二指肠的正常蠕动功能失调。

病因

1.胃动力障碍引起的：胃肠疾病会引起消化不良，包括胃和十二指肠部位的慢性炎症，使食管、胃、十二指肠的正常蠕动功能失调。

2.胃轻瘫：胃蠕动功能下降。

3.精神因素：长期闷闷不乐或突然受到猛烈的刺激等均可引起。老年人的消化功能减退，易受情绪影响，有时食物稍粗糙或生冷及食物过多、过油腻也可诱发。

4.不良饮食习惯：包括刺激性食物，如咖啡、浓茶、甜食、油腻、生冷等，以及不规律进食或暴饮暴食等均会引起。

症状表现

早饱、腹胀、嗳气是消化不良的常见症状，还有不少患者同时伴有失眠、焦虑、抑郁、头痛、注意力不集中等精神症状。

居家按摩治疗处方

按压中脘穴，按压上巨虚穴，掐按四缝穴，掐按足三里穴。

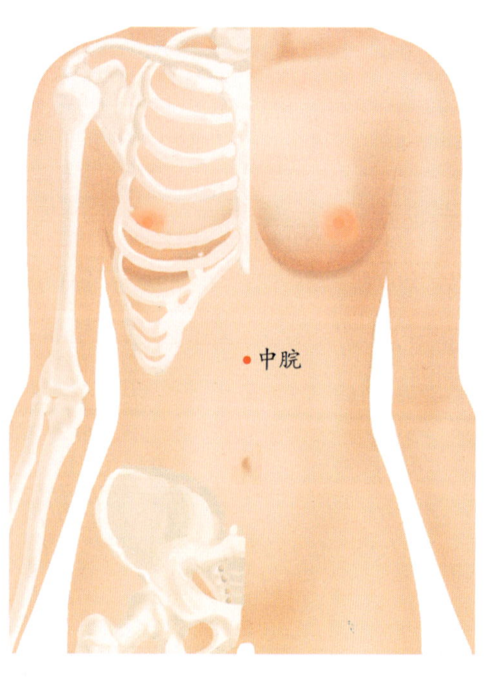

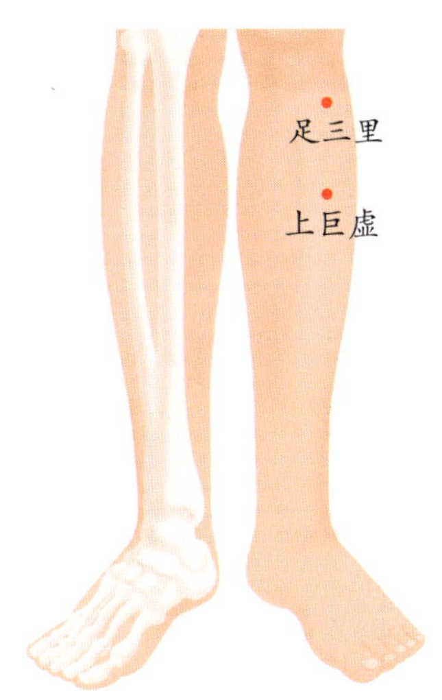

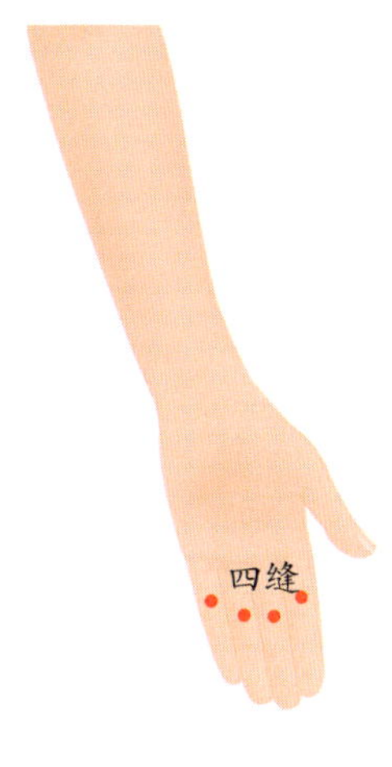

按压中脘穴

取穴窍门：从肚脐中央向上量4寸即为中脘穴。

取穴原理：有效帮助胃排空、加强胃动力，进而缓解消化不良。

按摩方法：双掌重叠或单掌按压在中脘穴上，按顺时针或逆时针方向缓慢行圆周推动。

按压上巨虚穴

取穴窍门：正坐，屈膝90度角，手心对髌骨，手指朝下，无名指指端处向下量3寸即是上巨虚穴。

取穴原理：增加肠蠕动，促进胃肠消化液的分泌。

按摩方法：用拇指或食指指腹垂直用力按压上巨虚穴3秒钟后放松，重复操作10次，以有酸痛感为度。

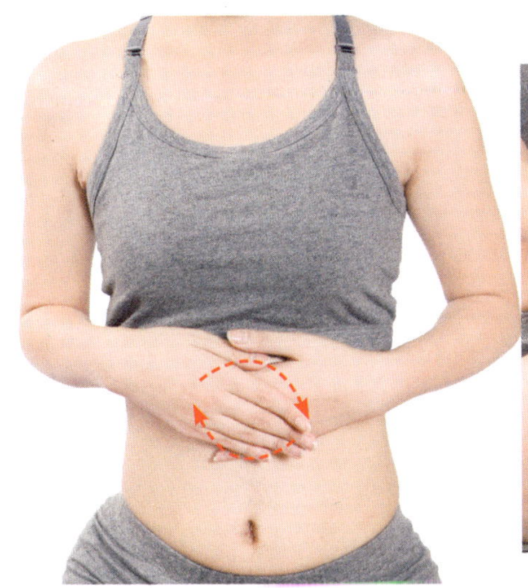

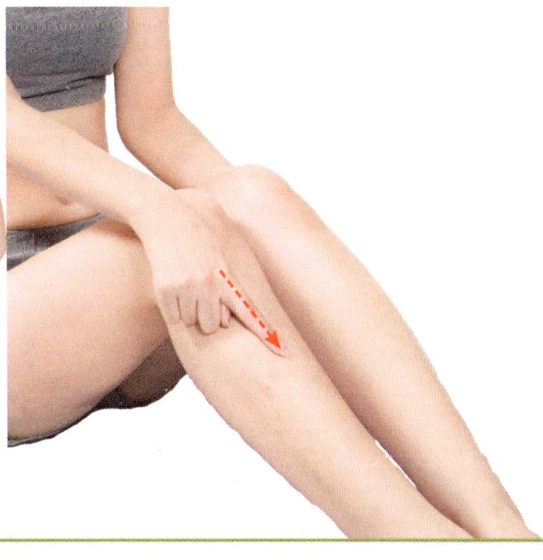

掐按四缝穴

取穴窍门：在两手第2~5指的掌面，指间第2关节横纹的中点即是四缝穴。

取穴原理：泻热导滞、调和脏腑，使唾液淀粉酶、胰淀粉酶与胰脂肪酶增加，有助于食物的消化和吸收。

按摩方法：用拇指指端用力掐按四缝穴1分钟，以略感疼痛为度。

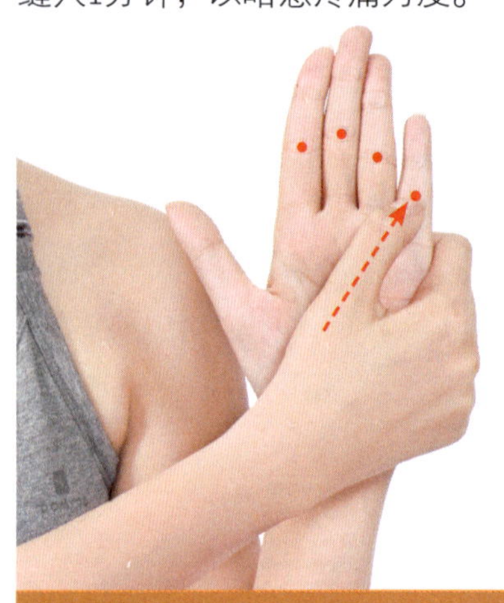

掐按足三里穴

取穴窍门：在小腿前外侧，外膝眼下3寸，距胫骨前缘1横指（中指）处。

取穴原理：增强胃肠蠕动，促进消化酶的分泌。

按摩方法：用拇指抵住两侧的足三里穴，用力掐按3分钟，以有酸胀感为度。

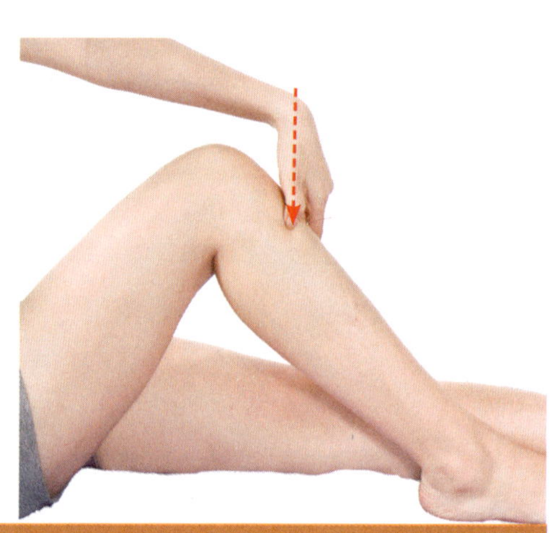

注意事项

- 饮食应以温、软、淡、素、鲜为宜，少吃油炸、腌制、辛辣、刺激性食物。
- 应定时定量进食，保持少食多餐的良好饮食习惯，不可暴饮暴食。
- 进食时细嚼慢咽，对食物充分咀嚼。
- 饮水择时，最佳的饮水时间是晨起空腹时及每次进餐前1小时，不可餐后立即饮水或用汤泡饭。
- 生活要规律，定时入睡，做好自我心理调节，消除思想顾虑，注意控制情绪。

精选小偏方

生山楂或山楂水

若有消化不良的不适症状时，可在饭后食用3~4个洗净的生山楂，或者取200克生山楂洗净，加清水煮汁饮用。坚持饮用，有健胃消食的功效。

食欲减退

病症链接

食欲减退是指由多种功能性障碍或器质性疾病引起的不想进食或进食量显著减少。食欲减退可由多种功能性障碍或器质性病变而引起，如恶心、呕吐、腹痛、胃肠道炎症，胆道或胰腺病；忧郁、生气、沮丧等不良情绪也可引起食欲减退。

居家按摩治疗处方

掐按足三里穴，按压上脘穴。

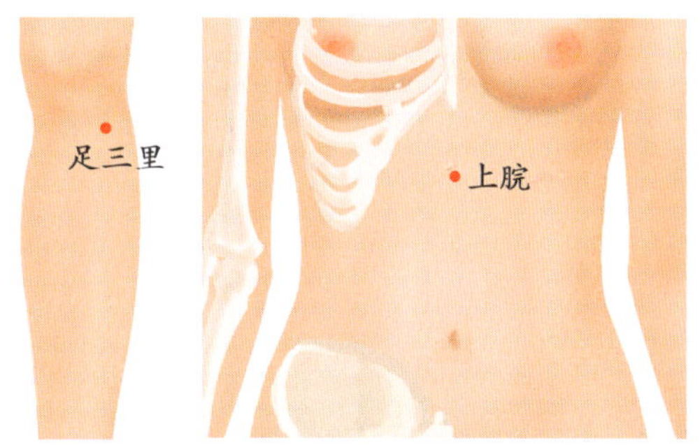

掐按足三里穴

取穴窍门：在小腿前外侧，外膝眼下3寸，距胫骨前缘1横指（中指）处。

取穴原理：有增强肠胃蠕动、增进食欲的功能。

按摩方法：用拇指抵住两侧的足三里穴，用力掐按3分钟，以有酸胀感为度。

按压上脘穴

取穴窍门：位于上腹部前正中线，从肚脐中央向上5寸处。

取穴原理：具有治疗胃肠等消化系统疾病的功能，促进营养吸收，增加进食量。

按摩方法：用两手食指指腹按压或揉压3~5分钟。

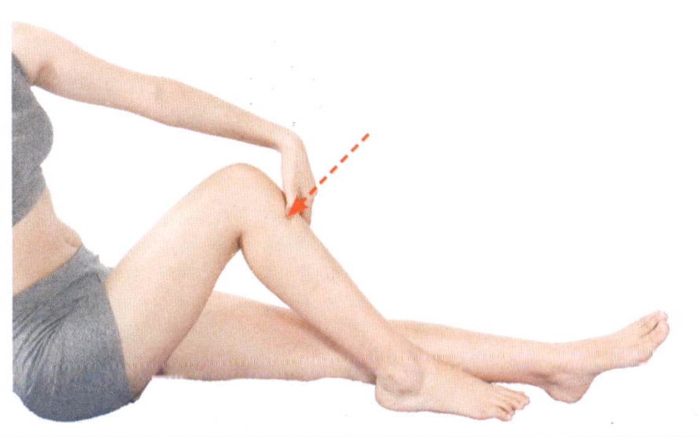

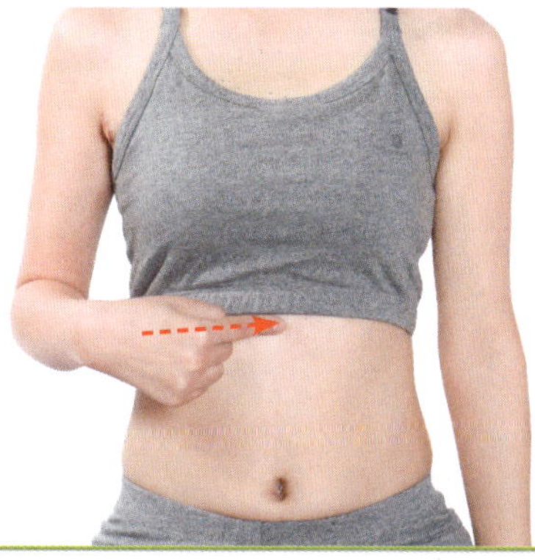

视疲劳

病症链接

视疲劳是目前眼科常见的一种症状，表现多种多样，常见的有近距离工作不能持久，出现眼疲劳、眼干涩、异物感、眼皮沉重感、视物模糊、畏光流泪、眼胀痛及眼部充血等现象，严重者还会出现头痛、头晕、恶心、精神萎靡、注意力不集中、记忆力下降、食欲减退等表现。

居家按摩治疗处方

点按睛明穴，按压攒竹穴。

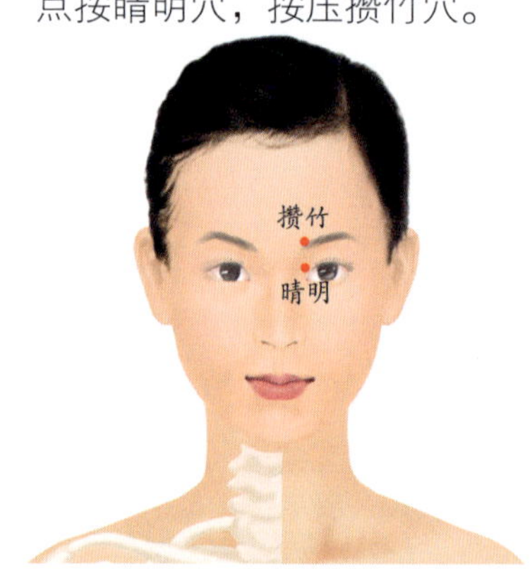

点按睛明穴

取穴窍门： 鼻梁旁与内眼角的中点凹陷处即是睛明穴。

取穴原理： 消除眼疲劳。

按摩方法： 用食指指尖点按睛明穴，按时吸气，松时呼气，共36次，然后轻揉36次，每次停留2～3秒。

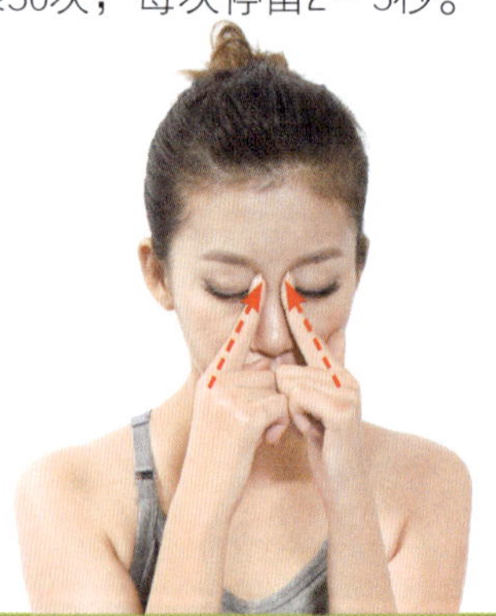

按压攒竹穴

取穴窍门： 眉毛内侧边缘凹陷处即是攒竹穴。

取穴原理： 调整眼部血液循环，改善用眼过度引起的眼干、眼花等症状。

按摩方法： 双目闭合，用双手的食指指腹稍加用力，轻轻按压攒竹穴1分钟。

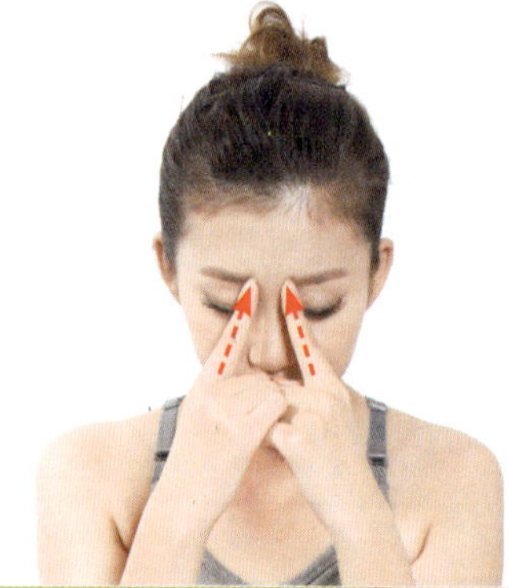

失眠

病症链接

失眠，指无法入睡或无法保持睡眠状态，导致睡眠不足。又称入睡障碍或维持睡眠障碍。失眠是临床常见病症之一，虽不属于危重疾病，但妨碍人们正常生活、工作、学习和健康，并能加重或诱发心悸、胸痹、眩晕、头痛、中风等病症。顽固性的失眠，给病人带来长期的痛苦，甚至形成对安眠药物的依赖。

病因病机

失眠在《内经》中称为"目不瞑"、"不得眠"、"不得卧"，多是由于情志、饮食内伤，或病后及年迈、禀赋不足、心虚胆怯等病因，引起心神失养或心神不安，从而导致经常不能获得正常睡眠。

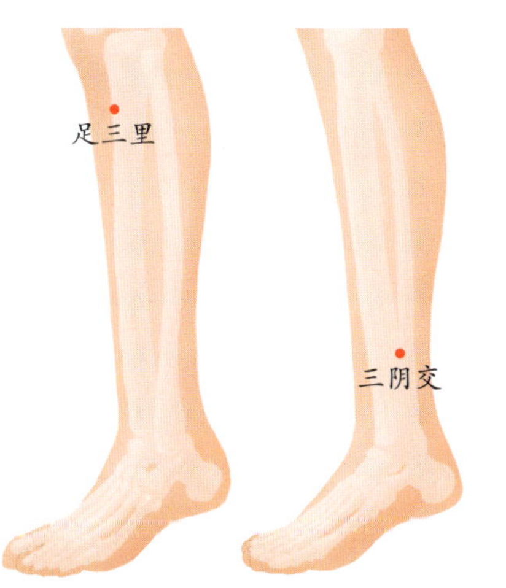

症状表现

入睡困难、睡眠深度或频度过短（浅睡性失眠）、早醒及睡眠时间不足或质量差。临床将慢性失眠分为原发性失眠和继发性失眠。

原发性失眠：是一种原因不明的、长期存在的、频繁的睡眠中断，患者多有伴有日间疲劳、紧张、压抑和困倦，部分患者可能有失眠的家族史。

继发性失眠：是由于疼痛 、咳嗽、呼吸困难、夜尿多、心绞痛和其他的躯体疲劳和症状引起的失眠。

居家按摩治疗处方

按压失眠穴，按压三阴交穴，按压足三里穴。

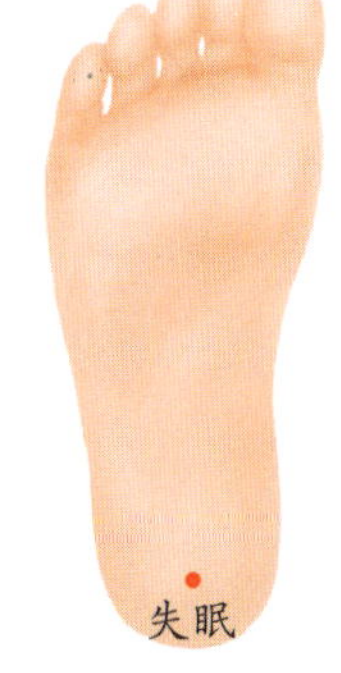

按压失眠穴

取穴窍门：在足跟部中间，足底纵向中线与内外踝尖连线的交点处即是失眠穴。

取穴原理：使血液循环加快，缓解紧张，消除脑力疲劳，促进睡眠。

按摩方法：用拇指或食指指腹用力按压失眠穴10秒，以略感疼痛为宜，然后握拳，按压失眠穴周边20~30下。

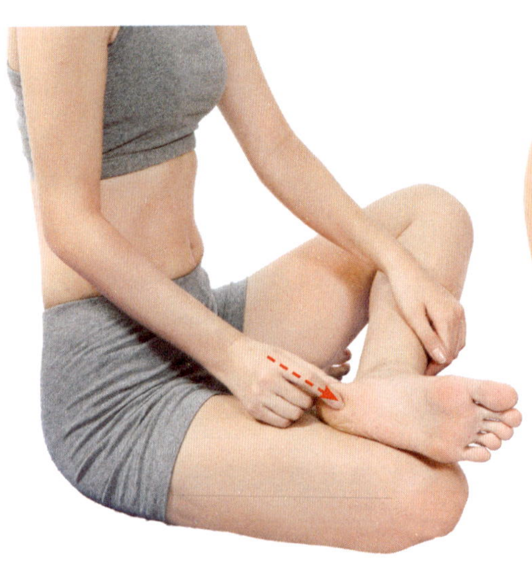

按压三阴交穴

取穴窍门：内踝尖上3寸，胫骨内侧面后缘凹陷处即是三阴交穴。

取穴原理：安神定志，促进睡眠，对轻度睡眠障碍有很好的治疗效果。

按摩方法：用拇指指腹用力向下按压三阴交穴1~3分钟，以有酸胀感为度。

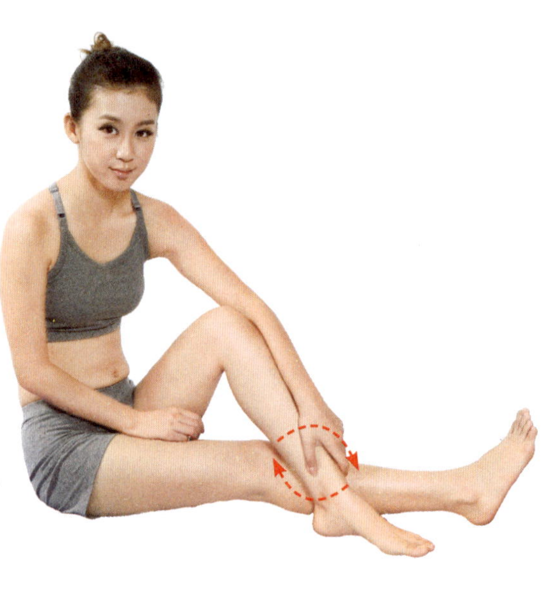

按压足三里穴

取穴窍门：在小腿前外侧，外膝眼下3寸，距胫骨前缘1横指（中指）处。

取穴原理：改善胃肠功能，避免宿食停滞或胃肠积热、内扰心神引起失眠。

按摩方法：用拇指或食指指腹按压足三里穴3~5分钟，以有酸胀感为度。

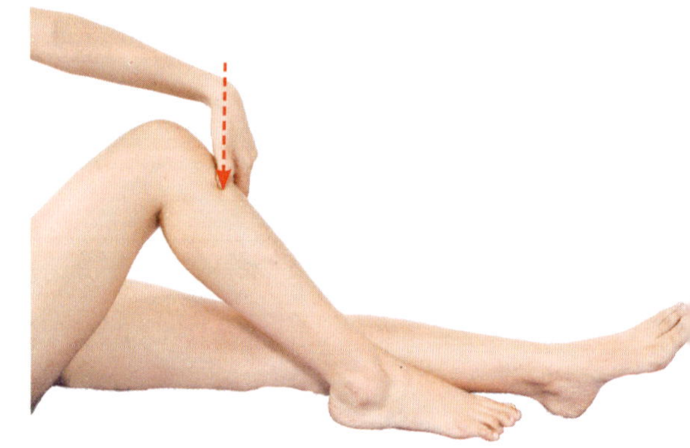

随|症|加|减

心脾两虚

症状表现：不易入睡，多梦易醒，醒后难以再入睡，或兼神疲乏力，心悸健忘，头晕目眩。

取穴与部位：心俞、肝俞、脾俞、胃俞、足三里、背部。

按摩方法

1. 用拇指按揉背部心俞、肝俞、脾俞、胃俞，每穴半分钟。
2. 直擦背部督脉，再横擦背部肝俞、脾俞位置，以感到发热为佳。
3. 用拇指按揉双侧足三里穴，感到酸胀为佳。

阴虚火旺

症状表现：心烦失眠，入睡困难，五心烦热，头晕耳鸣，口干津少，或口舌生疮，常伴有心悸、健忘、梦遗等症。

取穴与部位：心俞、肝俞、肾俞、命门、涌泉。

按摩方法

1. 用拇指按揉背部心俞、肝俞、肾俞等穴，每穴半分钟。
2. 横擦背部肾俞、命门等穴，以感到发热为佳；再擦足底涌泉穴约1分钟。

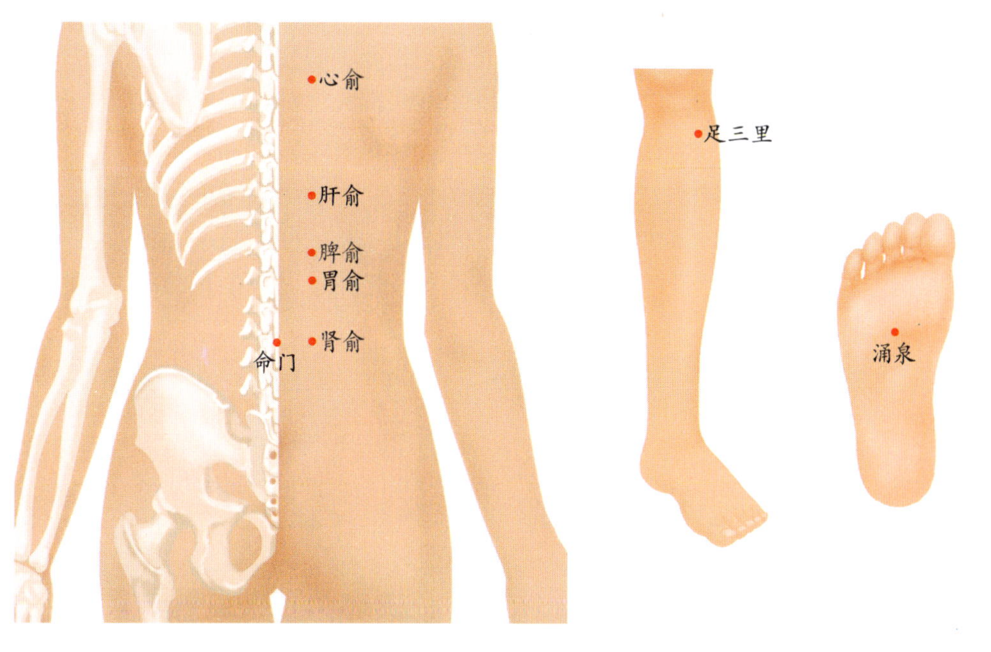

肝郁化火

症状表现：情绪急躁易怒，失眠或难以入睡，胸胁胀满，口渴喜饮，目赤口苦，大便秘结，小便短赤。

取穴与部位：章门、期门、心俞、肝俞、肾俞、行间、太冲、胁肋部。

按摩方法

1. 用拇指按揉章门、期门、心俞、肝俞、肾俞、行间、太冲等穴，每穴半分钟。
2. 用搓揉法在胁肋部上下往返，时间约1分钟。

胃气不和

症状表现：失眠，脘腹胀满或胀痛，过饥或饱，口臭吞酸，时有恶心呕吐，大便异臭或便秘。

取穴与部位：中脘、下脘、天枢、内关、足三里、背部两侧膀胱经、胃脘部。

按摩方法

1. 按揉中脘、下脘、天枢等穴，时间3~5分钟。
2. 在胃脘部用指摩法或掌摩法做顺时针方向抚摩，时间3~5分钟。
3. 按揉内关、足三里等穴，时间3~5分钟；直擦背部两侧膀胱经脾俞、胃俞部位，以感到发热为佳。

注：内关穴位置见21页图。

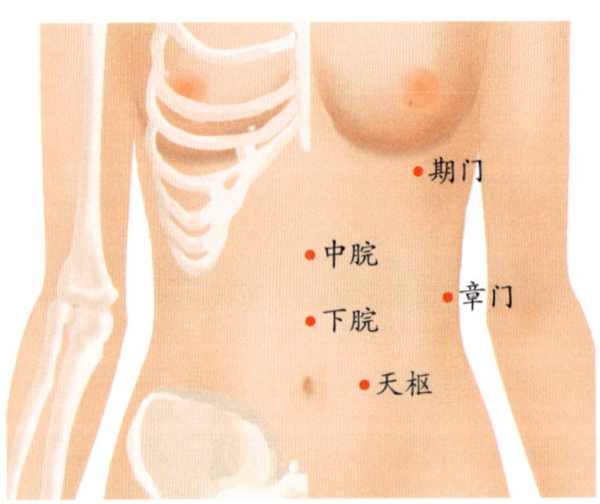

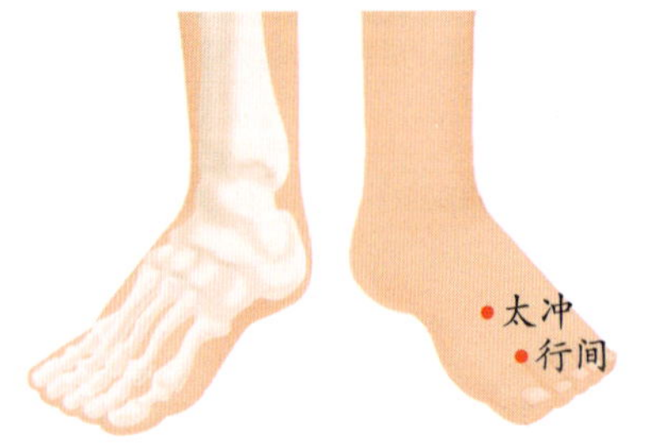

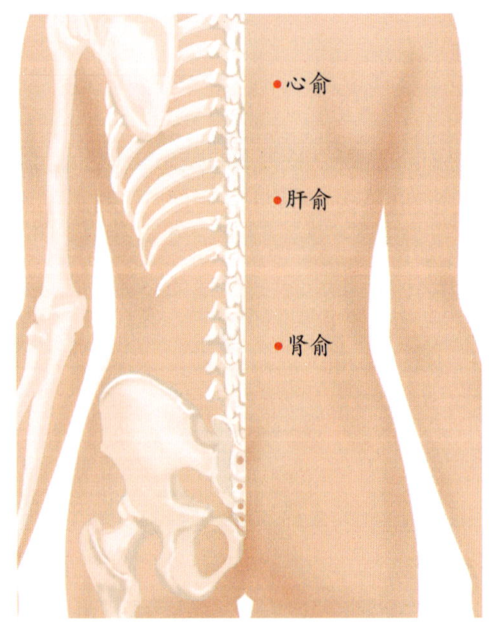

落枕

病症链接

落枕或称“失枕”，是一种常见病。通常是入睡前并无任何症状，晨起后却感到项背部明显酸痛，颈部活动受限。这说明病起于睡眠之后，与睡枕及睡眠姿势有密切关系。以颈部肌肉痉挛、酸胀、疼痛、转动失灵为主要症状。落枕病因主要有两个方面：一是肌肉扭伤，如夜间睡眠姿势不良或因睡眠时枕头不合适，引起颈部一侧肌肉紧张，使颈椎小关节扭错，时间较长即发生静力性损伤；二是感受风寒，如睡眠时受寒，盛夏贪凉，使颈背部气血凝滞，筋络痹阻。

居家按摩治疗处方

点按落枕穴，按压肩井穴，摩擦大椎穴。

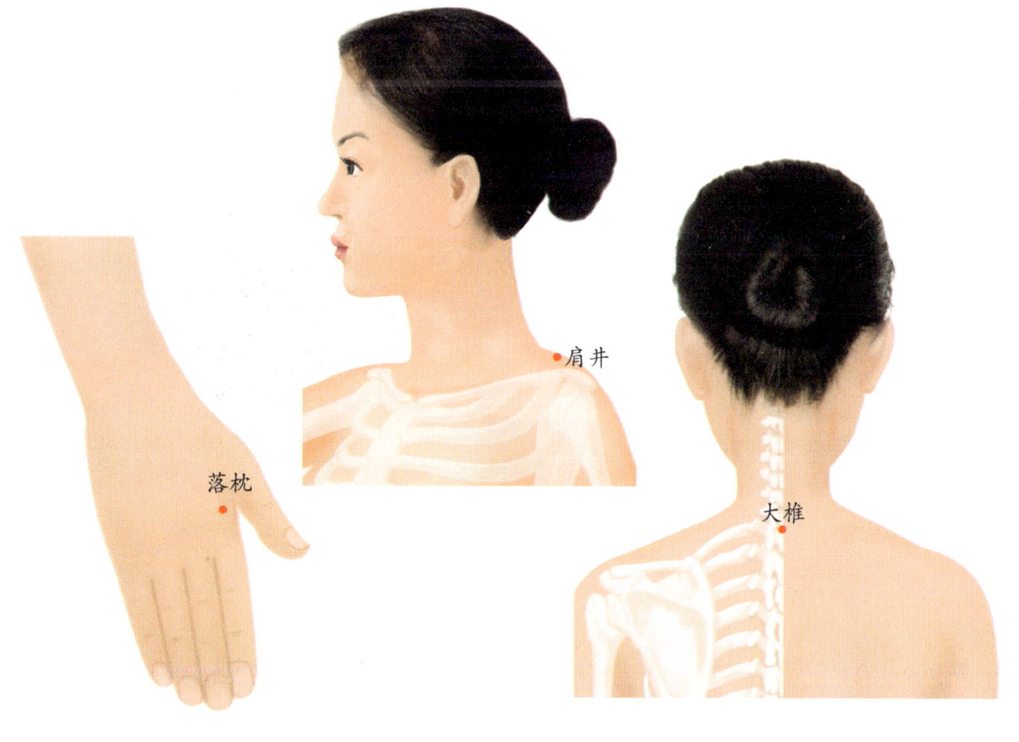

点按落枕穴

取穴窍门：中指和食指相对的掌骨之间，两指骨尽头起，向掌背侧1拇指宽处即是落枕穴。

取穴原理：治疗落枕的特效经验用穴，缓解落枕引起的颈部疼痛。

按摩方法：以拇指或食指指端点按落枕穴，待有酸胀感时再持续2~3分钟。

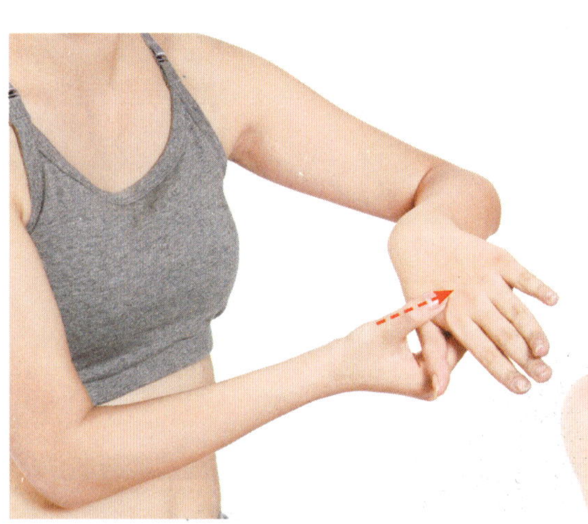

按压肩井穴

取穴窍门：双手交抱，掌心向下放在肩上，中间3指放在肩颈交会处，中指指腹所在的位置即是肩井穴。

取穴原理：放松颈部肌肉，缓解肌肉痉挛。

按摩方法：用食指或中指按压肩井穴1~3分钟，以有酸胀感为度。

摩擦大椎穴

取穴窍门：低头时，摸到颈后突起最高的高骨，在这块高骨的下方凹陷处即是大椎穴。

取穴原理：疏通经络，调理气血运行。

按摩方法：将右手4指并拢紧贴在大椎穴，适当用力反复摩擦0.5~1分钟至局部发热。

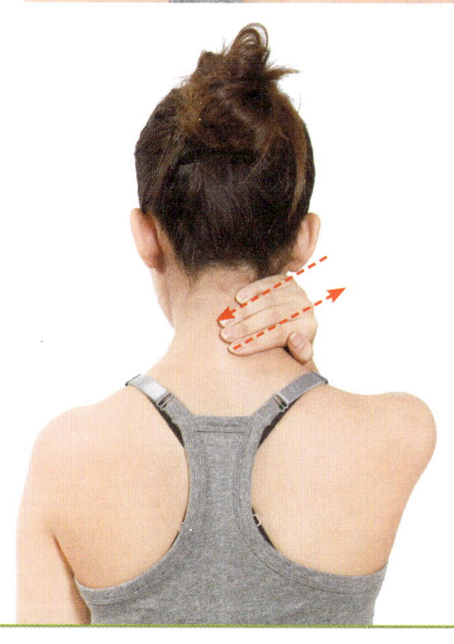

神经衰弱

病症链接

神经衰弱是指精神容易兴奋和脑力容易疲乏、常有情绪烦恼和心理生理症状的神经症性障碍。神经衰弱的特征是易兴奋、易激惹、易衰竭，常有失眠、头痛、抑郁、注意力涣散，记忆力减退和情感脆弱等。

按揉神门穴

取穴窍门：手腕部靠近小指的一侧有一条突出的筋，其与腕横纹相交的凹陷处即是神门穴。

取穴原理：可抑制神经中枢的兴奋程度，改善失眠多梦、头晕头痛等症状。

按摩方法：用一手拇指稍用力向下点压对侧手臂的神门穴后，保持压力不变，继而旋转揉动，以产生酸胀感为度。

居家按摩治疗处方

按揉神门穴，点揉内关穴穴。

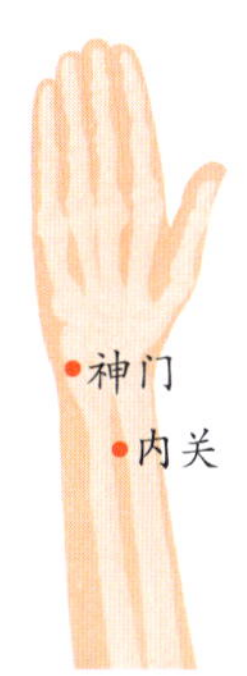

点揉内关穴

取穴窍门：一手握拳，腕掌侧突出的两筋之间的点，距腕横纹3指宽的位置即是内关穴。

取穴原理：具有益心安神、镇静宁神的作用。

按摩方法：用拇指指腹点揉内关穴1~3分钟，以有麻胀感为度。

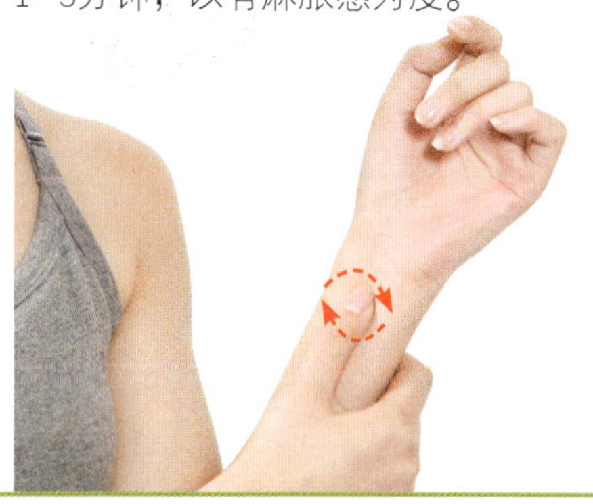

口臭

病症链接

口臭指呼出的气体具有令人厌恶的臭味。病理性口臭分为口源性口臭和非口源性口臭，口源性口臭指的是由龋齿、牙龈炎、牙周炎及口腔黏膜病等引起的；非口源性口臭是由化脓性扁桃体炎、慢性上颌窦炎、萎缩性鼻炎、急慢性胃炎、消化性溃疡、糖尿病酮症酸中毒等疾病引起的。

按压大陵穴

取穴窍门：在手掌与手臂连接处，靠近手掌的横纹，即为腕横纹，在腕横纹的中点处。

取穴原理：有泻火去湿的作用，可用于治疗上火引起的口臭、牙龈炎等。

按摩方法：左手拇指按压右手的大陵穴，时间3~5分钟，左右交换。

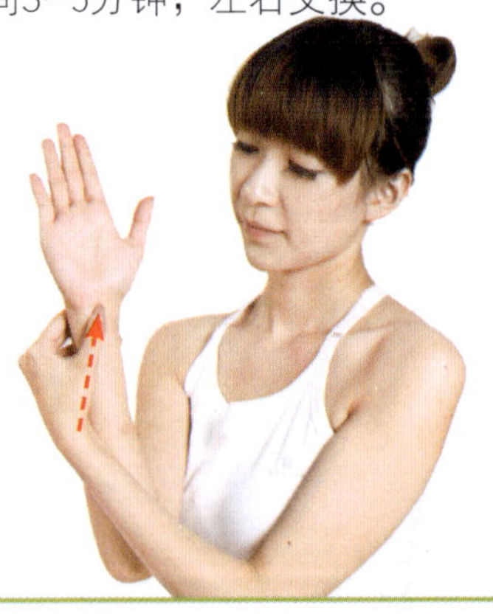

居家按摩治疗处方

按压大陵穴，按揉太冲穴。

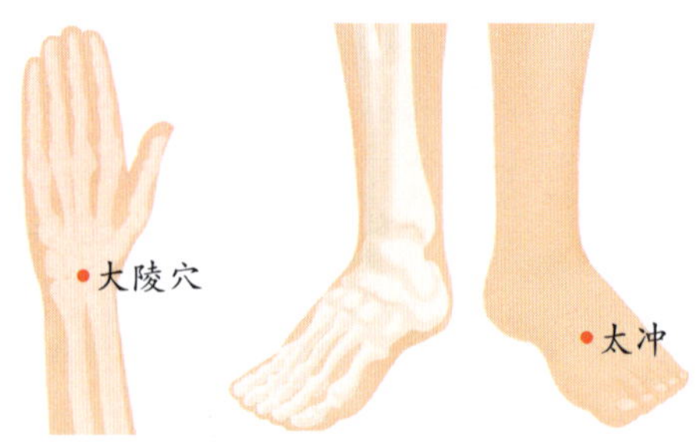

按揉太冲穴

取穴窍门：在足背部，从第1、第2趾间沿第1跖骨内侧向小腿方向触摸，摸到凹陷处即是太冲穴。

取穴原理：有清肝泄热的功效，对肝火旺盛带来的口臭有较好的缓解作用。

按摩方法：左手拇指指腹按揉右太冲穴，至酸胀感为宜，然后左右互换。

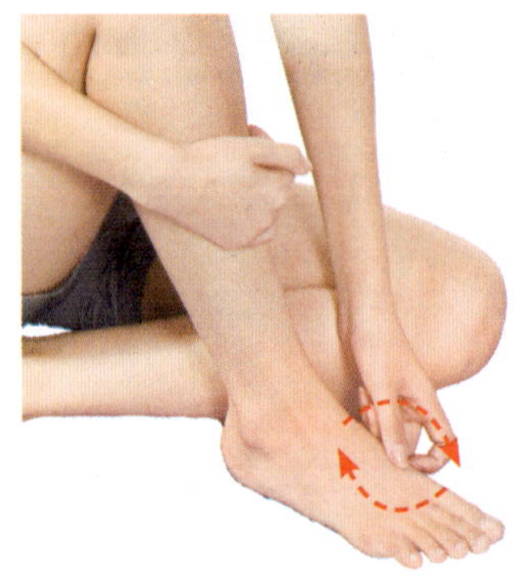

贫血

病症链接

贫血是指人体外周血中血红蛋白浓度低于正常范围下限。贫血对身体的伤害极大，会引起心率加快、头晕、乏力、气促、心悸等症状，贫血分为缺铁性、出血性、溶血性、巨幼红细胞性、再生障碍性贫血等几类。

居家按摩治疗处方

按揉血海穴，按压三阴交穴。

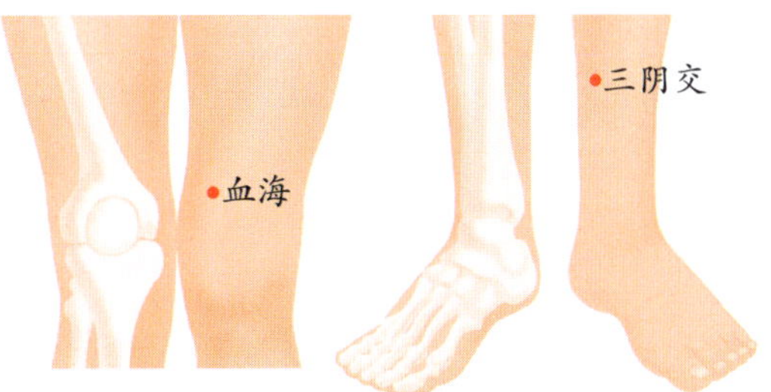

按揉血海穴

取穴窍门：大腿内侧，从膝盖骨内侧的上角，上面约3指宽筋肉的沟，一按就感觉到痛的地方即是血海穴。

取穴原理：有化血为气，运化脾血之功能，可祛除人体内的瘀血，促生新血。

按摩方法：用拇指指腹按揉两侧血海穴各5分钟，以有酸胀感为宜。

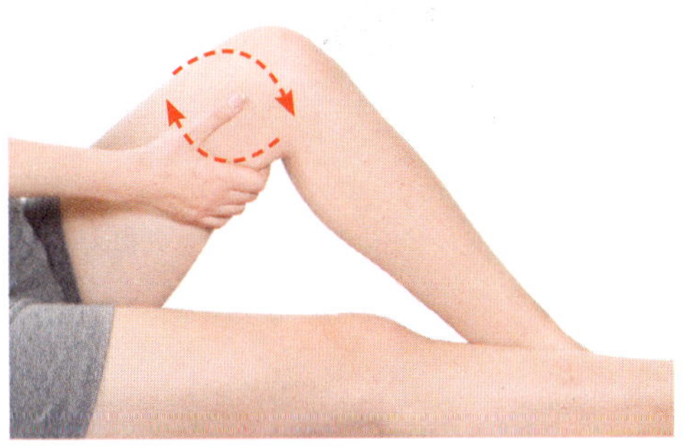

按压三阴交穴

取穴窍门：内踝尖上3寸，胫骨内侧面后缘凹陷处即是三阴交穴。

取穴原理：有调和气血、补肾养肝的功能，改善贫血所致的肤色暗淡等症状。

按摩方法：用拇指指腹用力向下按压三阴交穴1~3分钟，以有酸胀感为度。

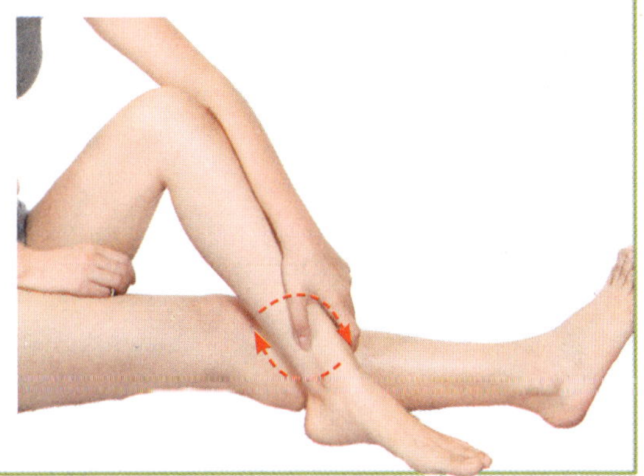

心悸

病症链接

心悸是一种可感觉到自己的心脏跳动的一种不适现象。心悸时，心跳可能过快、过慢、不规则，或是以正常速度跳动。心脏活动过度或失常、神经敏感、心律失常、焦虑、紧张、注意力高度集中等也能引起心悸。

点揉内关穴

取穴窍门：一手握拳，腕掌侧突出的两筋之间的点，距腕横纹3指宽的位置即是内关穴。

取穴原理：有疏通气血的作用，可调整心律，舒缓心悸、胸闷症状。

按摩方法：用拇指指腹点揉内关穴1~3 分钟，以有麻胀感为度。

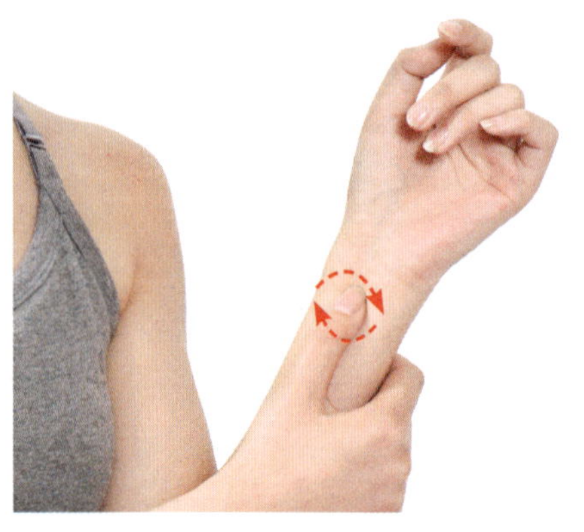

居家按摩治疗处方

点揉内关穴，点压神门穴。

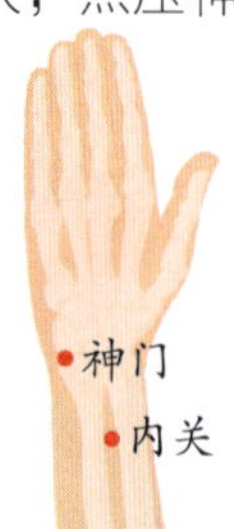

点压神门穴

取穴窍门：手腕部靠近小指的一侧有一条突出的筋，其与腕横纹相交的凹陷处即是神门穴。

取穴原理：有益心安神的作用，可用于治疗心悸、失眠等症。

按摩方法：用一手拇指稍用力向下点压对侧手臂的神门穴后，保持压力不变，继而旋转揉动，以产生酸胀感为度。

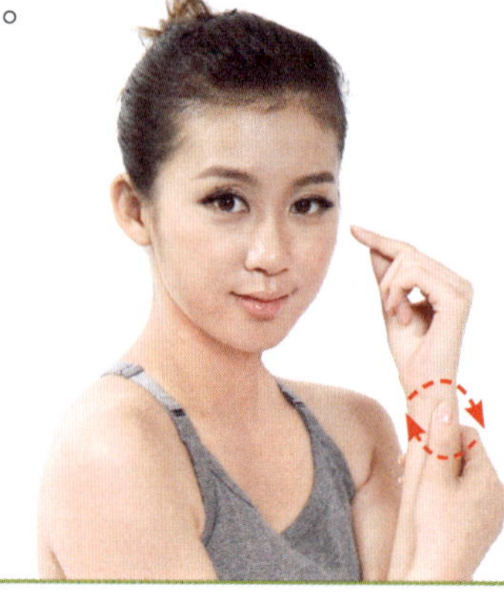

胸闷

病症链接

胸闷是一种主观感觉，即呼吸费力或气不够用，甚至发生呼吸困难。胸闷是一自觉症状，常伴随其他症状如胸痛、压迫感、心悸、喘、灼热感、吐酸水、冒冷汗、恶心、呕吐等。分为功能性胸闷和病理性胸闷，功能性胸闷是在密闭的房间内逗留较长时间，或遇到某些不愉快的事情产生的胸闷；病理性胸闷多由呼吸道受阻、肺部疾病、心脏疾病、膈肌病变、体液代谢和酸碱平衡失调等引起。

中医理论认为，胸闷多与肝气不舒有关，中医的“肝脏”与西医的在定义上是不同的，中医肝的功能包含了控制情绪、调畅气机、促进消化吸收、滋养筋膜、储存血液等，紧张易怒的情绪会影响肝的正常生理功能，造成气机无法正常分布，导致胸闷，因此调理胸闷以疏肝理气为主。

居家按摩治疗处方

点压内关穴，按揉外关穴，掐按四缝穴，按压膻中穴。

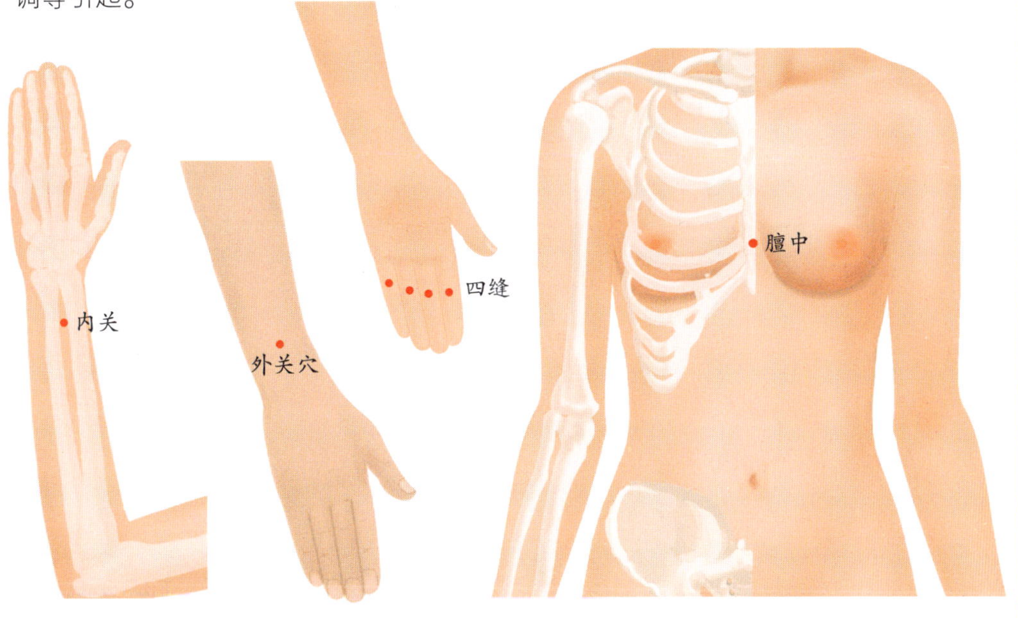

点压内关穴

取穴窍门：一手握拳，腕掌侧突出的两筋之间的点，距腕横纹3指宽的位置即是内关穴。

取穴原理：有益心安神、宽胸理气的功效，能增强心脏的功能，缓解胸闷、胸痛等症状。

按摩方法：用一只手的拇指，稍用力向下点压对侧手臂的内关穴后，保持压力不变，继而旋转揉动，每次按揉20~30次。

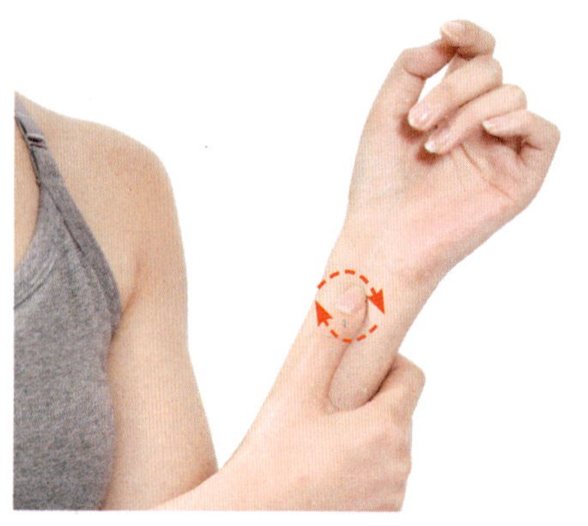

按揉外关穴

取穴窍门：在前臂背侧，手腕横纹向上3指宽处，与正面内关穴相对。

取穴原理：有联络气血的作用，可缓解胸胁痛及胸闷等症状。

按摩方法：用左手拇指指端用力按揉右侧外关穴1分钟。然后用右手拇指再按揉左侧外关穴1分钟。

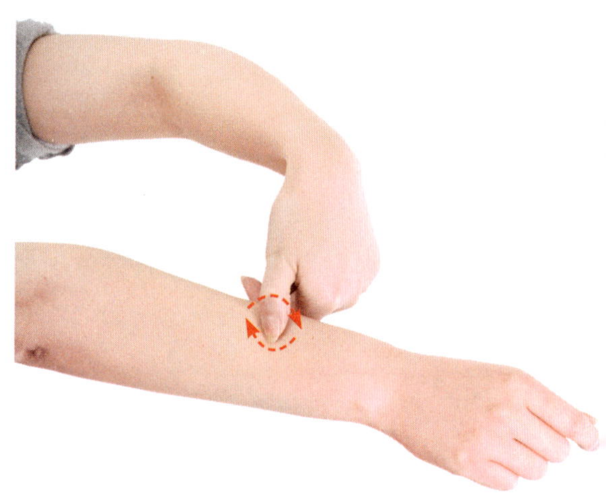

掐按四缝穴

取穴窍门：在两手2~5指的掌面，指间第2关节横纹的中点即是四缝穴。

取穴原理：宽胸理气、调和脏腑，对于脘腹胀满、消化不良引起的胸闷不适，有很好的疗效。

按摩方法：用拇指指端用力掐按四缝穴1分钟，以略感疼痛为度。

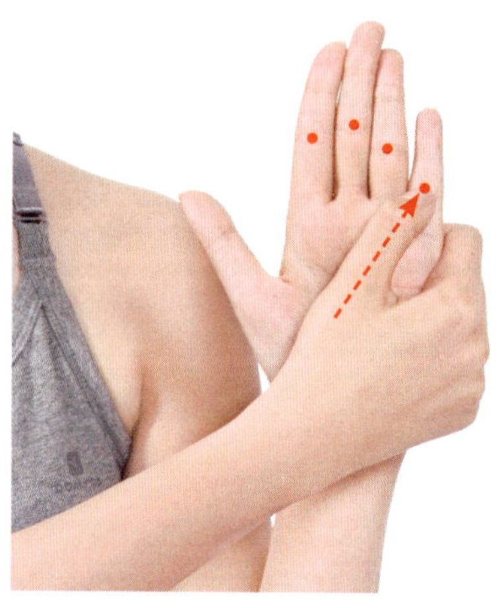

按压膻中穴

取穴窍门：两乳头连线的中点即是膻中穴。

取穴原理：可提高心脏的工作能力，缓解胸闷、呼吸困难等症。

按摩方法：用食指或中指指腹按压膻中穴，力度适中，至胸闷缓解即可。

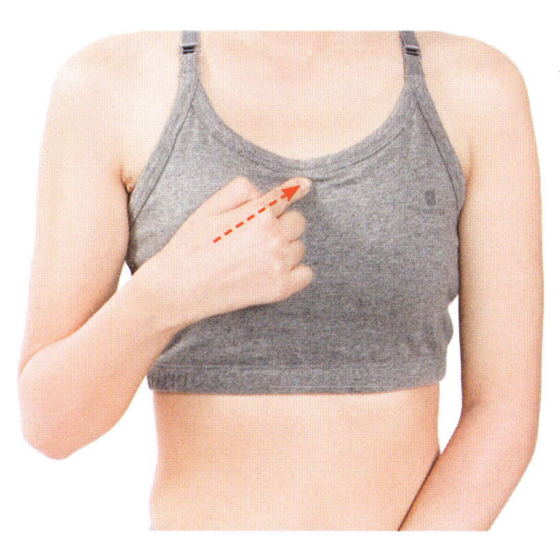

注意事项

- 注意卫生，戒烟，避免在尘埃多的地方停留，并避免接触刺激性的气体。
- 风和日丽的天气，要外出晒晒太阳、散步、做一些体育活动，最好每天坚持30分钟的呼吸锻炼和深呼吸运动。这样，既能够促进支气管的通气功能，又可以增强肺泡的弹性和血液供给。
- 预防感冒，及时防治各种呼吸系统疾病，可适当服用一些养肺的中成药，以提高机体的抗病能力。
- 注意情志调节，郁闷、心情不舒畅等不愉快的情绪会引起胸闷气短。因此，遇到不顺心的事不要生闷气，凡事想开一些，切勿太钻牛角尖。
- 气温过低、阴雨和大风天气应尽量减少户外活动，否则容易导致胸闷症状加剧。

精选小偏方

双仁糊

取核桃仁、桃仁各250克，红糖1000克。先将前2味加少量水煎至软，然后捣烂，再与红糖混合调匀成稠糊状。每次服50克，每日服3次，温开水送服。本方具有益气养血之功效，主治气血两虚为主的胸闷心痛。

紧张快速的工作，往往会使上班族受到职业病的困扰。很多职业病如果不及时根除，就会造成终身顽疾。这里介绍一些为上班族量身打造的推拿方法，随时随地都可以做，简单有效。

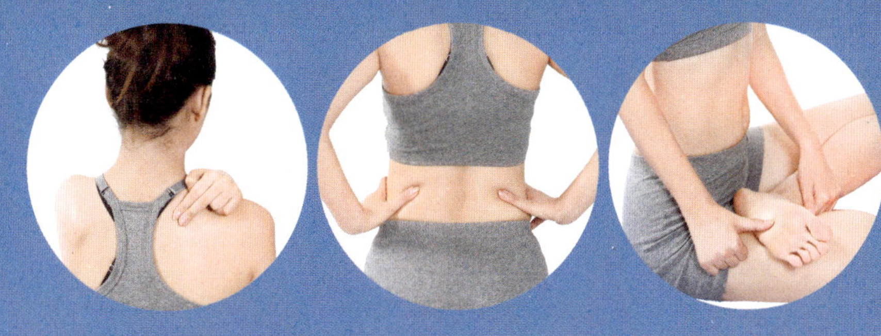

第八章

职场疲劳一扫光

——自己动手舒筋活络

颈椎病

病症链接

颈椎病又称颈椎综合征，是一种以退行性病理改变为基础的疾患。主要由于颈椎长期劳损、骨质增生，或椎间盘脱出、韧带增厚，致使颈椎脊髓、神经根或椎动脉受压，导致一系列功能障碍的临床综合征。颈椎病的主要症状表现为头、颈、肩、背、手臂酸痛、脖子僵硬，活动受限。

病因病机

1.中医学认为年老体衰，肝肾不足，气血亏虚，筋骨失养；或伏案久坐，劳损筋肉；或感受外邪，外邪客于经脉，气血不通；或扭挫损伤，气血瘀滞，而发为本病。

2.西医学认为由于颈椎间盘退变，椎体骨质增生，韧带钙化等病变导致椎间隙变窄，椎间孔缩小，神经根、脊髓、颈部交感神经或椎动脉受到压迫或刺激而致。

症状表现

患者早期常感到颈部僵硬、酸胀、疼痛等不适，可伴有头痛、头晕、恶心、肩背酸痛，并放射至臂部或手指，颈部活动受限。重者可出现手指发麻无力，肢体酸软无力，甚至大小便失禁、瘫痪等症。

居家按摩治疗处方

按压后溪穴，按揉悬钟穴，拨手三里穴，按揉肩外俞穴。

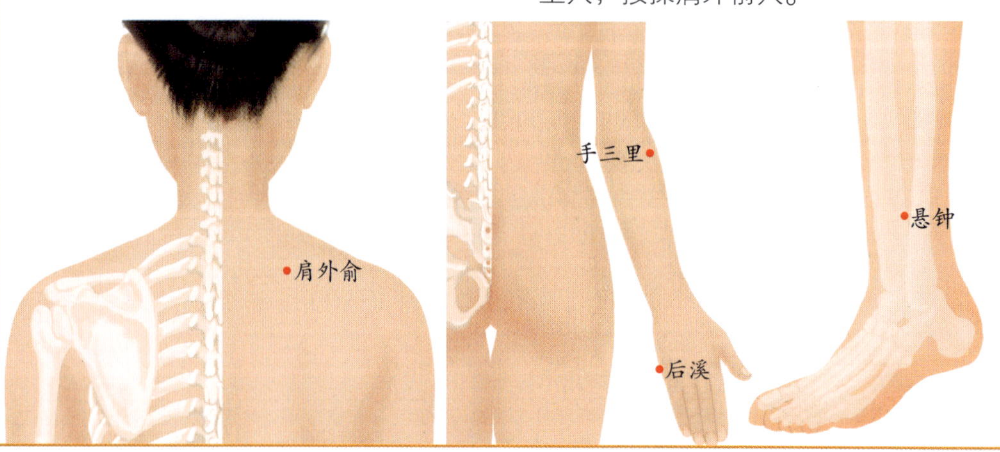

按压后溪穴

取穴窍门： 屈臂成45度角，轻握拳，在小指近侧边凸起如火山口状处即是后溪穴。

取穴原理： 调理督脉气息，调整颈椎紧张状态。

按摩方法： 轻握拳，用一手轻握另一手掌背，用拇指指尖垂直向着掌心，向下按压后溪穴1~3分钟。

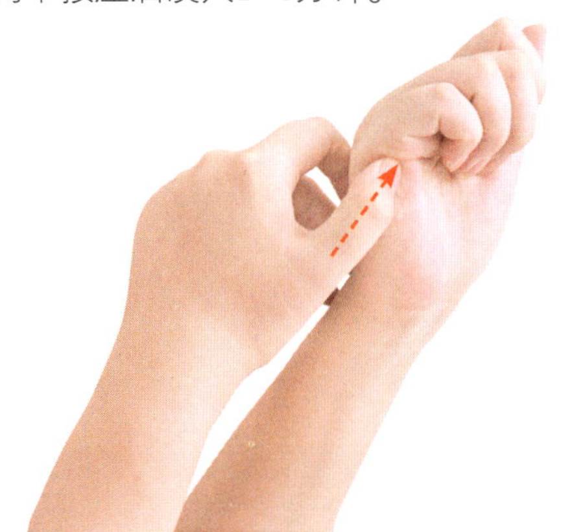

按揉悬钟穴

取穴窍门： 小腿的外侧缘，外踝尖直向上量3寸即是悬钟穴。

取穴原理： 能改善头颈部血液循环，舒筋养骨，通经活络。

按摩方法： 用大拇指指腹按揉悬钟穴，其余4个手指把住小腿，每次坚持3~5分钟。

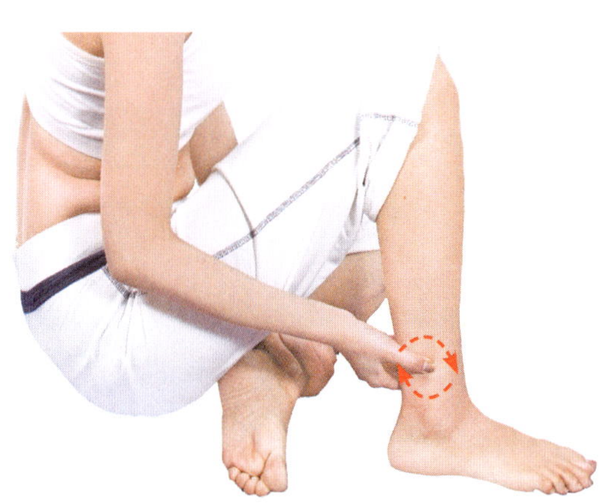

拨手三里穴

取穴窍门： 胳膊弯曲90度角，掌心向下，肘尖和肘关节内侧的横纹中点往下量2寸即是手三里穴。

取穴原理： 通利头部阳经，改善颈椎病压迫神经引起的上肢麻木。

按摩方法： 用一手的大拇指指腹从里向外拨手三里穴，以有酸胀或胀疼的感觉为度。

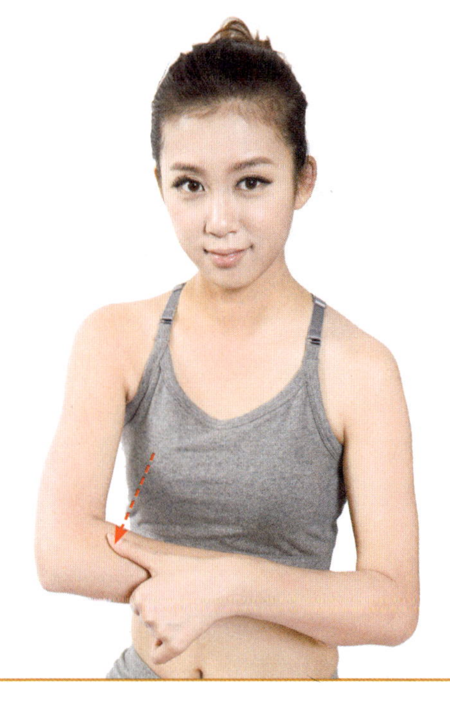

按揉肩外俞穴

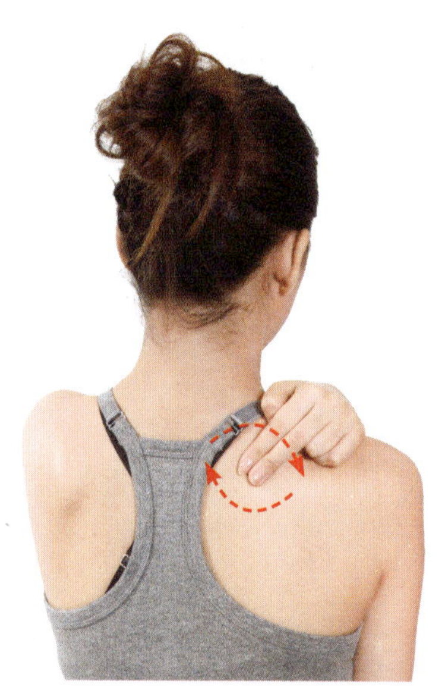

取穴窍门：低头时后颈部最突起的椎体往下数1个棘突，在其下方旁开3寸即是肩外俞穴。

取穴原理：疏通经络，放松上半身的神经肌肉，缓解颈部疼痛。

按摩方法：用一手绕过胸前置于另一侧的肩上，然后用食指和中指并拢按揉肩外俞穴，以有酸痛感为度。

注意事项

- 注意纠正不良的体位和姿势，不要偏头、耸肩，保持脊柱的正直，昂首挺胸，眼睛平视，双肩自然下垂。
- 不断改变头部及颈部体位，避免长时间保持一种姿势。
- 睡时选择高低合适的枕头，并调整睡姿，可取侧卧位或仰卧位，不宜俯卧。
- 注意颈椎保暖，不要让颈椎直接处于电扇、凉水、空调等低温条件下。
- 改善工作环境，减小劳动强度，避免头颈负重。
- 颈椎病患者应当避免参加重体力劳动，提取重物等，平常应当注意保护颈部，防止其受伤。
- 及早彻底治疗颈肩、背软组织劳损，防止其发展为颈椎病。

精选小偏方

敷热盐包或姜丝

在小口袋里放点炒热的盐，稍微凉一下，放在颈椎上，等全凉了拿下来炒热后再敷，反复操作30分钟；或者将切成丝的生姜放进口袋，系在颈部。这两种方式都可以促进颈部血液循环，缓解颈椎疼痛。

烦躁紧张

病症链接

现代社会生活快节奏及工作压力的增加，使得越来越多的人心情紧张、烦躁，这种不良的情绪会对身体造成很大的危害，如易引发高血压、冠心病、冠状动脉痉挛、缺血性心绞痛、心肌梗死等疾病。

居家按摩治疗处方

揉压膻中穴，捏揉合谷穴，按掐风池穴。

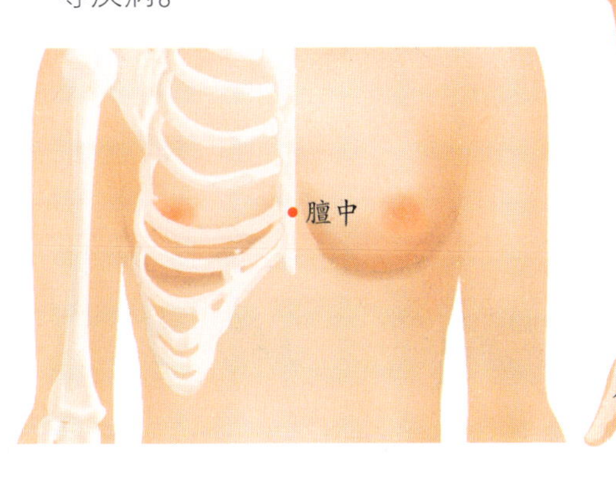

揉压膻中穴

取穴窍门：两乳头连线的中点即是膻中穴。

取穴原理：有宁心神、开胸除闷等作用，可以理顺人的气息，消除烦躁不安等不良情绪。

按摩方法：用大拇指指腹稍用力揉压膻中穴，每次揉压约5秒，休息3秒。

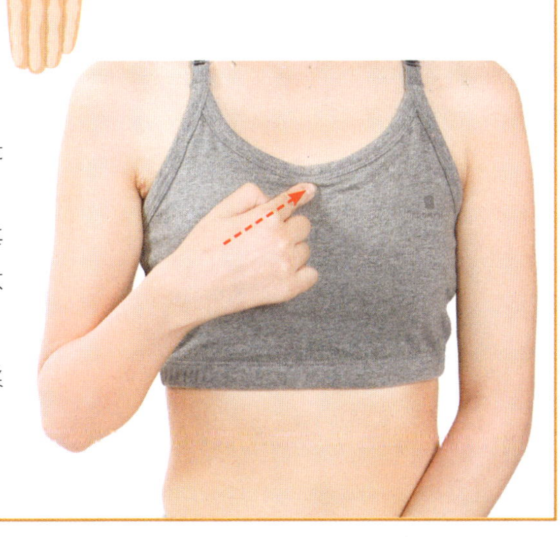

捏揉合谷穴

取穴窍门：一手拇指弯曲，另一手虎口分开，弯曲的拇指指间关节卡在另一只手张开的虎口处，自然落下，拇指尖处即是。

取穴原理：对烦躁、紧张引起的失眠、神经衰弱等症有一定的缓解作用。

按摩方法：用食指、拇指夹住合谷穴捏揉，捏揉时缓缓呼气，吸气时手不要动。每侧按揉2~3分钟，左右各4~5次。

按掐风池穴

取穴窍门：颈部耳后发际下的凹窝内，相当于耳垂齐平的位置即是风池穴。

取穴原理：有调节情志的功能，缓解紧张或者焦虑等不良情绪。

按摩方法：闭目放松，用双手拇指或食指向耳尖食指用力点揉两侧风池穴1~2秒后，放松，再点按1~2秒，如此反复操作1分钟。

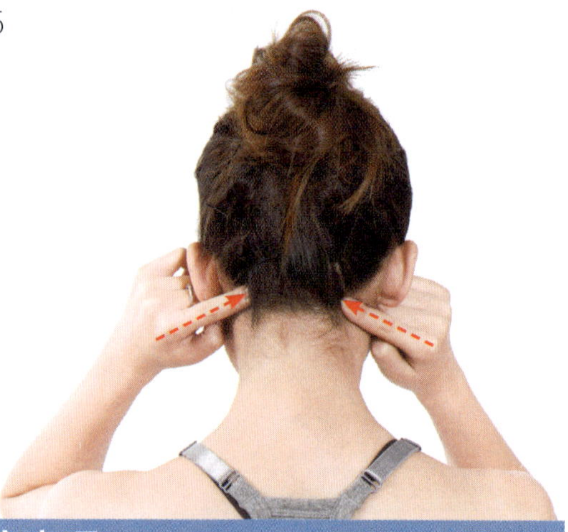

注意事项

- 放松心灵，松弛精神，可听些轻松的音乐，因为音乐不仅可以使人心情舒畅，从中得到美的享受，还可以培养注意力集中的能力并能松弛情绪。
- 暂时有意识地放下或忘记自己心目中日常学习的功课和一般性工作事务。
- 平时的生活要有规律，合理安排时间，做到有张有弛、劳逸结合。
- 当遇到困难与挫折时，要保持宽容、大度的心态，使自己尽快从困境中走出来。

精选小偏方

香蕉草莓饮

将香蕉100克去皮，切成小块；再将草莓50克去蒂，切成丁。然后把切好的草莓、香蕉及适量冰块、酸奶、柠檬汁一起放入果汁机中，搅打成汁，每日服1次。

心理压力

病症链接

压力虽然不是一种疾病，但是过度的压力会使人容易疲倦、暴躁、焦虑，对人体造成很大的伤害，因此我们在面对生活及学习的压力时，要学会抛掉包袱，轻松乐观地面对生活。

居家按摩治疗处方

揉百会穴，推太阳穴，点按巨阙穴。

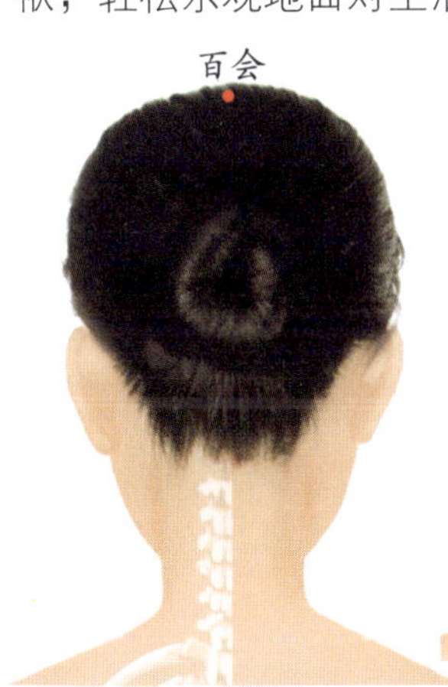

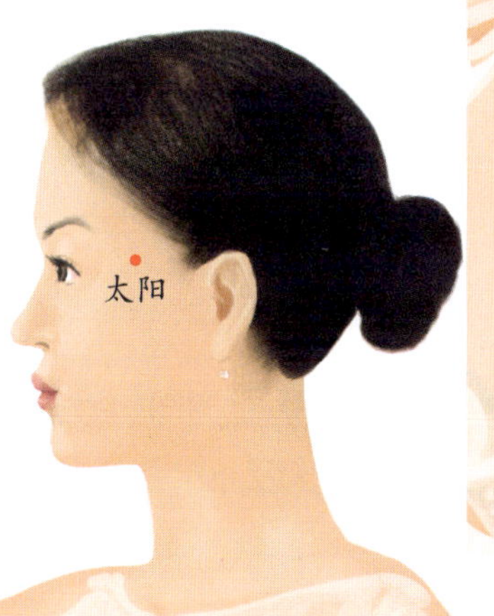

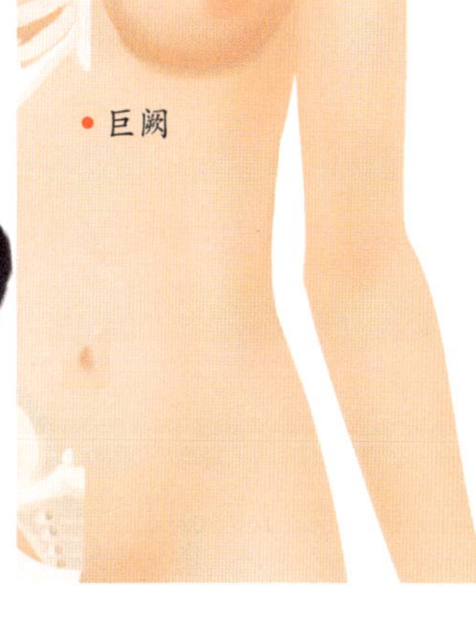

揉百会穴

取穴窍门：头顶部，两耳尖连线的中点处。

取穴原理：可使人保持愉悦的心情，解除烦恼，消除思想压力。

按摩方法：用一只手食指、中指、无名指按头顶，用中指揉百会穴，其他两指辅助，顺时针转36圈。

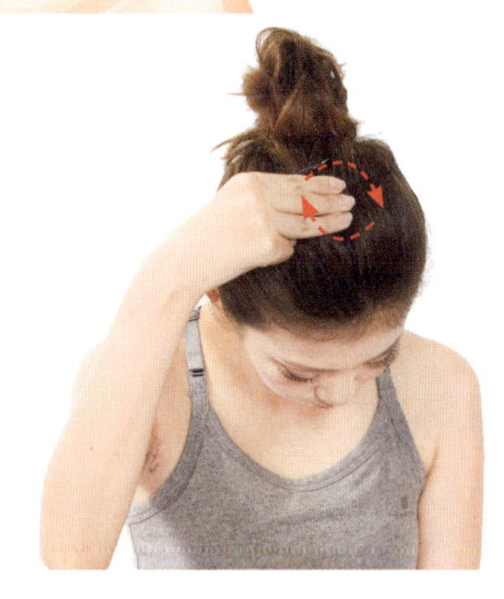

推太阳穴

取穴窍门：头部侧面，眉梢和外眼角中间向后1横指凹陷处。

取穴原理：可促进头颈肩部的血液循环，放松紧张情绪。

按摩方法：用拇指和食指同时按揉两侧太阳穴2分钟。

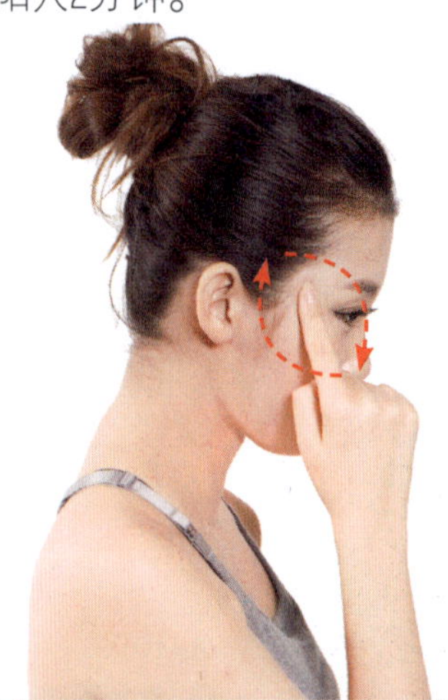

点按巨阙穴

取穴窍门：肚脐中点上6寸处即是巨阙穴。

取穴原理：有理气宽中、养血安神的作用，可抚平紧张、烦闷等不良情绪。

按摩方法：晚饭后两小时，最好是睡前用拇指或食指辅以无名指点按巨阙穴约10分钟，按至穴位发热为止。

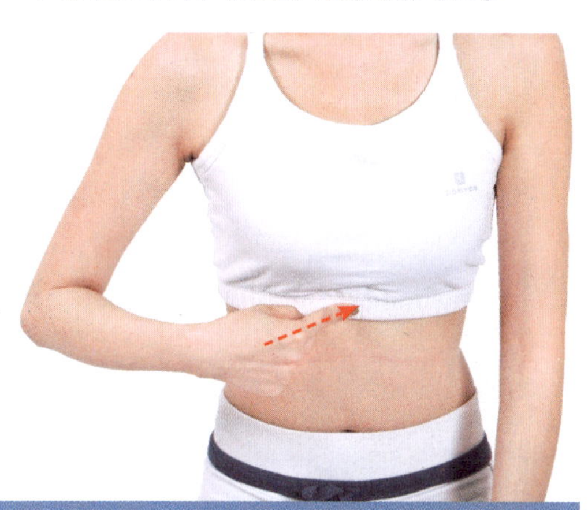

注意事项

- 避免劳累，适当减小工作强度。
- 不要把工作当成一切，分出一些时间给家庭、朋友、嗜好等，最重要的是娱乐，娱乐是对付压力的良方。
- 一天中多进行几次短暂的休息，做做深呼吸，呼吸一下新鲜空气，可以使大脑放松，防止压力情绪的形成。
- 不要把受到的批评个人化而扩大负面情绪，当受到反面的评论时，你就把它当成能够改进工作的建设性批评。

精选小偏方

枣仁莲子粥

取酸枣仁10克、莲子20克、枸杞20克、粳米100克。将以上食材全部洗净，加水共同煮粥，可适量加糖。此粥可经常食用，具有安神、补脑之效。

近视

病症链接

近视是一种由于远处的物体不能在视网膜汇聚，而在视网膜之前形成焦点，因而造成视觉变形、视远物模糊的眼部疾病。导致近视的原因有很多，一般多由长时间地近距离看书写字和长期在照明不良条件下阅读、书写引起的。

病因

1.遗传因素： 近视有一定遗传倾向，已被公认，高度近视更是如此。

2.发育因素： 刚出生的婴儿眼球较小，但随着年龄的增长，眼轴也逐渐加长，至青春期方发育正常。如用眼过度，则形成近视，此种近视称为单纯性近视，多在学龄期开始。

3.不良用眼习惯： 如用眼时间过长，在车上看书或玩电子设备，阅读时光线过暗或坐姿不正等，这些均可造成近视。

症状表现

近视最突出的症状是远视力降低，但近视力可正常。

居家按摩治疗处方

点按睛明穴，按压攒竹穴，按压风池穴。

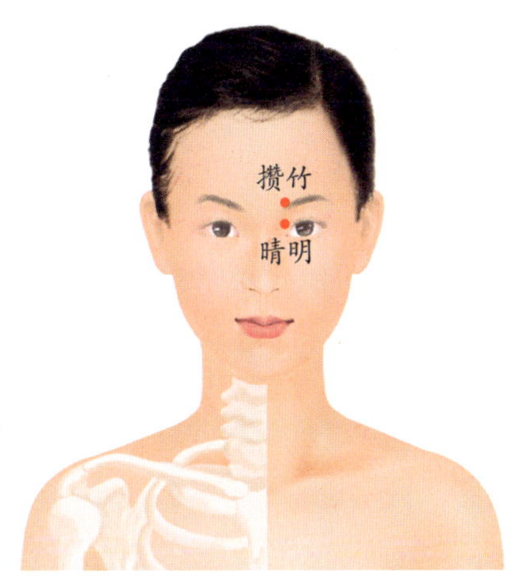

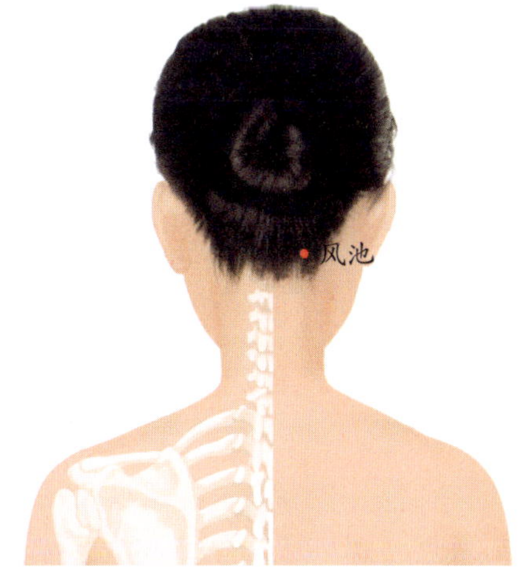

点按睛明穴

取穴窍门：鼻梁旁与内眼角的中点凹陷处即是睛明穴。

取穴原理：有疏调眼部气血的作用，可保护视力，预防近视。

按摩方法：用食指指尖点按睛明穴，按时吸气，松时呼气，共36次，然后轻揉36次，每次停留2～3秒。

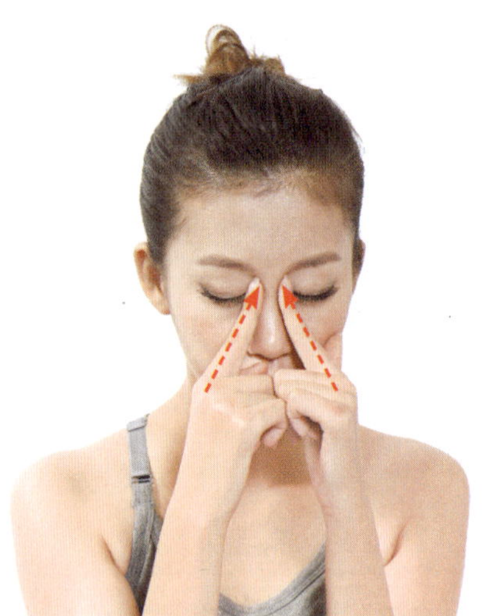

按压攒竹穴

取穴窍门：眉毛内侧边缘凹陷处即是攒竹穴。

取穴原理：调整眼部血液循环，缓解用眼过度引起的眼疲劳。

按摩方法：双目闭合，用双手的食指指腹稍加用力，轻轻按压攒竹穴1分钟。

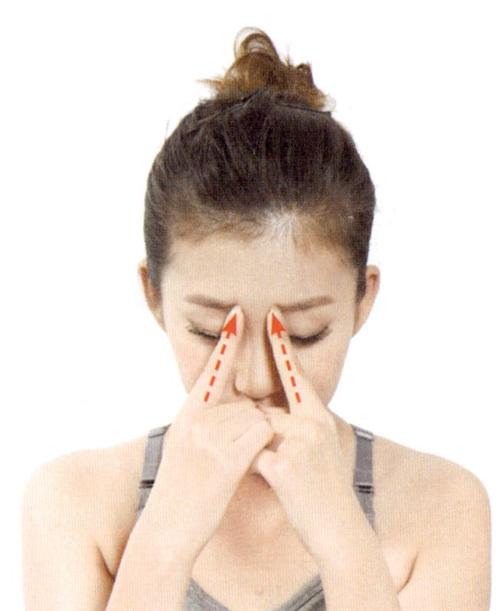

按压风池穴

取穴窍门：颈部耳后发际下的凹窝内，相当于耳垂齐平的位置即是风池穴。

取穴原理：有通利官窍的功能，对青少年假性近视有一定的治疗作用。

按摩方法：双手抱拢头部，用双手拇指或食指指腹按压两侧的风池穴约1分钟。

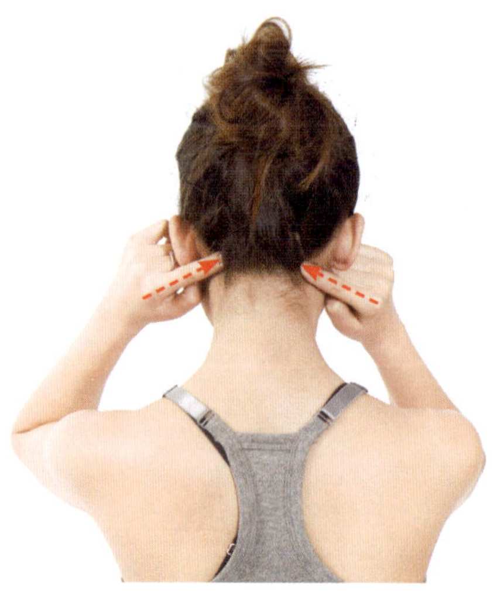

全身疲劳

病症链接

全身疲劳是一种主观不适的感觉，既可能是由于高强度的体力劳动引起的，也可能是长时间的脑力劳动或精神紧张等原因造成的。一般性的疲劳经过充足的睡眠即可得到缓解，也可通过按摩穴位来缓解。

居家按摩治疗处方

按压气海穴，按掐足三里穴，按压关元穴、按压志室穴，按揉涌泉穴。

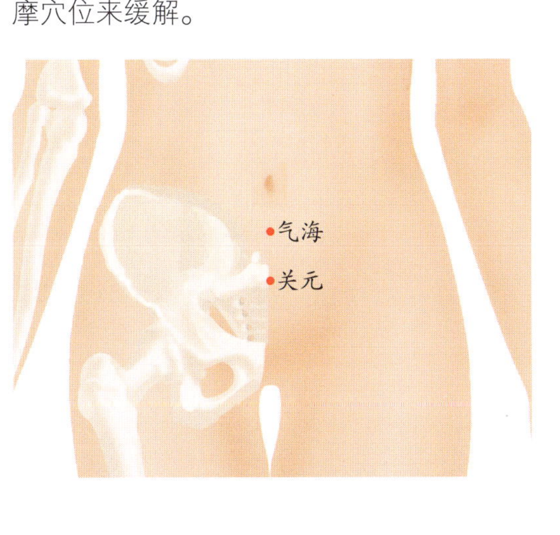

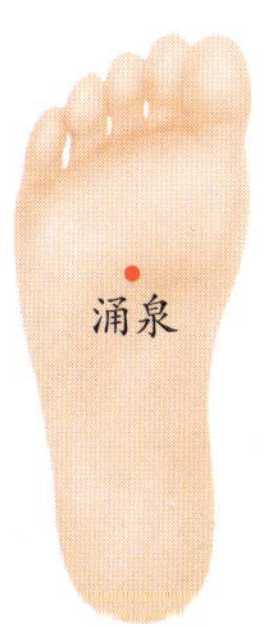

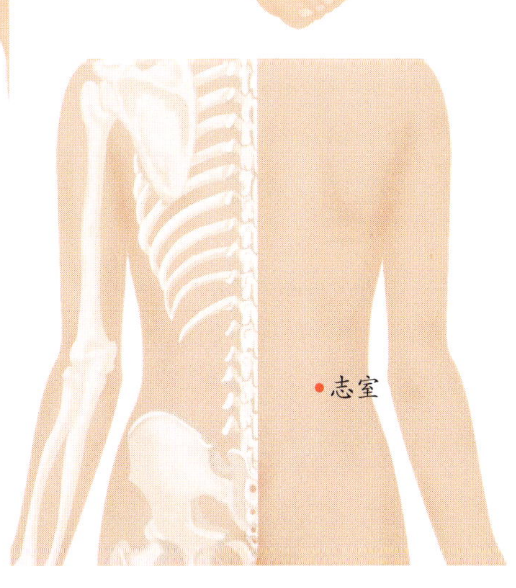

足三里

按压气海穴

取穴窍门：从肚脐中央向下量1.5寸处即是气海穴。

取穴原理：有增强体质的作用，改善全身疲劳的状况。

按摩方法：用拇指或食指指腹按压气海穴3~5分钟，力度适中。

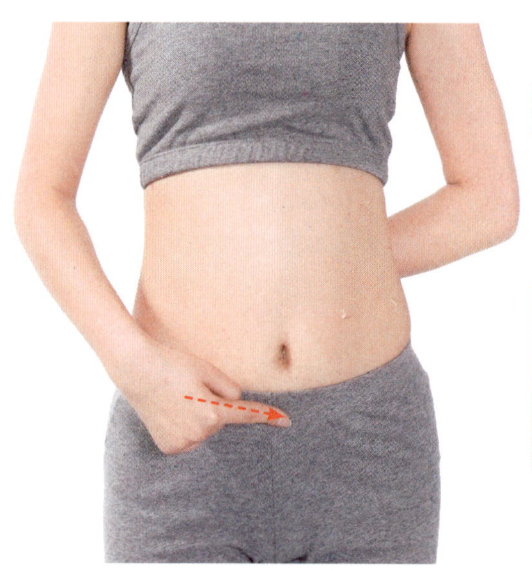

按掐足三里穴

取穴窍门：在小腿前外侧，外膝眼下3寸，距胫骨前缘1横指（中指）处。

取穴原理：有调节机体免疫力、增强抗病能力的作用，使身体充满活力。

按摩方法：用拇指指端按掐足三里穴，一掐一松，以有酸胀、发热感为度，连做36次，两侧交替进行。

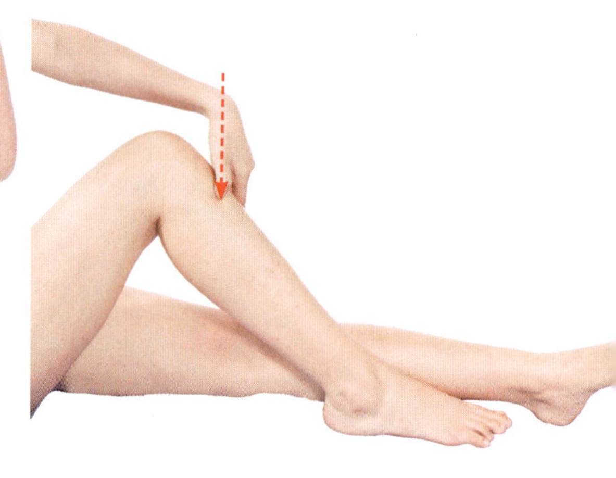

按压关元穴

取穴窍门：从肚脐正中央向下量3寸的位置即是关元穴。

取穴原理：可以培补元气，导赤通淋，改善全身疲劳的作用。

按摩方法：以关元为圆心，用手掌做逆时针及顺时针方向摩动3~5分钟，然后随呼吸按压关元穴3分钟。

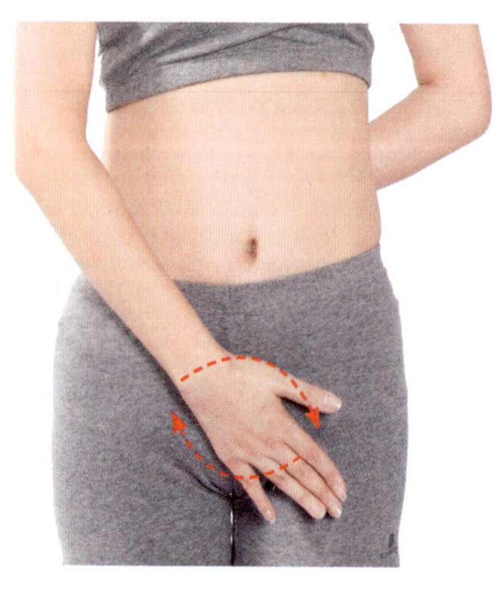

按压志室穴

取穴窍门：先确定第12胸椎，依次往下数至第2腰椎，在其棘突下旁开3寸处即是志室穴。

取穴原理：有强壮腰膝的作用，缓解腰部疼痛等不适感觉，消除全身疲惫感。

按摩方法：站立，两手叉腰，两手拇指指端按住穴位，力度适中，按压或揉压3~5分钟。

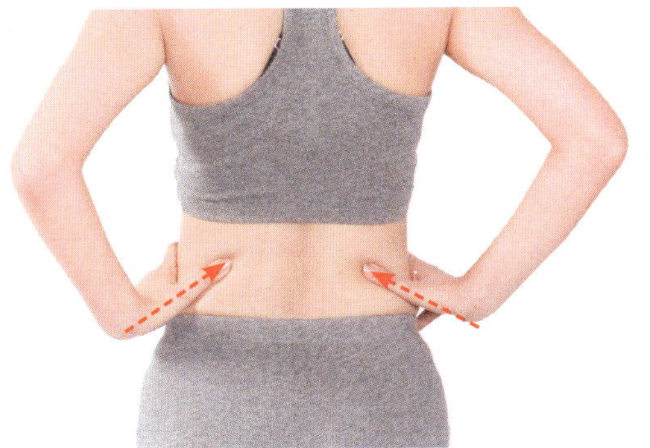

按揉涌泉穴

取穴窍门：抬起脚，脚趾弯曲，足底最凹陷处即是涌泉穴。

取穴原理：可促进血液向外周流动，使身体充满活力。

按摩方法：将手掌搓热，用一手拇指或食指指腹适当用力按揉对侧涌泉穴1分钟。

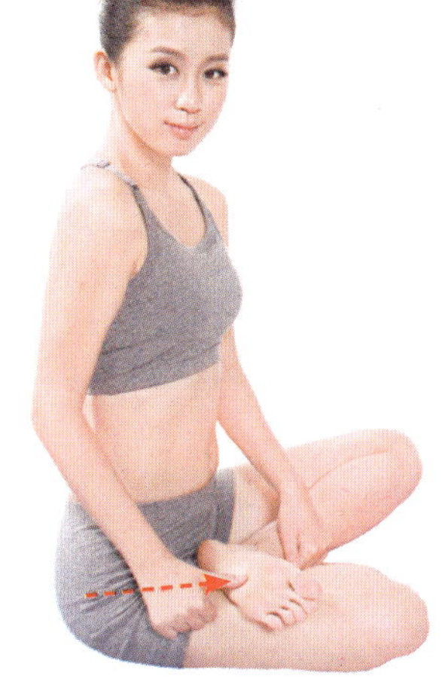

注意事项

- 保证充足的睡眠。另外，听音乐、练书法、绘画、散步等也有助于解除疲劳。
- 注意营养的搭配，选择食用含蛋白质、脂肪和B族维生素的食物，如豆腐、牛奶、鱼肉等；多食水果、蔬菜，适量饮水也有助于消除疲劳。
- 适当参加体育锻炼和文娱活动，感觉疲劳时应多休息。
- 应调整好心态，保持情志舒畅。

精选小偏方

牛奶大米粥

将大米100克放入锅中，加适量清水烧开，煮成粥后关火，再加入250毫升牛奶搅匀，待粥稍凉后加白糖10克拌匀即可。

突发疾病由于来得突然，会使人措手不及。有的人由于不了解应急救治方法，而酿成悲剧。掌握常见突发病的推拿方法，关键时刻就会『化险为夷』。

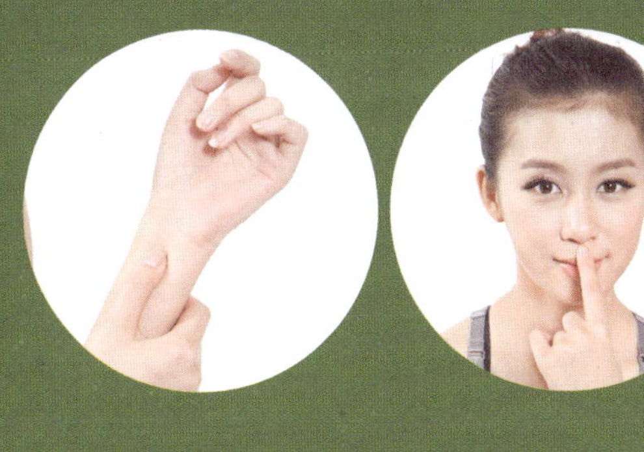
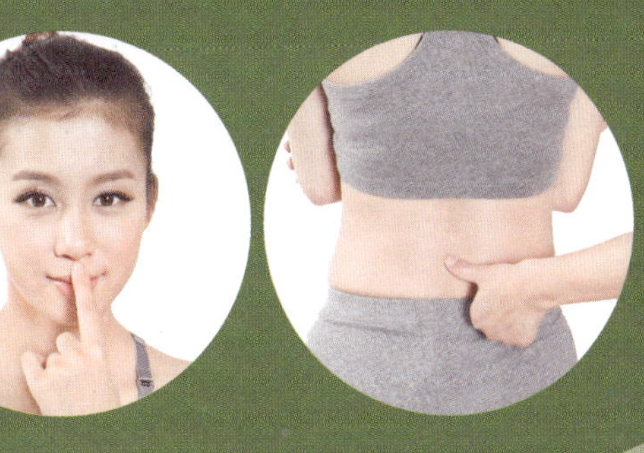

第九章 家庭自救方案

——突发病症的应急推拿

鼻出血

病症链接

鼻出血又称鼻衄，多因鼻腔病变引起，也可由全身疾病所引起，偶有因鼻腔邻近病变出血经鼻腔流出者。鼻出血多为单侧，亦可为双侧；可间歇反复出血，亦可持续出血；出血量多少不一，轻者仅鼻涕中带血，重者可引起失血性休克；反复出血则可导致贫血。

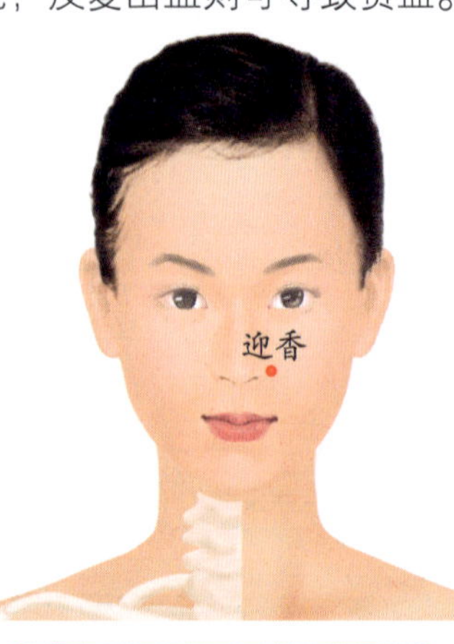

按揉迎香穴

取穴窍门：位于人体鼻翼外缘中点旁，鼻唇沟中间。

取穴原理：对治疗鼻出血有较好的作用。

按摩方法：用两只手的食指指腹按住迎香穴，由内而外转36圈。

居家按摩治疗处方

按揉迎香穴，按压孔最穴，按压上巨虚穴。

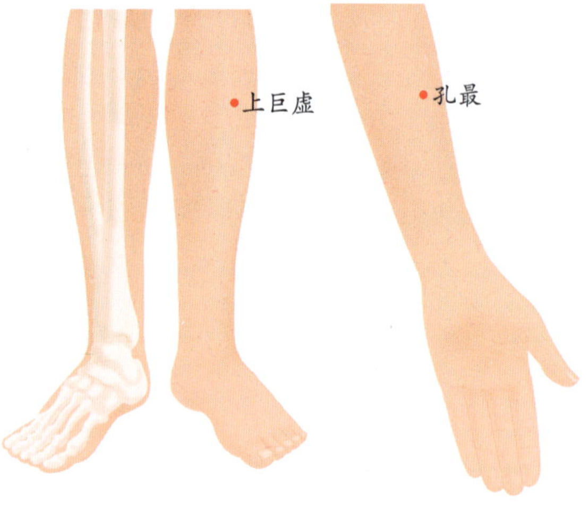

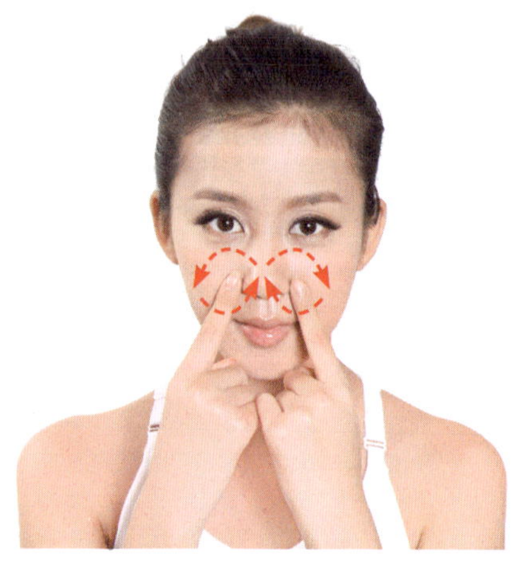

按压孔最穴

取穴窍门：在前臂掌面桡侧，尺泽穴与太渊穴连线上，腕横纹上7寸。

取穴原理：具有清热止血、润肺理气的功用，可用于治疗天气干燥引起的鼻出血。

按摩方法：用拇指指腹用力按压孔最穴2～3分钟，以略感酸痛为度。

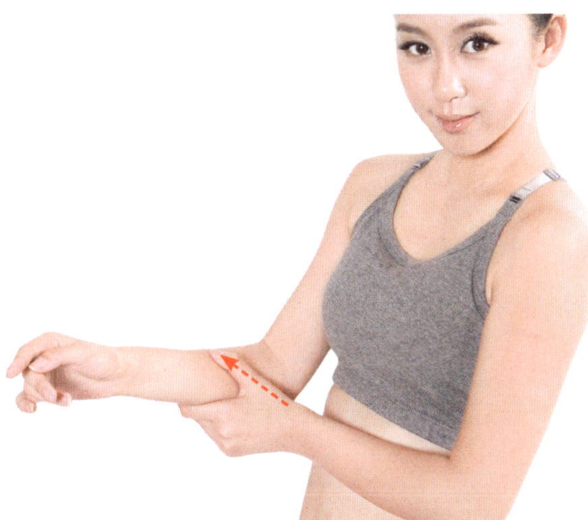

按压上巨虚穴

取穴窍门：正坐，屈膝90度角，手心对髌骨，手指朝向下，无名指指端处向下量3寸即是上巨虚穴。

取穴原理：有引导人体气血下行的作用，可减轻鼻腔出血部位的压力。

按摩方法：用拇指或食指指腹垂直用力按压上巨虚穴3秒钟后放松，重复操作10次，以有酸痛感为度。

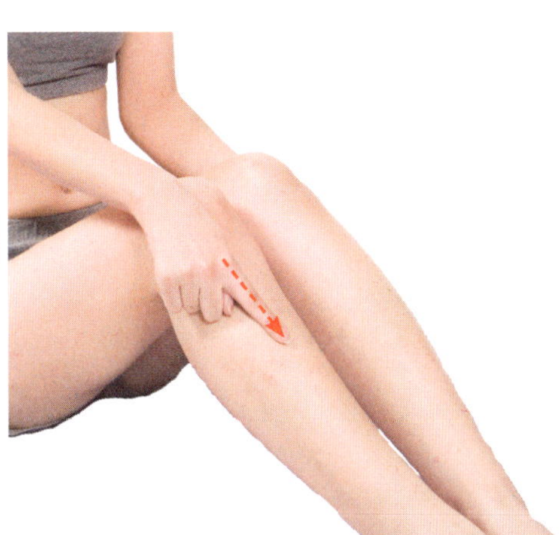

注意事项

- 发现鼻出血时，应采取坐位或半卧位，头稍向前倾，用纸巾擦拭鼻血，使患者精神放松。
- 鼻子刚出血时，或出血之后可在患者的额部和颈部进行冷敷，用于冷敷的毛巾要每2分钟浸冷水1次。
- 患者应多食蔬菜、水果；禁食性热的食物，如羊肉、葱、姜等。
- 培养患者良好的卫生习惯，不要用手挖鼻孔，不做有危险的游戏，防止鼻子碰伤等。
- 气候干燥的秋冬季节要多喝水。

昏厥

病症链接

昏厥是指突发性、短暂性、一过性的意识丧失而昏倒，系因一过性脑缺血、缺氧引起，并在短时间内自然恢复。引起昏厥的原因有心律失常，心肌梗死，恐惧、紧张、焦虑等心理因素，排尿、脑血管病变等。

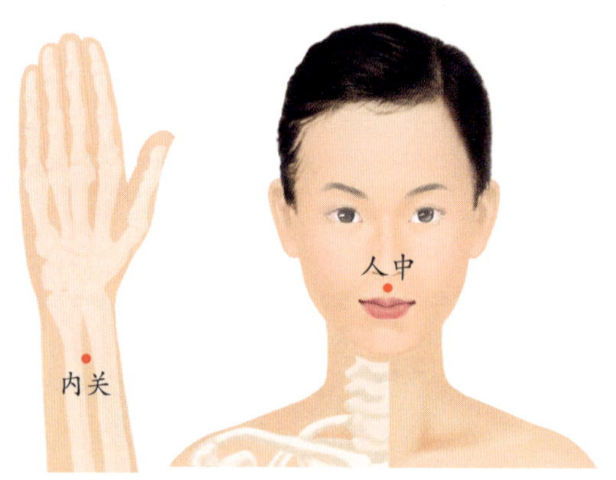

居家按摩治疗处方

按揉内关穴，掐压人中穴。

按揉内关穴

取穴窍门：一手握拳，腕掌侧突出的两筋之间的点，距腕横纹3指宽的位置即是内关穴。

取穴原理：有疏通经络的功能，对心脏疾病引起的昏厥有一定的作用。

按摩方法：用一只手的拇指，稍用力向下点压对侧手臂的内关穴后，保持压力不变，继而旋转揉动，以产生酸胀感为度。

掐压人中穴

取穴窍门：位于上嘴唇沟的上1/3与下1/3交界处。

取穴原理：为急救昏厥要穴，适用于任何原因引起的昏厥。

按摩方法：用拇指或食指指尖掐压人中穴，每分钟掐压20~40次。

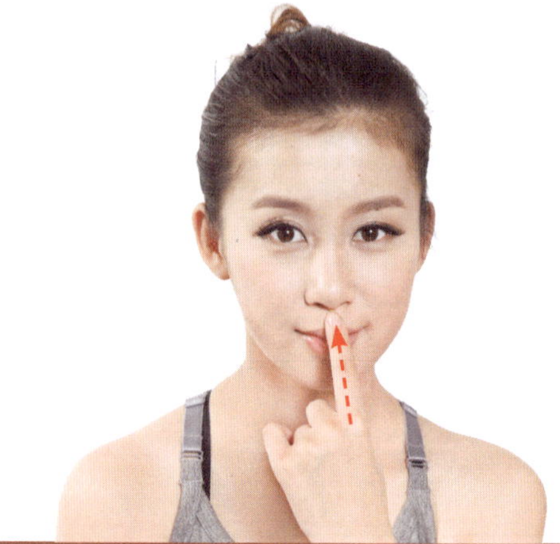

急性腰扭伤

病症链接

急性腰扭伤是腰部肌肉、筋膜、韧带等软组织因外力作用突然受到过度牵拉而引起的急性撕裂伤，常发生于搬抬重物、腰部肌肉强力收缩时。多见于青壮年和体力劳动者，男性多于女性。

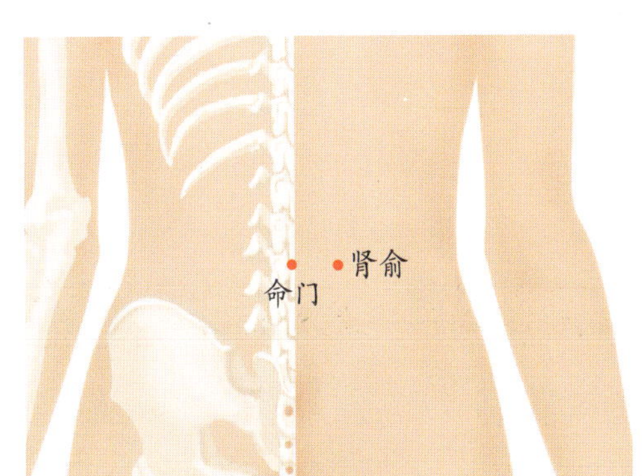

居家按摩治疗处方

按摩肾俞穴，按揉命门穴，按压委中穴。

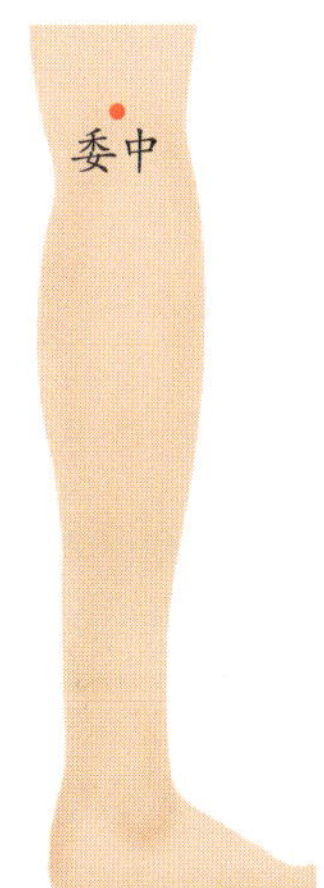

按摩肾俞穴

取穴窍门： 两侧肩胛骨下缘的连线与脊柱相交处为第7胸椎，往下数7个突起的骨性标志（即棘突），其下左右各旁开1.5寸处即是肾俞穴。

取穴原理： 有强腰利水的作用，可缓解急性腰扭伤引起的疼痛。

按摩方法： 两手搓热后用手掌上下来回按摩肾俞穴50～60次，两侧同时或交替进行。

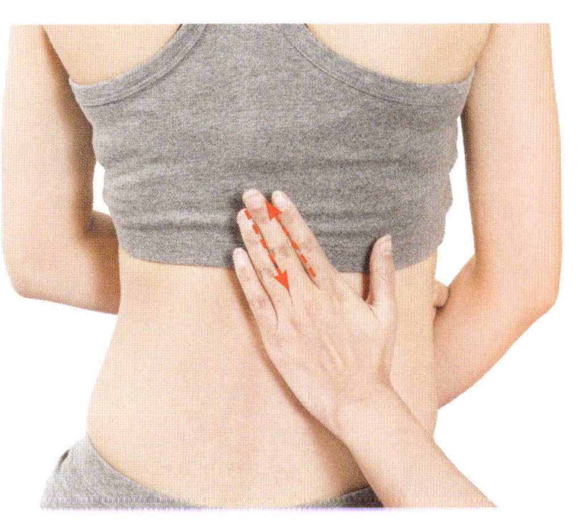

按揉命门穴

取穴窍门：两边侧腹部明显突起的骨性标志与腰椎的相交处向上数2个椎体，其棘突下的凹陷处即是命门穴。

取穴原理：可促进腰部血液循环，缓解腰部疼痛。

按摩方法：用拇指指腹按揉命门穴1~3分钟，以有酸胀感为度。

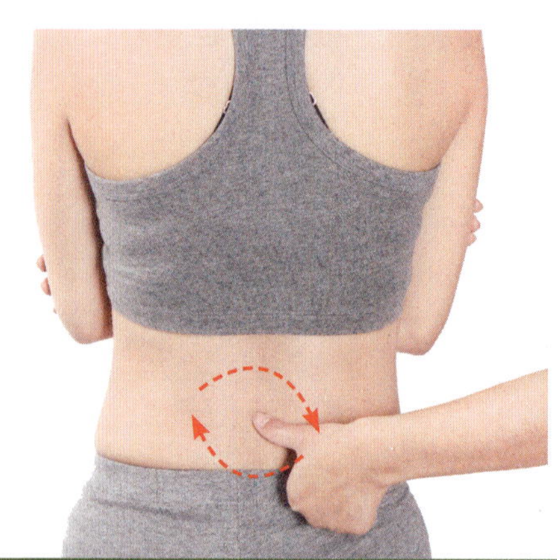

按压委中穴

取穴窍门：膝盖后面凹陷中央腘横纹的中点即是委中穴。

取穴原理：有良好的镇痛作用，对腰部疼痛也有一定的作用。

按摩方法：用拇指按压委中穴1~3分钟，以有酸痛感为度。

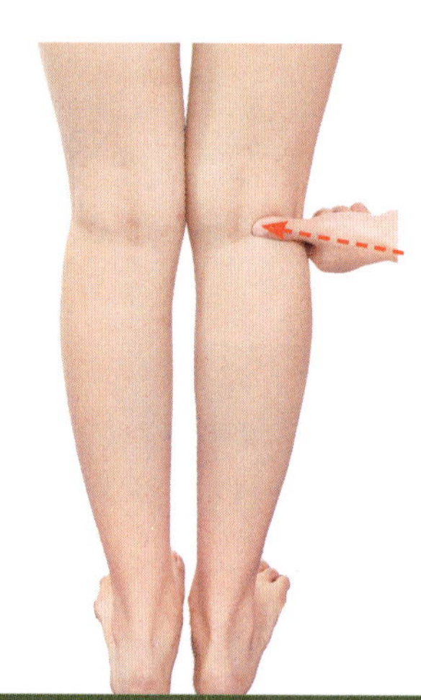

注意事项

- 在搬抬重物时要采取正确的姿势，先把腰部肌肉紧张起来，采取屈膝下蹲的姿势，不要过度弯腰，搬抬物体的重心一定要离身体近一些。
- 注意保暖，因为寒冷的刺激可以使肌肉的小血管收缩，使肌肉痉挛，还可以造成肌肉的无菌性炎症，引起或加重腰痛的发生。
- 睡眠时要尽量睡硬一点的床，因为过软的床可以改变腰椎的生理屈度，使腰椎的生理屈度增大，加重腰肌的负担。

精选小偏方

芋头姜汁糊

准备两个芋头，将其削皮捣烂，然后取一块生姜，同样将其捣烂。将两者均匀混合后，加入少许面粉，同搅为糊状。这时，将芋头姜汁糊摊于干净的布上敷于患部。两者合用对腰扭伤引起的疼痛有一定的缓解作用。

踝关节扭伤

病症链接

踝关节扭伤是指在外力作用下，关节骤然向一侧活动而超过其正常活动度时，引起关节周围软组织如关节囊、韧带、肌腱等发生撕裂伤。常见症状有踝部明显肿胀疼痛、不能着地、伤处有明显压痛、局部皮下瘀血。

居家按摩治疗处方

按压承山穴，按揉太溪穴。

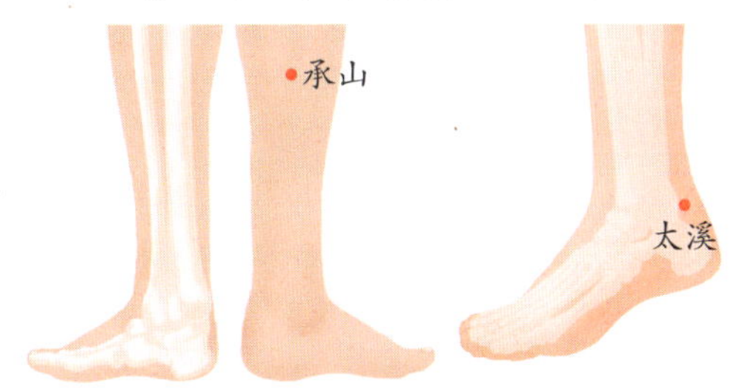

按压承山穴

取穴窍门：小腿用力，在小腿后面正中，有个明显的肌肉分界点，呈人字形，其中央凹陷处即是承山穴。

取穴原理：有理气止痛、舒筋活络的作用，可缓解踝关节扭伤引起的疼痛。

按摩方法：用拇指或食指强力旋转按压承山穴1分钟，停30秒钟再按压1分钟，反复进行，以有酸、麻、胀感为度。

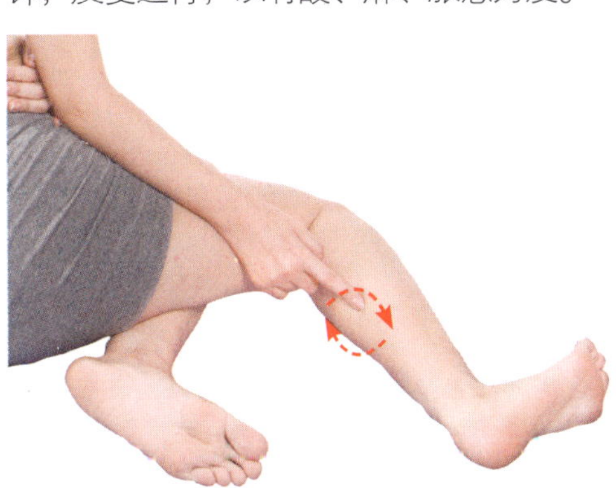

按揉太溪穴

取穴窍门：内踝尖和跟腱（脚后跟往上，足踝后部粗大的肌腱）之间的凹陷处即是太溪穴。

取穴原理：可缓解踝关节肿痛，促进踝关节血液循环。

按摩方法：用对侧手的拇指指腹按揉太溪穴3分钟，力量柔和，以有酸胀感为度。

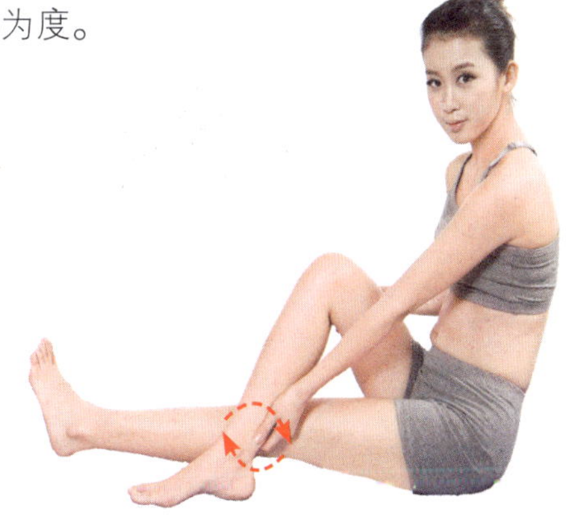

中暑

病症链接

中暑是指在暑热天气、湿度大和无风的环境条件下，人体出现的以体温调节中枢功能障碍、汗腺功能减退和水电解质丧失过多为特征的疾病。中暑的症状有头痛、头晕、口渴、多汗、四肢无力、动作不协调，严重者会出现热痉挛、热衰竭、日射病和热射病。

居家按摩治疗处方

揉捏少冲穴，掐压人中穴。

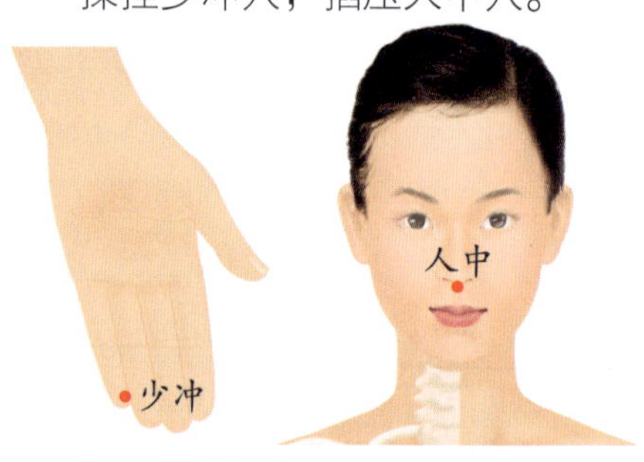

揉捏少冲穴

取穴窍门：位于左右手部，小指指甲下缘，距指甲角0.1寸处，靠无名指侧的边缘上。

取穴原理：有清热息风、醒神开窍的功能，可缓解中暑症状。

按摩方法：用右手大拇指和食指轻轻夹住左手小拇指指甲两侧的凹陷处，以垂直方向轻轻揉捏1~2分钟，然后再揉捏右手少冲穴。

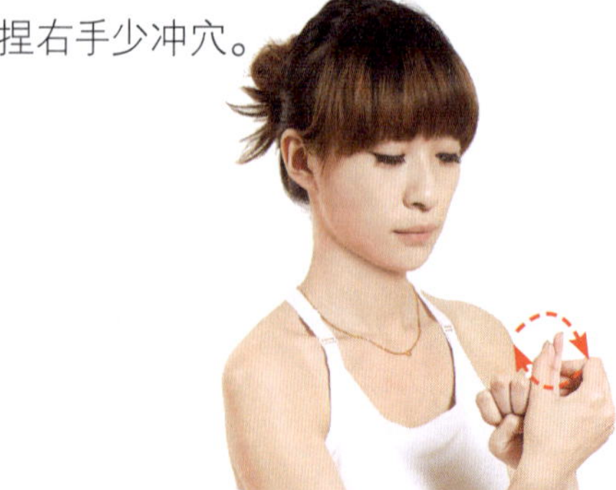

掐压人中穴

取穴窍门：位于上嘴唇沟的上1/3与下1/3交界处。

取穴原理：具有开窍醒神、疏风清热的作用，为急救昏厥要穴。

按摩方法：用拇指尖掐压人中穴，每分钟掐压20~40次。

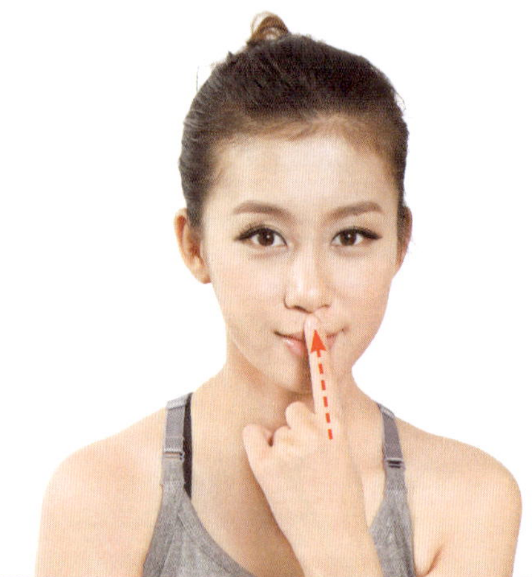

晕车晕船

病症链接

晕车、晕船是指在乘坐交通工具时，受震动、摇晃的刺激，人体不能很好地适应和调节机体的平衡，使交感神经兴奋性增强导致的神经功能紊乱，引起眩晕、上腹部不舒服、恶心、出冷汗、呕吐等症状，尤其当汽车急刹车、急转弯或突然启动时更厉害。

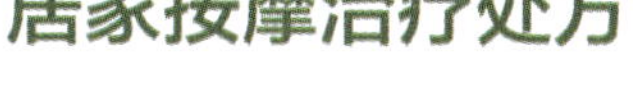

居家按摩治疗处方

压揉内关穴、捏揉合谷穴。

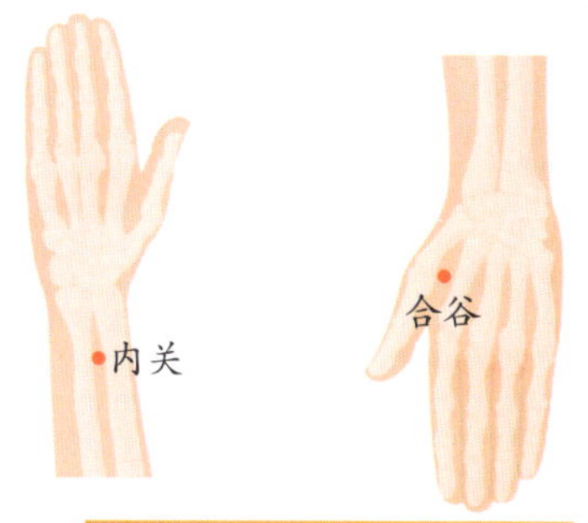

压揉内关穴

取穴窍门：一手握拳，腕掌侧突出的两筋之间的点，距腕横纹3指宽的位置即是内关穴。

取穴原理：有调节神经中枢的作用，可有效治疗晕车、晕船。

按摩方法：用一只手的拇指，稍用力向下点压对侧手臂的内关穴后，保持压力不变，继而旋转揉动，以产生酸胀感为度。

捏揉合谷穴

取穴窍门：一手拇指弯曲，另一手虎口分开，弯曲的拇指指间关节卡在另一只手张开的虎口处，自然落下，拇指尖处即是。

取穴原理：可直接作用于肠胃，缓解晕车、晕船引起的恶心、呕吐等症状。

按摩方法：用食指、拇指夹住合谷穴捏揉，捏揉时缓缓呼气，吸气时手不要动。每侧按揉2~3分钟，左右各4~5次。

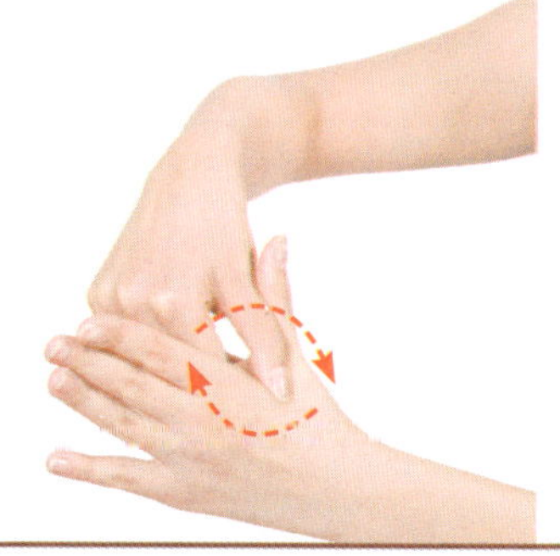

养生的最高境界在于养心。养好了心神，调好了脾胃，就会百病不侵、益寿延年。保持身心健康，不单依靠药补和食补，推拿也是好方法，而且操作简单，老少皆宜。

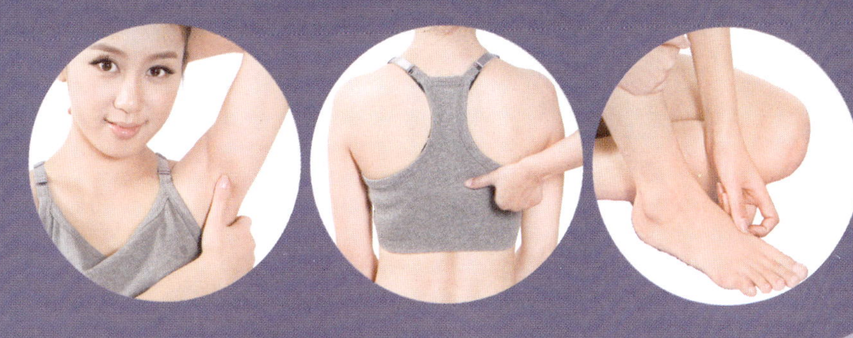

第十章

防病养生长寿

——居家推拿自我保健

滋养心神

病症链接

心是五脏之首，是人体的君主。五脏六腑都在心的统一领导下进行分工，互相协调，形成整体的活动功能。心的功能正常，则神明通达，其他脏腑也能各安其职，保持身体健康；相反，如果心脏功能不正常，神明无以自主，其他脏腑的活动也发生紊乱，就要产生疾病。因此，养生贵在养心。

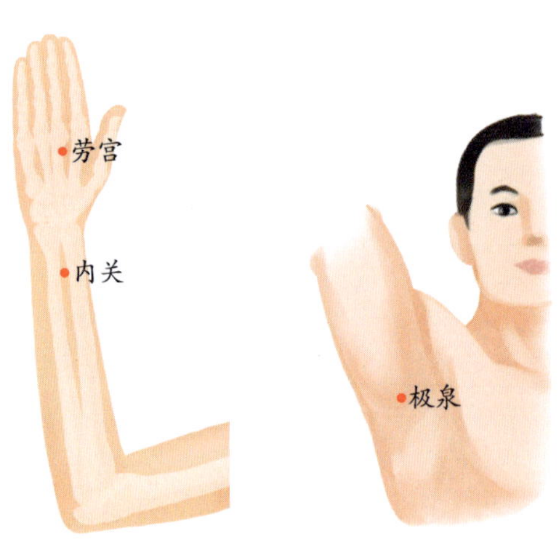

居家按摩治疗处方

按压内关穴，按揉劳宫穴，按压极泉穴。

按压内关穴

取穴窍门：一手握拳，腕掌侧突出的两筋之间的点，距腕横纹3指宽的位置即是内关穴。

取穴原理：定惊止悸、养心安神。具有增强心脏功能的作用。

按摩方法：用一只手的拇指，稍用力向下点压对侧手臂的内关穴后，保持压力不变，继而旋转揉动，以产生酸胀感为度。

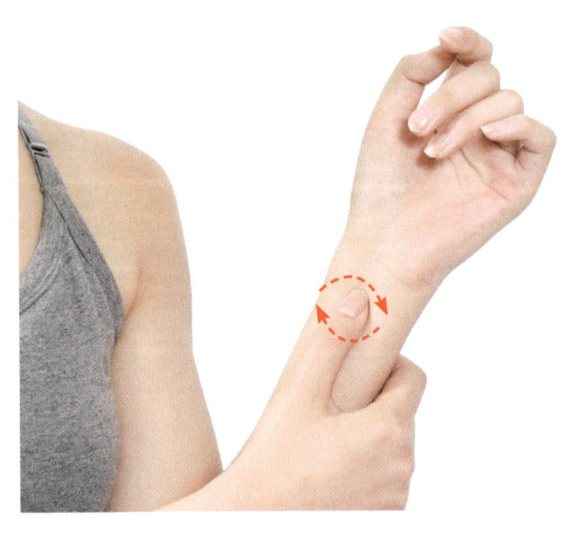

按揉劳宫穴

取穴窍门：在掌区，横平第3掌指关节近端，第2、第3掌骨之间，偏于第3掌骨。

取穴原理：可清心泻火、宽胸利气，有收摄心神的作用。

按摩方法：用大拇指指腹按揉劳宫穴，每次2分钟为宜。

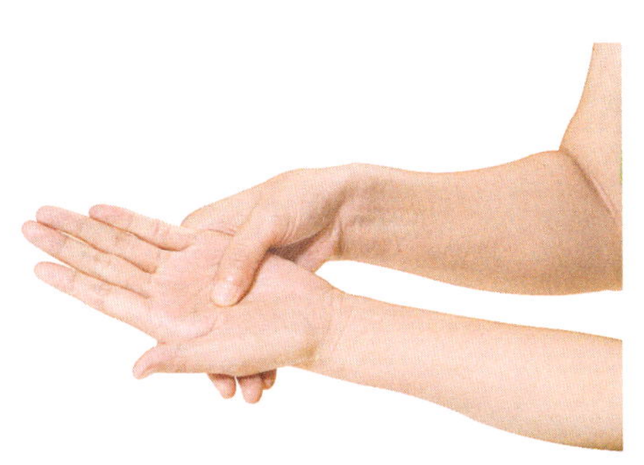

按压极泉穴

取穴窍门：腋窝正中顶点，腋动脉搏动处。

取穴原理：宽胸理气、疏经活络。可有效缓解心绞痛、心悸、心动过速等症。

按摩方法：用拇指指腹按压极泉穴，每次1分钟为宜。

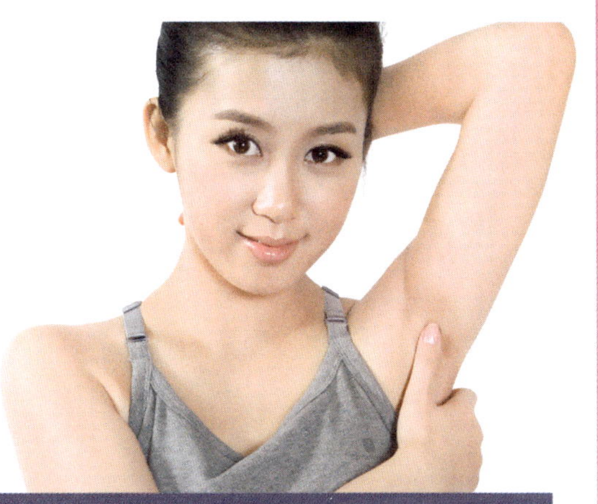

注意事项

- 适当多吃养心安神的食物，如百合、莲子、茯苓、大枣等；少吃盐，每天以6克为宜。
- 适量的运动可以降低血脂，使血压正常，减轻心脏负担；锻炼的方式是以静为主，以动为辅，动静结合。
- 养心神就是要保持心气平和，保持心神的虚静状态。
- 生活有规律，避免长期处于紧张压力中。

精选小偏方

小米芸豆粥

将小米50克淘洗干净，芸豆20克洗净，清水浸泡1小时，一同放入锅中煮成粥食用。有增强小肠功能、养心安神的功效。

脾胃调理

病症链接

脾和胃都是消化器官，中医认为，脾胃同为“气血生化之源”，是“后天之本”。脾胃虚弱能导致对食物受纳、消化、吸收、转化利用的能力下降，造成人体营养不良、贫血、体虚、免疫力下降等，从而引发各种炎症和疾病，因此健脾胃是强身健体、防治疾病的养生基础。

居家按摩治疗处方

按压胃俞穴，按压中脘穴，按压三阴交穴。

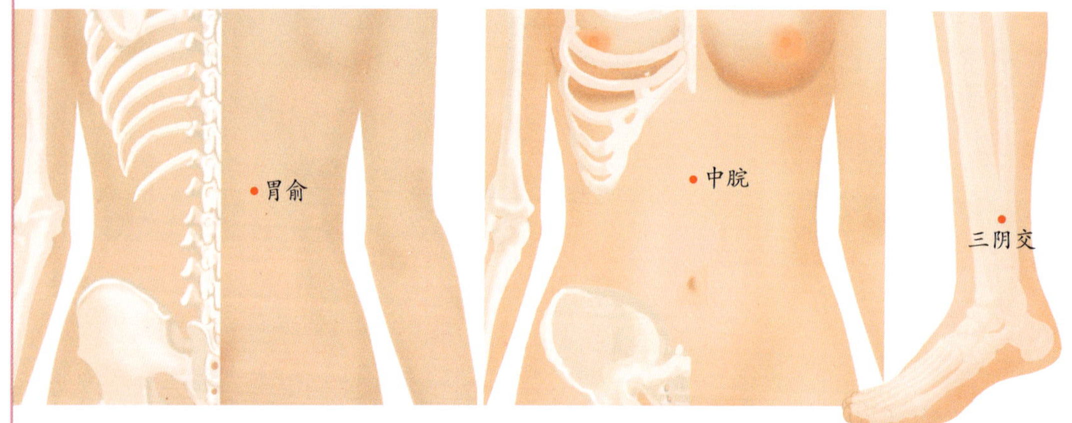

按压胃俞穴

取穴窍门：从背部中央稍下方，脊柱（第12胸椎棘突下）的两侧，左右各旁开1.5寸处。

取穴原理：具有使背部放松及调节胃肠功能的效果。

按摩方法：取卧位，双手拇指同时用力按压或揉压左右两侧穴位。

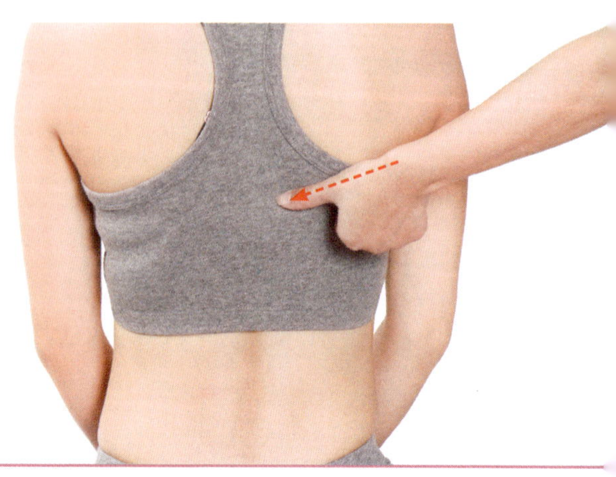

按压中脘穴

取穴窍门：从肚脐中央向上量4寸即为中脘穴。

取穴原理：对消化系统的胃肠功能紊乱等病症有较好的作用。

按摩方法：用拇指指腹着力点按中脘穴，用力均匀，有一定力度，若感到指下有胃蠕动感或听到肠鸣更佳。

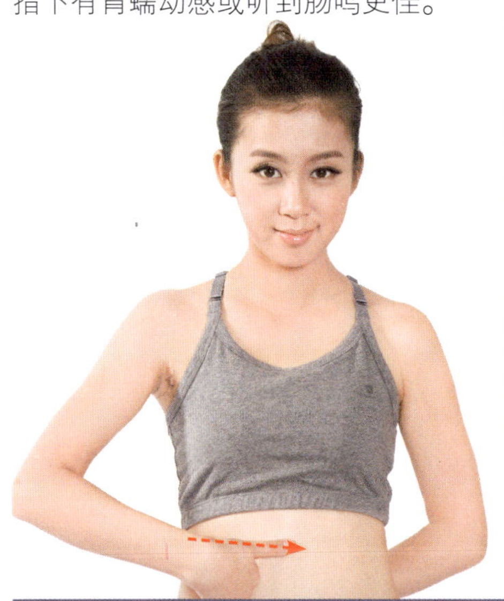

按压三阴交穴

取穴窍门：小腿内侧，当内踝尖上3寸，胫骨内侧缘后方。

取穴原理：可增强脾脏的功能，排除人体的水湿浊毒。

按摩方法：一手拇指按在三阴交穴上，用力按压1分钟。

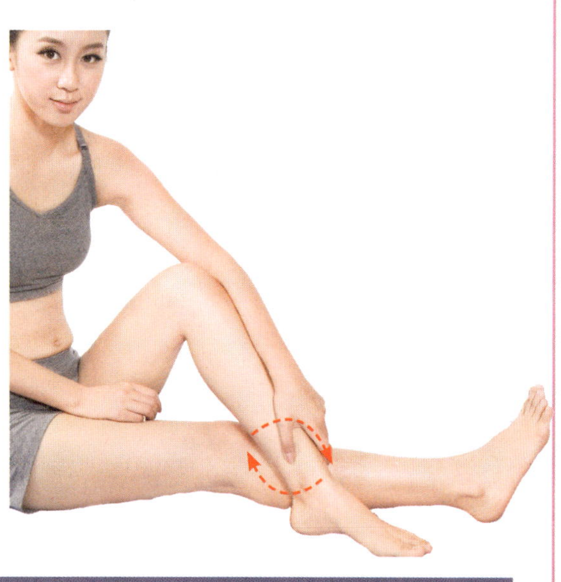

注意事项

- 不要熬夜，保持心情愉快。
- 天凉的时候睡觉盖好被子，特别注意胃部的保暖。
- 慎用激素、阿斯匹林、保泰松等对胃有刺激的药物及苦参、黄连等过于苦寒的药物。

精选小偏方

山药粳米大枣粥

山药50克、大枣6枚、粳米100克，加入适量清水，熬煮成粥服用，可健脾和胃，加强脾胃运化功能。

滋肝明目

病症链接

《黄帝内经》指出："肝者，将军之官，谋虑出焉。"也就是，肝是人体主谋虑的大将军。肝主疏泄。如果肝气疏泄不利，条达失宜，气机失调，则气血紊乱，或滞而不爽或亢而为害。中医还认为，肝开窍于目，肝藏血，目得血而能视。可见，肝与我们的眼睛关系密切，我们可以通过养肝来明目。

居家按摩治疗处方

按压太冲穴，按压肝俞穴，按压三阴交穴。

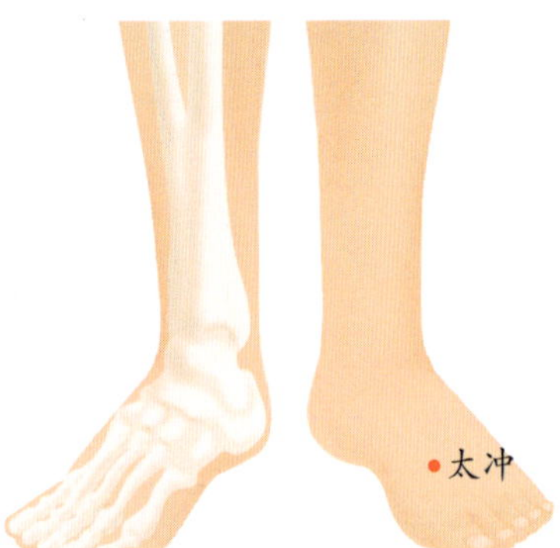

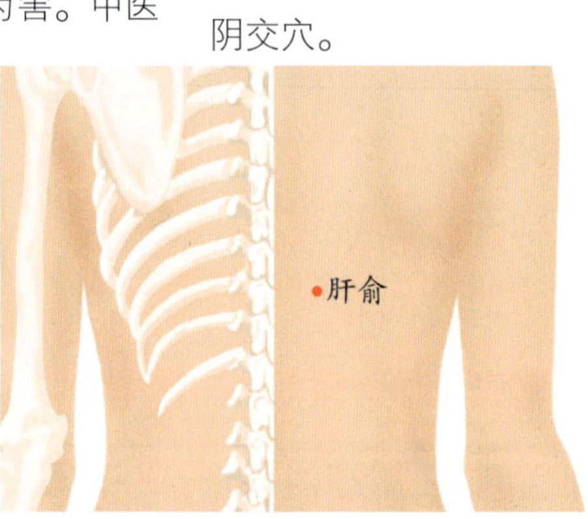

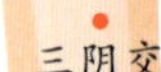

按压太冲穴

取穴窍门：在足背部，从第1、第2趾间沿第1跖骨内侧向小腿方向触摸，摸到第1凹陷处即是太冲穴。

取穴原理：有调动肝经元气，疏肝理气的作用，可使眼睛更加明亮。

按摩方法：用拇指或食指指腹按压太冲穴1~3分钟，以有酸胀感为度。

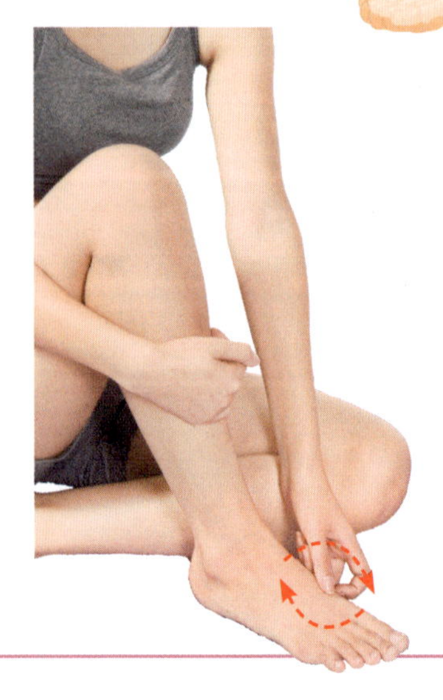

按压肝俞穴

取穴窍门：两侧肩胛骨下缘的连线与脊柱相交处为第7胸椎，往下数2个突起的骨性标志（即棘突），其下左右各旁开1.5寸处即是肝俞穴。

取穴原理：补肾养肝，益气活血。有助于从根本上保护和增强视力。

按摩方法：用拇指指腹按压肝俞穴5秒钟后放松，重复5次。

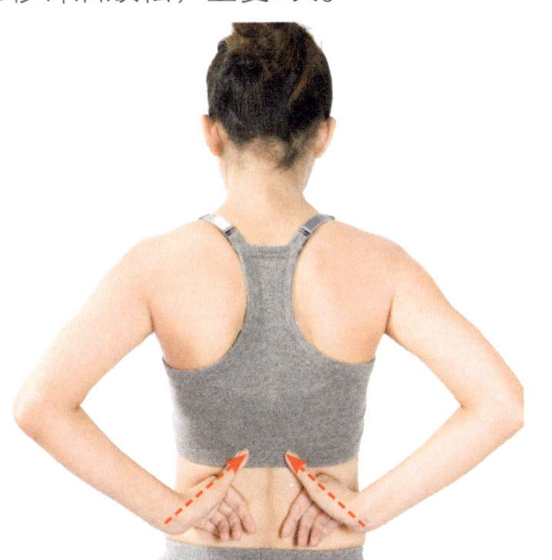

按压三阴交穴

取穴窍门：小腿内侧，当内踝尖上3寸，胫骨内侧缘后方。

取穴原理：能调节肝、脾、肾三脏，使气血流通、经气畅行。

按摩方法：一手拇指按在三阴交穴上，用力按压1分钟。

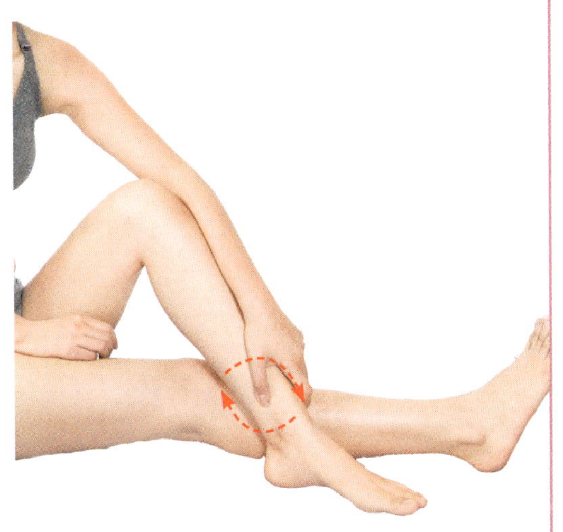

注意事项

- 动物肝脏是食补养肝的佳品，能起到补肝养肝的作用。
- 想养肝血，可以吃枸杞、当归、阿胶等，有助于养肝血。
- 饮食以清淡的、富含蛋白质和维生素的食物为主；少吃生冷及不易消化的食物。
- 平时要保持快乐的心情，多进行户外活动，多唱唱歌，以放松心情。
- 养肝还要避免过度劳累，平常要做到劳逸结合。

精选小偏方

菊花枸杞子茶

取白菊花、枸杞子各5克。开水泡饮，每日服用，连饮半个月至一个月，能起到清肝明目的效果。枸杞子具有补虚益精、清热止渴、祛风明目的功效。

强肾生津

病症链接

肾是人的先天之本，是生命的根本。中医认为，肾藏先天之精，为脏腑阴阳之本，生命之源。凡肾气充沛，精盈髓足的人，不但精神健旺，精巧敏捷，而且筋骨强劲，动作有力。反之，肾亏精虚髓少的人，往往腰酸骨软，精神疲惫，头昏健忘，动作疲懒迟缓。因此，我们平时要养好肾。

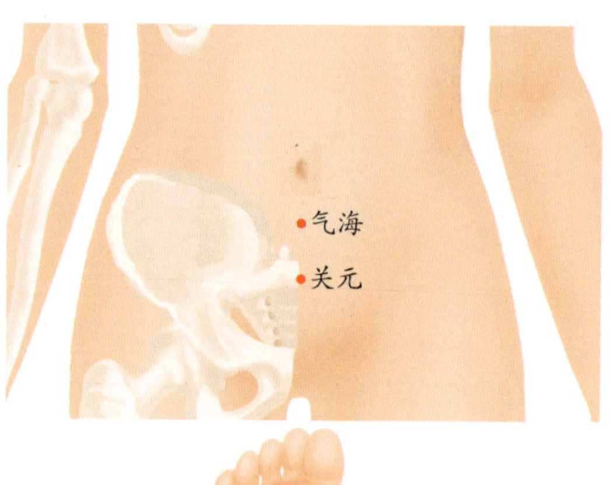

居家按摩治疗处方

按摩关元穴，按压气海穴，按压涌泉穴。

按摩关元穴

取穴窍门：肚脐中央向下量3寸即是关元穴。

取穴原理：关元穴是阳气的发源地，能温阳祛寒，改善手脚冰凉等症状。

按摩方法：以关元穴为圆心，用手掌做逆时针及顺时针方向摩动3~5分钟，然后用食指或中指指腹按压3分钟。

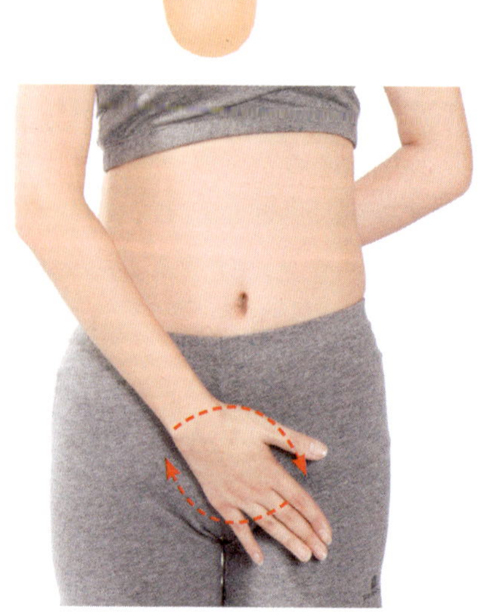

按压气海穴

取穴窍门：从肚脐中央向下量1.5寸处即是气海穴。

取穴原理：有温阳益气、扶正固本、培元补虚的功效。能促进脏腑经络气血的新陈代谢。

按摩方法：用拇指或食指指腹按压气海穴3~5分钟，力度适中。

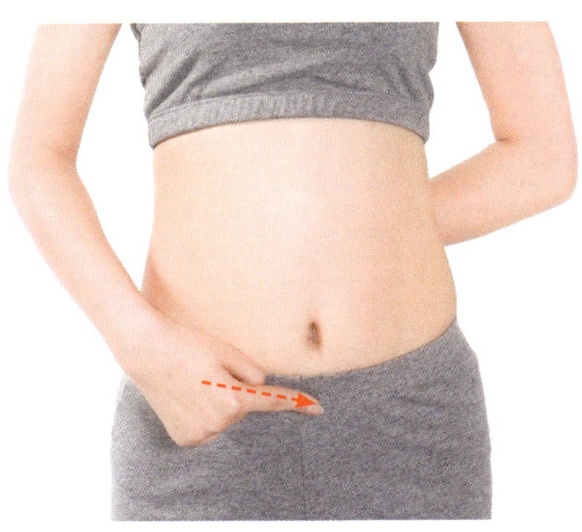

按压涌泉穴

取穴窍门：抬起脚，脚趾弯曲，前脚掌最凹陷处即是涌泉穴。

取穴原理：是肾经的重要穴位，补肾壮阳，能改善腰膝酸软、性能力低下等肾阳虚症状。

按摩方法：弯曲食指，用指关节或拇指按压涌泉穴1~3分钟，以有酸胀感为度。

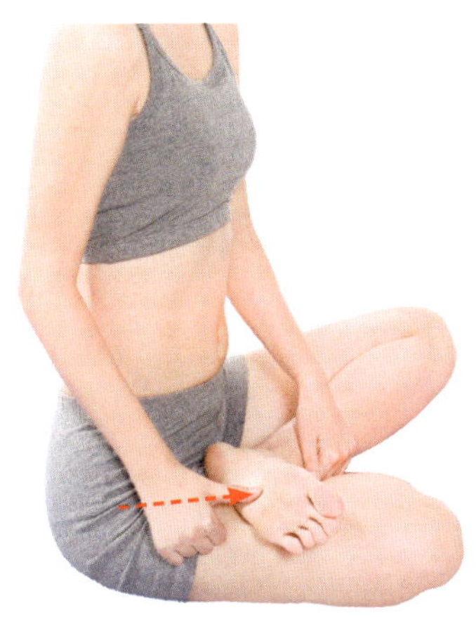

注意事项

- 肾阳虚者可适当吃一些羊肉、肉苁蓉等温肾壮阳之物；肾阴虚者可吃些生地、海参、枸杞、银耳等滋补肾精之物。
- 黑色入肾，可多吃黑色食物，如乌鸡、黑芝麻、黑豆、黑米等。
- 选择些适合自己的运动，如跑步、爬山、打太极拳等。
- 养精就要节欲，对性生活要有所节制。

精选小偏方

吞津液

吞下舌头下边的津液，每天数十次，就可以养肾。中医认为，肾主唾，将口腔中的津唾吞下去可以养肾、助消化、增加抵抗力，还可以长寿。

纤体瘦身

病症链接

肥胖是因过量的脂肪储存，使体重超过正常标准20％以上的营养过剩性疾病。肥胖会引起很多疾病，如内分泌失调、糖尿病、高血压、关节疾病等。根据身高，按体重指数=体重（千克）/身高（米）^{2}来衡量体重是否超标，指数超过24为肥胖。

居家按摩治疗处方

按揉三焦俞穴，按掐足三里穴，按摩神阙穴。

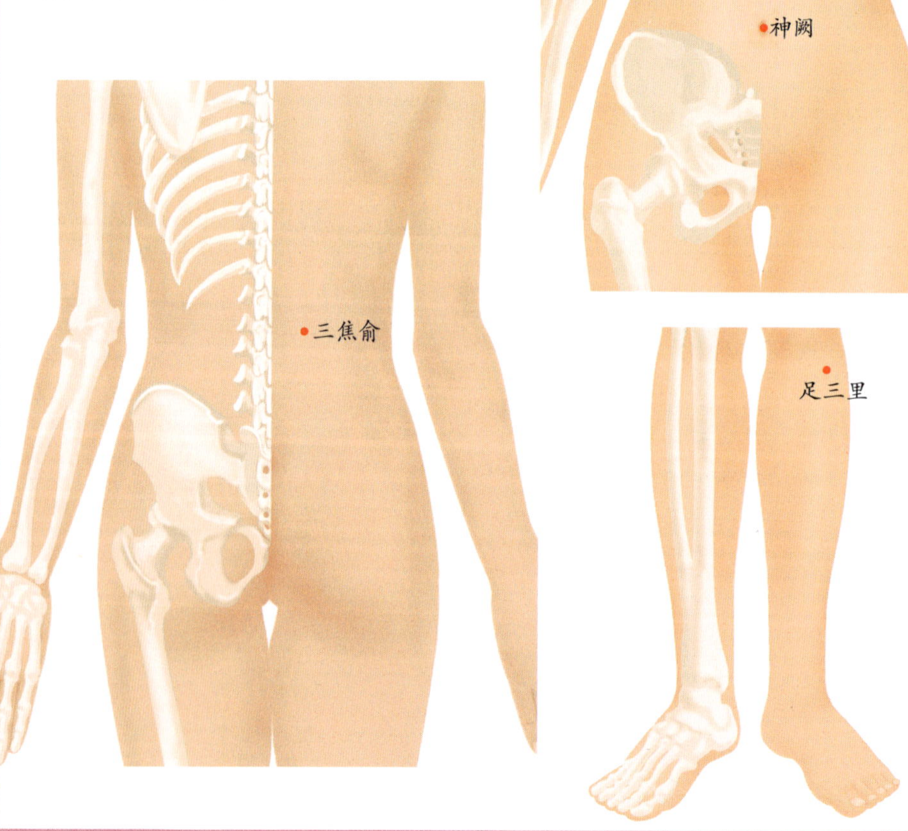

按揉三焦俞穴

取穴窍门：先确定第7颈椎。向下数至第12胸椎，下一个突起便为第1腰椎，在其棘突之下，左右各旁开1.5寸处。

按摩方法：用两手手指指腹按压或揉压3~5分钟，以有酸胀感为度。

穴位解析：通三焦，鼓动全身气血的输送耗散。促进身体对饮食营养的消耗。

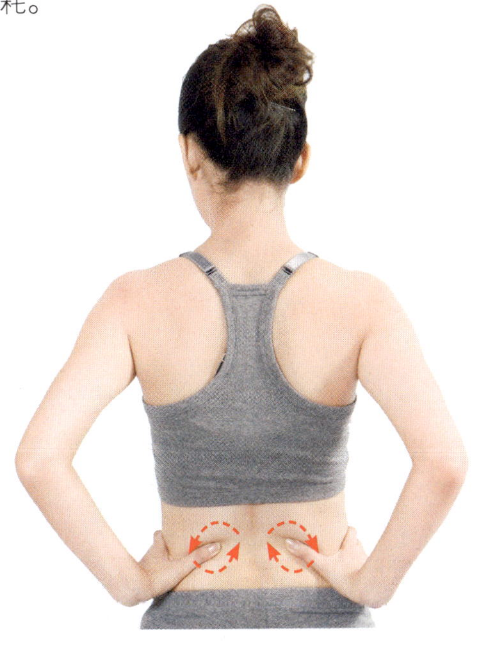

按掐足三里穴

取穴窍门：在小腿前外侧，外膝眼下3寸，距胫骨前缘1横指（中指）处。

按摩方法：用拇指指端按掐足三里穴，一掐一松，以有酸胀、发热感为度，连做36次，两侧交替进行。

穴位解析：有调动脾胃功能、祛除痰湿的作用，降低血液中异常增高的血脂，有助于减肥瘦身。

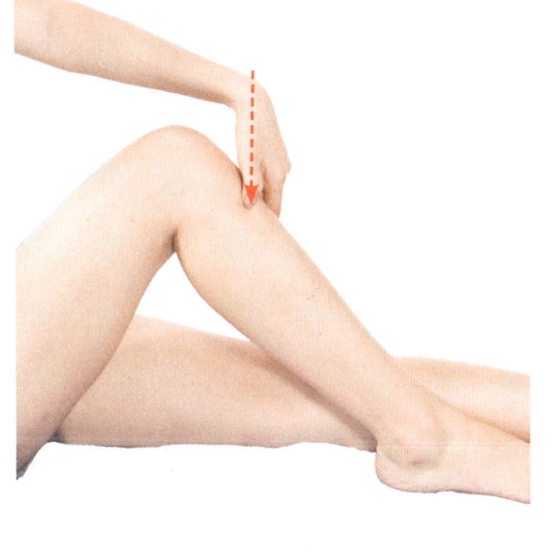

按摩神阙穴

取穴窍门：肚脐的正中央即为神阙穴。

按摩方法：将双手搓热，一只手掌盖住肚脐，另一只手在其上进行按摩，两只手可交换进行。

穴位解析：有调理肠胃、理气通络的功效，治疗肥胖症效果较好。

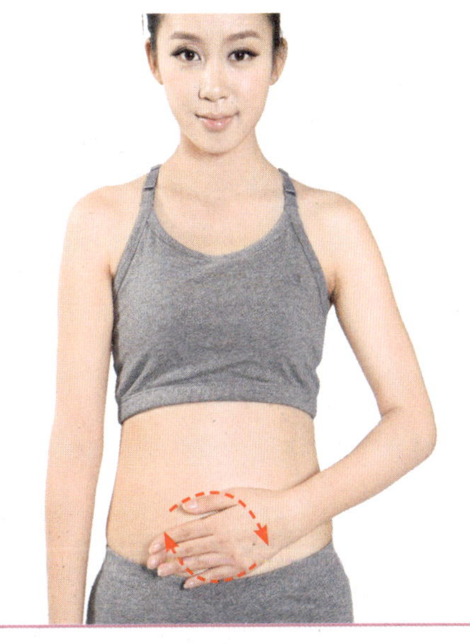

推拿因人而宜，不同体质的人也有不同的推拿方法。认准自己的体质，找准特效穴位，轻轻一按，就能祛病养生。

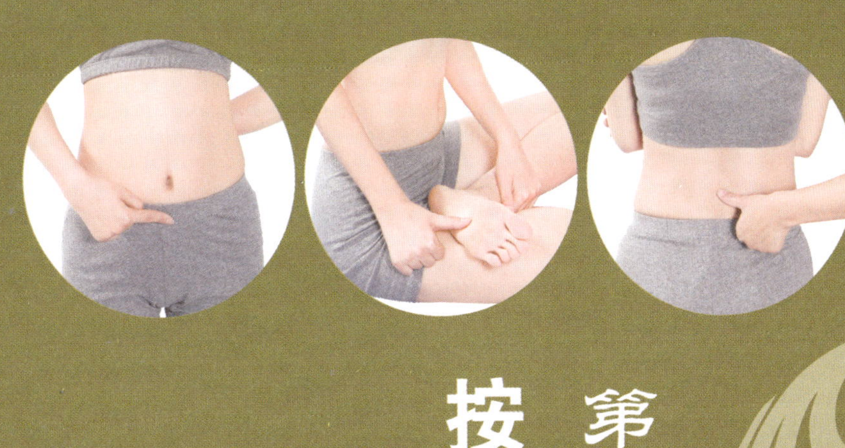

第十一章

按出平和体质不生病

——不同体质者的推拿调养

阳虚体质

病症链接

阳虚体质的人，一年四季手都凉。夏天大家都喜欢吹空调，而阳虚体质的人却一吹空调就手脚冰凉，还要加一件毛衣。形象一点说，阳虚体质的人是“手冷过肘，足冷过膝”。人的阳气藏在肾脏，因此阳虚体质的人肾阳相对不足。

各种表现

形体特征：体形白胖，肌肉不结实。

常见表现：平时怕冷，手足热力不足，喜欢热饮食，精神不振，睡眠偏多。舌头颜色偏淡，略显胖大，边缘有齿印痕，舌苔湿润。脉象沉迟微弱。有些人面色柔白，常带熊猫眼，唇色淡，容易出汗。大便多稀溏，少量多次，尿则清长。由于怕冷，有些人睡觉常缩成虾状。

心理特征：性格多沉静、内向。

发病倾向：发病多为寒证，或者容易出现痰饮、肿胀、腹泻等。

对外界环境适应能力：不耐受寒邪和湿邪，耐夏不耐冬。

居家按摩治疗处方

按压气海穴，按压涌泉穴，按揉命门穴，按摩关元穴。

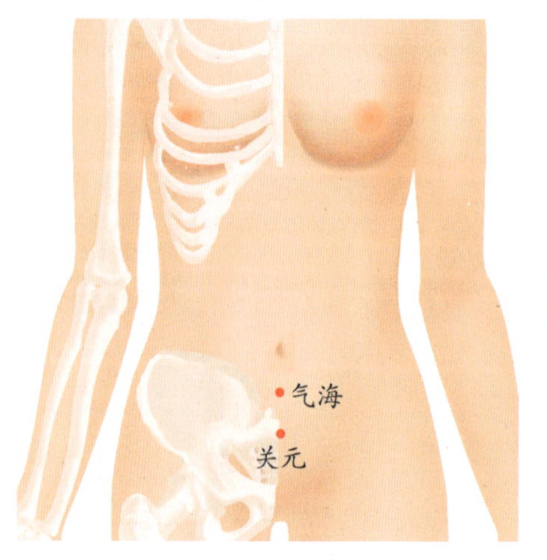

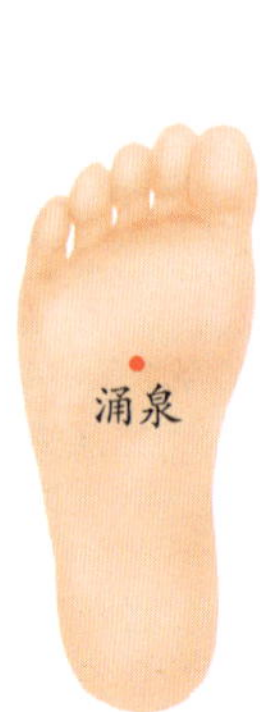

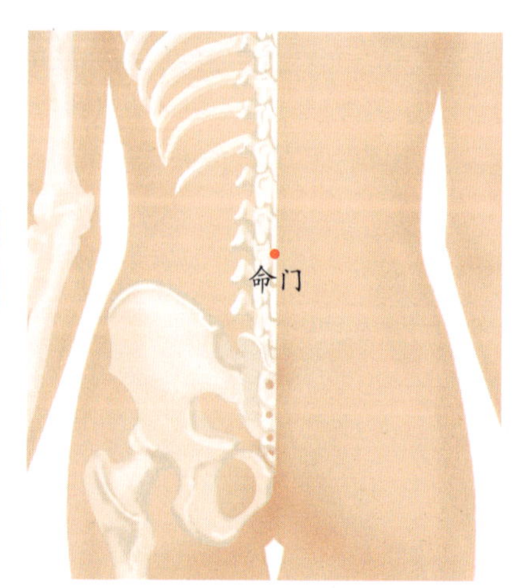

按压气海穴

取穴窍门：从肚脐中央向下量1.5寸处即是气海穴。

取穴原理：温阳补气，培元补虚，能促进脏腑经络气血的新陈代谢。

按摩方法：用拇指或食指指腹按压气海穴3~5分钟，力度适中。

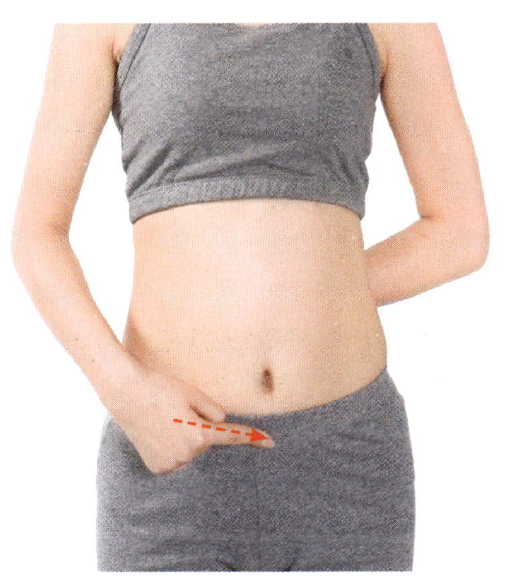

按压涌泉穴

取穴窍门：抬起脚，脚趾弯曲，前脚掌最凹陷处即是涌泉穴。

取穴原理：它是肾经的重要穴位，补肾壮阳，能改善腰膝酸软、性能力低下等肾阳虚症状。

按摩方法：弯曲食指，用指关节或拇指按压涌泉穴1~3分钟，以有酸胀感为度。

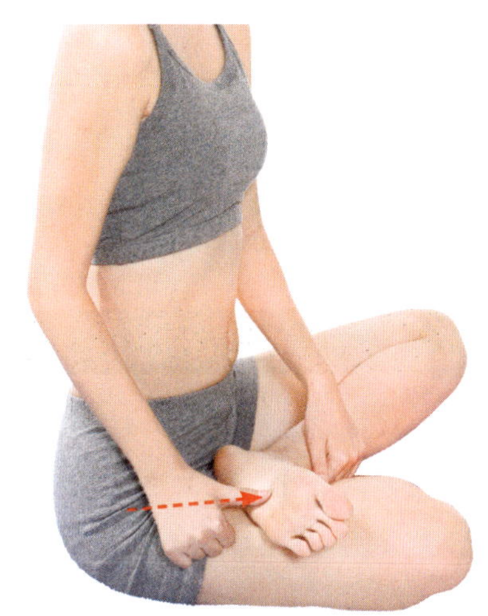

按揉命门穴

取穴窍门：两边侧腹部明显突起的骨性标志与腰椎的相交处向上数2个椎体，其棘突下的凹陷处即是命门穴。

取穴原理：强肾固本，温肾壮阳，激活人体的元阴元阳。

按摩方法：用拇指指腹按揉命门穴1~3分钟，以有酸胀感为度。

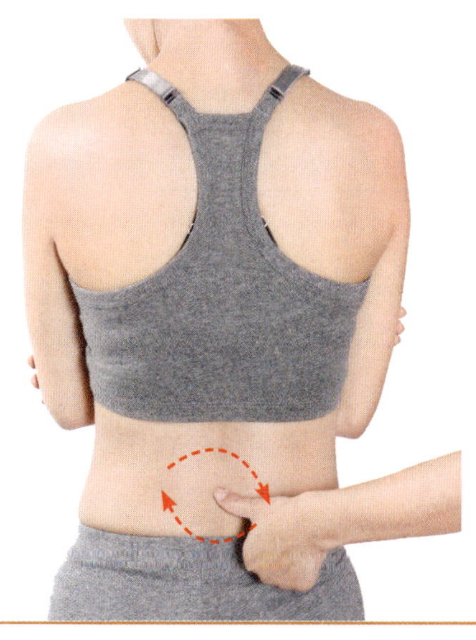

按摩关元穴

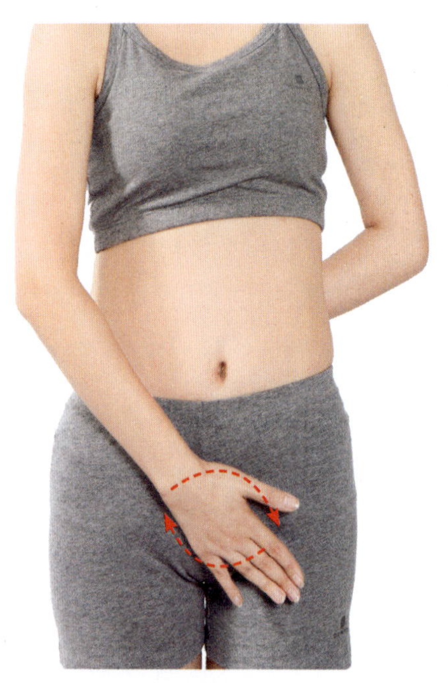

取穴窍门：肚脐中央向下量3寸即是关元穴。

取穴原理：阳气的发源地，能温阳祛寒，改善手脚冰凉等症状。

按摩方法：以关元穴为圆心，用手掌做逆时针及顺时针方向摩动3~5分钟，然后再用食指或中指指腹按压3分钟。

注意事项

- 重视环境温度的调节、提高人体抵抗力，夏天使用空调时温度不可过低。
- 要经常晒太阳，但要避免暴晒，以晒背脊为佳。
- 宜居住南向的房间，不要贪凉露宿。
- 夜间11时前卧床休息，避免熬夜。
- 少吃寒凉、冷冻的食物，如冰镇饮料、果汁、绿豆、海带、螃蟹等。
- 适宜食用栗子、大枣、枸杞等温补作用的食物。
- 加强体育锻炼，可进行慢跑、瑜伽、太极拳等，坚持练习，促进四肢血液循环，改善手脚怕冷的症状。

精选小偏方

踩热盐砖

冬季的时候，将砖头烧热，撒上盐，在砖头表面铺上隔热的东西，然后将两只脚踩上去，感觉过热的时候就放下来，发凉了再踩上去，反复15~20分钟，可驱除寒邪、温补肾阳。

阴虚体质

病症链接

阴虚体质是指阴血不足，阴虚具体来说就是指血液、唾液、泪水、精液及油脂分泌不足。阴虚体质的人，特别容易上火，手心、脚心会不自觉地发热、发烫、出汗。

各种表现

形体特征：体形瘦长。

常见表现：手足心热、平时容易口燥热，咽喉干涩，口渴爱喝冷饮。鼻腔偏干，鼻涕少。大便干燥、舌头红。口水偏少，舌苔偏少。有些人还会面色潮红，胸部烘热感，眼睛干涩、看物发花，皮肤偏干燥，因而更容易生皱纹。有些人会出现眩晕耳鸣，睡眠质量差，小便短而不畅，脉象细弦而散。

心理特征：性情急躁、外向活泼好动。

发病倾向：容易出现阴亏燥热的病变，或者病后表现为阴亏。

对外界环境适应能力：不耐热邪，也不耐受燥邪。耐冬不耐夏，恰恰和阳虚者相反。

居家按摩治疗处方

按揉三阴交穴，按揉照海穴，按揉太溪穴。

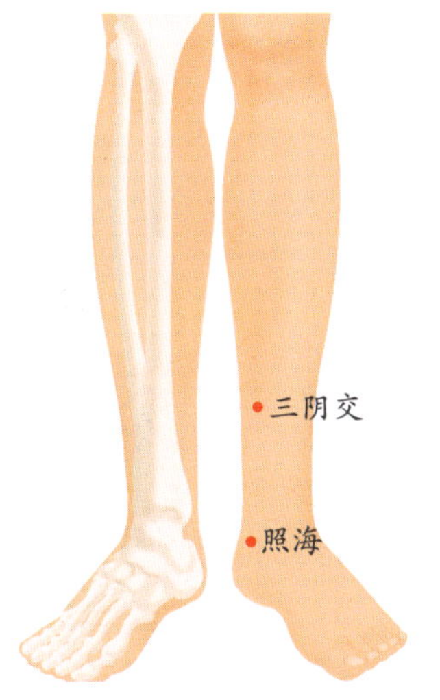

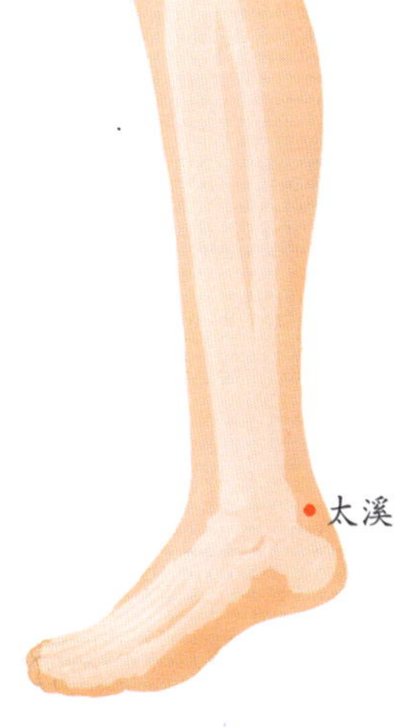

按揉三阴交穴

取穴窍门：内踝尖上3寸，胫骨内侧面后缘凹陷处即是三阴交穴。

取穴原理：肝、脾、肾三经的交会穴，能滋补三经之阴。

按摩方法：用拇指指腹按揉三阴交穴1~3分钟，以有酸胀感为度。

按揉照海穴

取穴窍门：内踝尖下方凹陷处即是照海穴。

取穴原理：滋阴降火、补肾益气，可改善肾阴虚引起的失眠、烦躁等症状。

按摩方法：闭口，用拇指指腹点揉照海穴3~5分钟，至喉咙有津液出现。

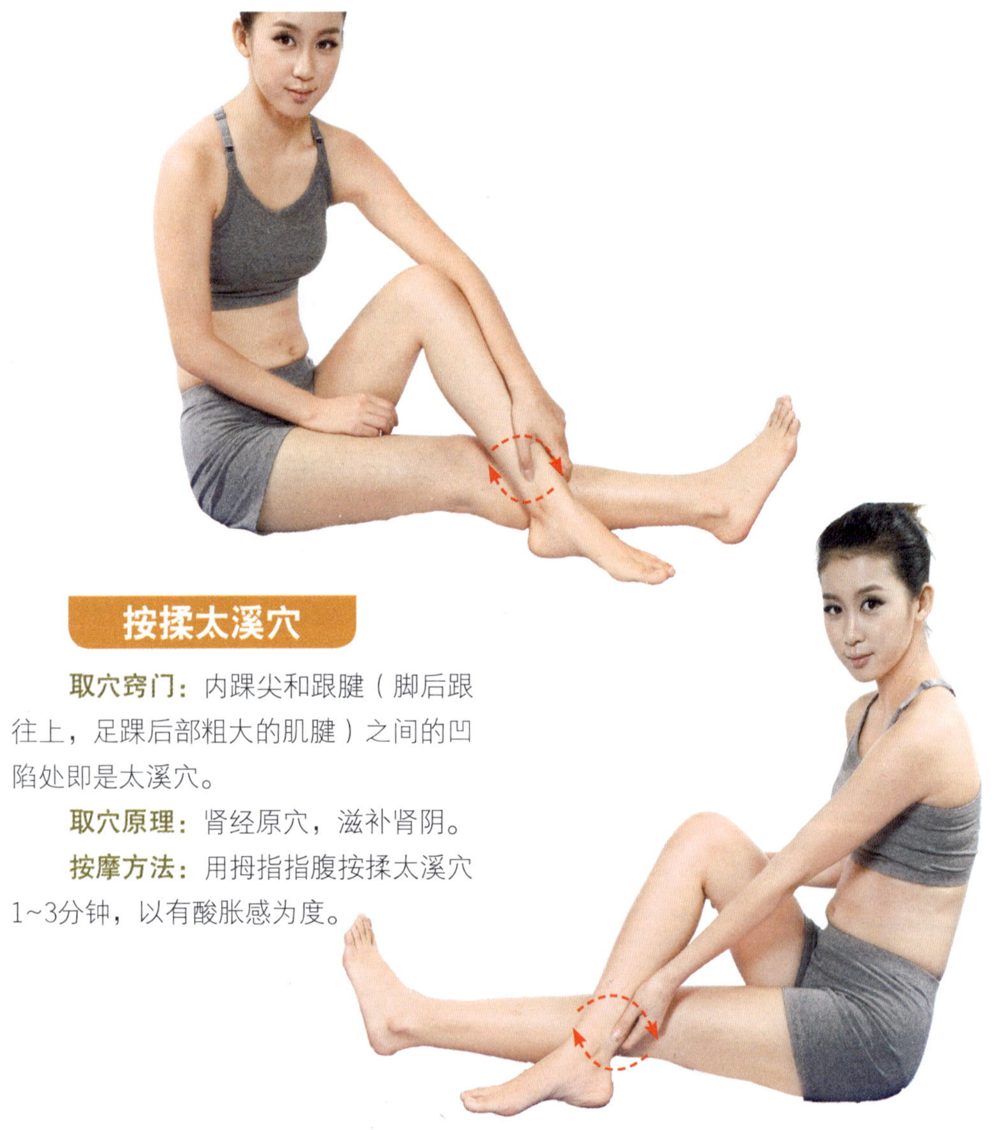

按揉太溪穴

取穴窍门：内踝尖和跟腱（脚后跟往上，足踝后部粗大的肌腱）之间的凹陷处即是太溪穴。

取穴原理：肾经原穴，滋补肾阴。

按摩方法：用拇指指腹按揉太溪穴1~3分钟，以有酸胀感为度。

气虚体质

病症链接

气虚体质的人，稍一活动就气喘吁吁，平时讲话声音低弱，老是上气不接下气，感觉气不够用，经常会感到疲劳乏力。气虚体质的人有阳虚倾向，但最主要是反映在脏腑功能低下，尤其是肺脏和脾脏功能相对要弱一些，消化功能不好，身体抵抗力差。

各种表现

形体特征：肌肉不健壮。

常见表现：语音低怯、气短懒言，肢体容易疲乏，精神不振，容易出汗。舌头呈淡红色，舌体显胖大，舌边缘有齿印痕，脉象虚缓。容易头晕、健忘。有的人大便正常，有的人大便稀溏，便后有未排净感。小便则正常或尿量小次数偏多。

心理特征：性格内向，情绪不稳定，胆小不喜欢冒险。

发病倾向：平素体质虚弱，容易感冒。还容易患内脏下垂、虚劳等病。

对外界环境适应能力：不耐受寒邪、风邪、暑邪。

居家按摩治疗处方

按擦膻中穴，按揉足三里穴，摩神阙穴，推关元穴。

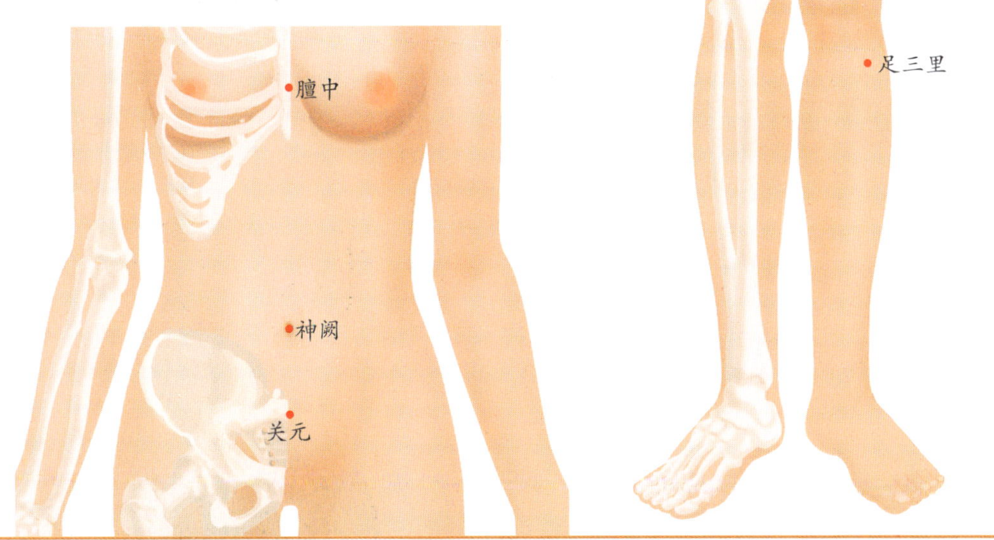

按擦膻中穴

取穴窍门：两乳头连线的中点即是膻中穴。

取穴原理：人体气机汇聚的地方，调补全身气机，尤其是肺气。

按摩方法：用拇指指腹或手掌大鱼际部从上向下按擦膻中穴5~10分钟，直至发热。

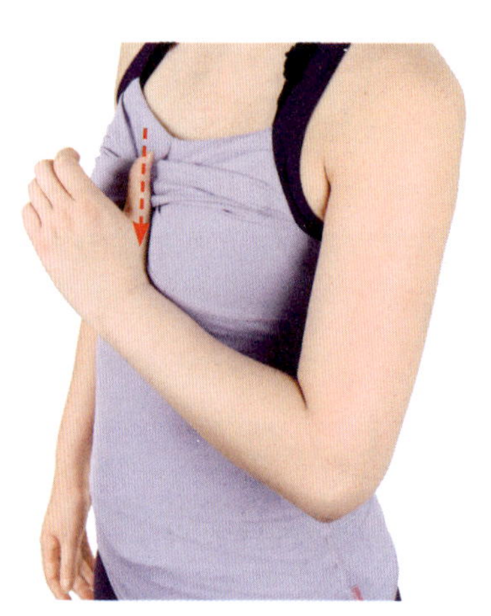

按揉足三里穴

取穴窍门：在小腿前外侧，外膝眼下3寸，距胫骨前缘1横指（中指）处。

取穴原理：培补元气的大穴，调理脾胃，适合气虚体质偏脾胃气虚者。

按摩方法：用中指或食指指腹按揉足三里穴1~3分钟，以有酸胀感为度。

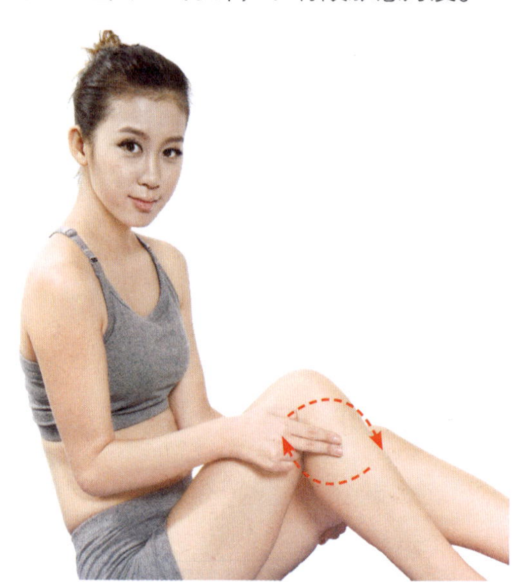

摩神阙穴

取穴窍门：肚脐的正中央即为神阙穴。

取穴原理：统领全身气血，温补元气。

按摩方法：以神阙穴为中心，用手掌按顺时针方向摩动3~5分钟，直至皮肤发热。

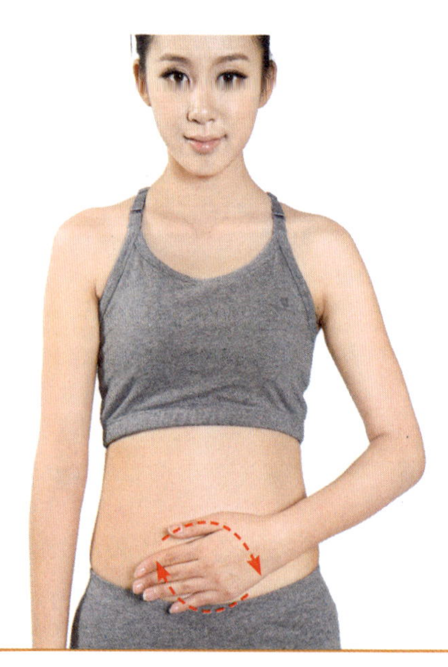

推关元穴

取穴窍门：肚脐中央向下量3寸即是关元穴。

取穴原理：补益全身元气的要穴，补摄下焦元气。

按摩方法：双手掌重叠放在关元穴上，快速、小幅度地推动30下。

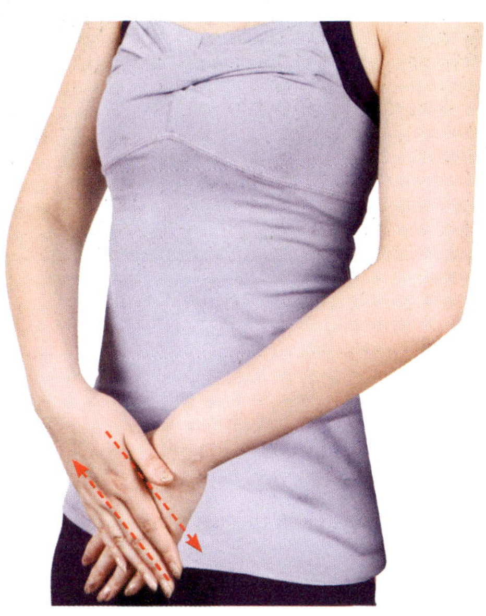

注意事项

- 起居要规律，避免熬夜或过度劳累，尤其在夏天的中午应适当休息，保持充足睡眠。
- 注意身体保暖，不要受凉。
- 坚持适度的体育锻炼，选择和缓的有氧运动，如慢跑、散步等。
- 调适心情，避免过度思虑。
- 适当多吃益气健脾的食物，如山药、糯米、牛肉等，忌食生冷、寒凉、油腻、辛辣的食物。
- 避免受寒，因为气虚的人抗邪能力差，容易感受外感风寒。
- 夏季要预防中暑，高温午后应减少户外运动，避免过度疲劳，保证睡眠。

精选小偏方

乌鸡黄芪大枣汤

将净乌鸡1只、黄芪30克和大枣6颗放入砂锅，放入没过锅中食材的清水，煲至乌鸡肉烂脱骨，取出黄芪，吃肉、大枣，饮汤即可。

气郁体质

病症链接

气郁体质是由于长期情志不畅、气机郁滞而形成的以性格内向、情绪不稳定、忧郁脆弱、敏感多疑为主要表现的体质状态。气郁体质是工作压力大的人最常见的体质，如白领、行政管理人员等，尤其女性多见。

各种表现

形体特征：瘦者居多。

常见表现：最多见的是情绪低落，平时苦着脸，表情烦闷不开心。有些人胸部有胀痛感或者有疼痛游走感，常叹气、打嗝，或者咽喉总觉得不舒服，如有物堵塞。有些女性乳房胀痛。睡眠较差，食欲减退，健忘，痰多，大便多发干，小便正常。舌头颜色淡红，舌苔薄而白。

心理特征：性格内向、情绪不稳定、抑郁脆弱、敏感多疑。

发病倾向：容易患抑郁、脏躁、不寐（失眠）、惊恐等。

对外界环境适应能力：不喜欢阴雨天，对精神刺激的适应能力较差。

居家按摩治疗处方

按揉膻中穴，点按太冲穴，按压阳陵泉穴，推按涌泉穴。

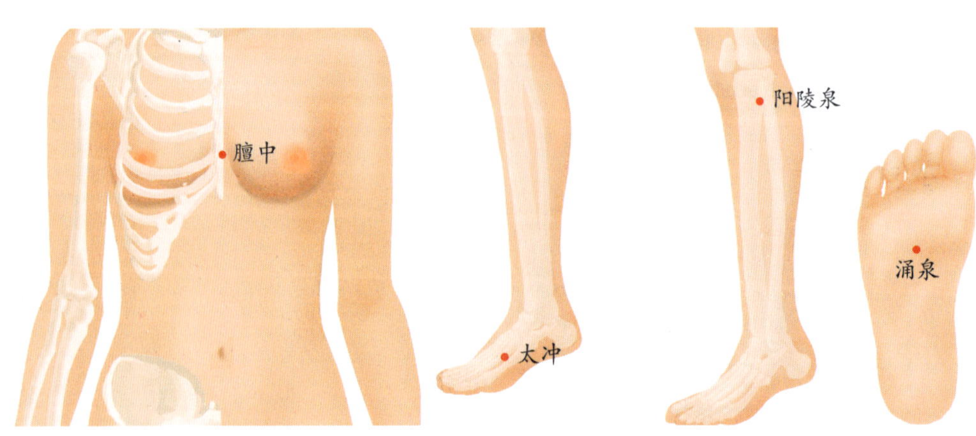

按揉膻中穴

取穴窍门：两乳头连线的中点即是膻中穴。

取穴原理：全身气机汇聚的地方，疏理气机。

按摩方法：用食指指腹按揉膻中穴1~3分钟。

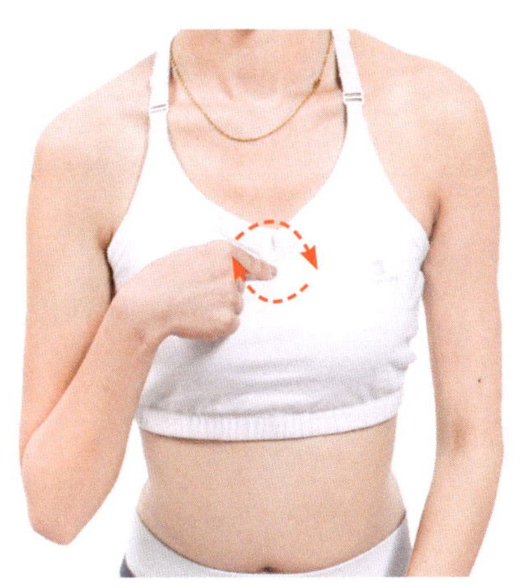

点按太冲穴

取穴窍门：在足背部，从第1、第2趾间沿第1跖骨内侧向小腿方向触摸，摸到凹陷处即是太冲穴。

取穴原理：肝经的原穴，疏肝理气的要穴。

按摩方法：用拇指指腹点按太冲穴1~3分钟，以有酸胀痛感为度。

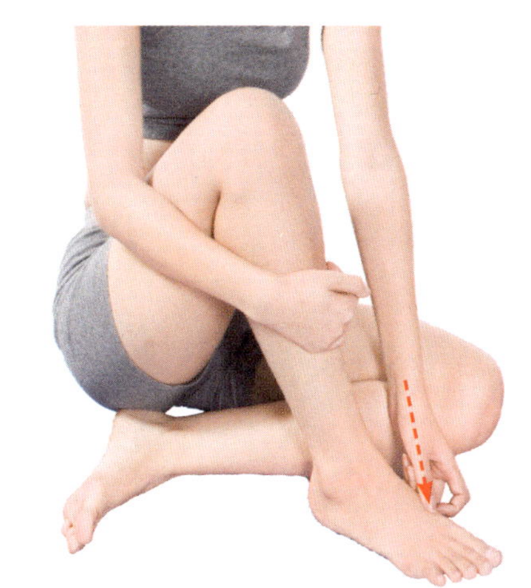

按压阳陵泉穴

取穴窍门：用右手手掌轻握左腿膝盖前下方，食指、中指、无名指、小指向内，大拇指指腹所在的膝关节外侧小的突起前下方凹陷处即是阳陵泉穴。

取穴原理：疏肝利胆，降肝火，能减轻气机不畅所致的胸胁胀痛。

按摩方法：用拇指按压阳陵泉穴5分钟，以有酸麻感为度。

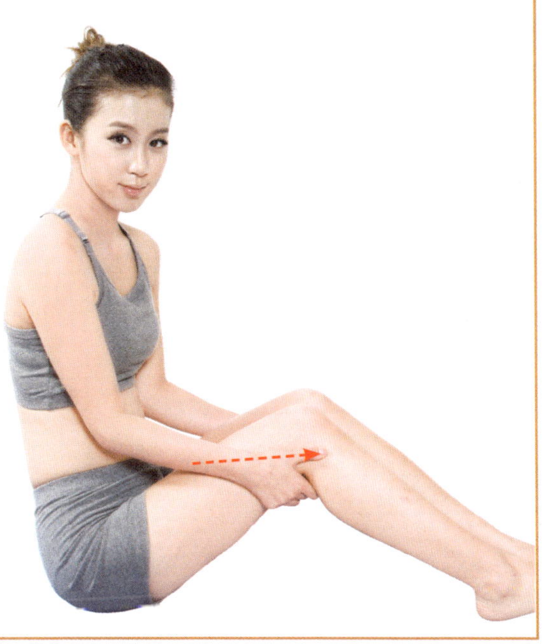

推按涌泉穴

取穴窍门：抬起脚，脚趾弯曲，前脚掌最凹陷处即是涌泉穴。

取穴原理：调节内分泌，改善血液循环，缓解气机郁滞的状况。

按摩方法：用拇指或食指指腹推按涌泉穴1~3分钟，至脚底发热为止。

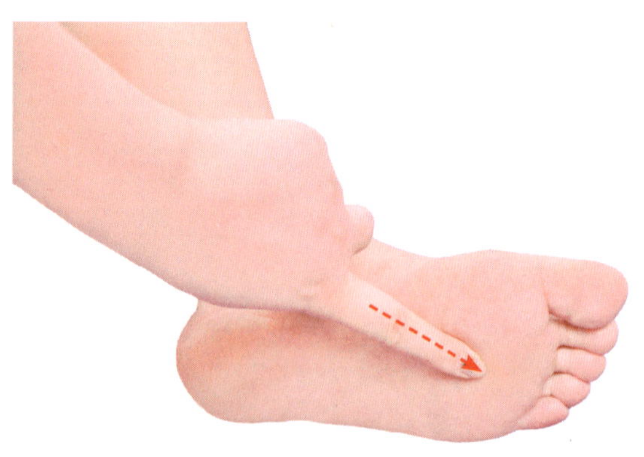

注意事项

- 适当多食用一些海藻、萝卜、金橘、山楂、红茶等具有行气、解郁、消食、醒神作用的食物。
- 积极参加体育锻炼。
- 培养开朗豁达的性格，学会调节情绪。
- 室内环境要注意自然通风，装修风格宜明快亮丽。
- 减少室内工作的时间，每日加班不宜超过2小时。
- 避免过度思考和敏感，不要太关注自我，要把注意力从自身转移开来，多为别人着想。
- 起居生活也要养成规律，不要熬夜，三餐饮食要规律。
- 避免剧烈运动和受风出汗，多做一些缓和运动，如散步、慢跑、瑜伽等。

精选小偏方

橘皮粥

将橘皮50克研成细末备用，大米100克淘洗干净放入锅中，加清水煮至粥将成时加入橘皮末，继续煮10分钟即可。

瘀血体质

病症链接

瘀血体质就是全身的血脉不那么畅通，在气候寒冷、情绪不调的情况下，很容易出现血脉瘀滞不畅或阻塞不通。瘀血体质的人很容易患上各种以疼痛为主要表现的疾病及肿瘤包块等。

各种表现

形体特征：瘦人居多。

常见表现：面色灰暗，皮肤偏暗有色素沉着，容易出现瘀斑和疼痛。唇色暗淡或者发紫。舌头色暗，有点、片状瘀斑，舌头下静脉曲张。有些人眼眶暗黑，鼻子暗滞，肌肤发干。女性常常痛经、闭经，或者经血中有较多凝结的血块，经血颜色紫黑，有些人甚至有出血倾向、吐血和崩漏。

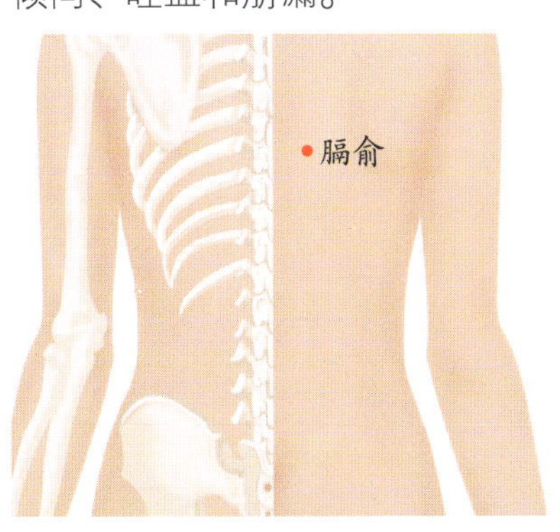

心理特征：心情容易烦躁，健忘。

发病倾向：容易患出血、中风、胸痹等疾病。

对外界环境适应能力：怕风邪、寒邪。

居家按摩治疗处方

按揉膈俞穴，按压委中穴，按揉血海穴，按揉期门穴。

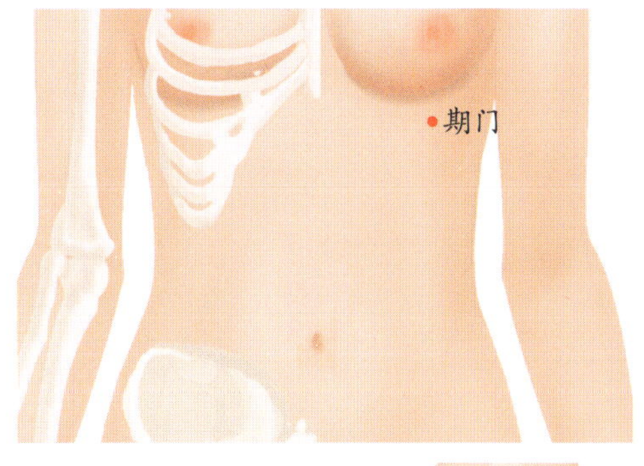

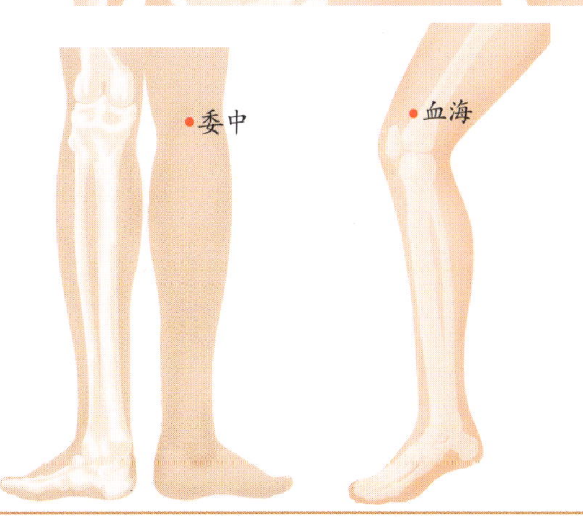

按揉膈俞穴

取穴窍门：两侧肩胛骨下缘的连线与脊柱相交处是第7胸椎，其棘突下，旁开1.5寸处即是膈俞穴。

取穴原理：血之会穴，能调整心和肝的功能，促进血液循环。

按摩方法：用拇指指腹按揉膈俞穴1~3分钟，以有酸胀感为度。

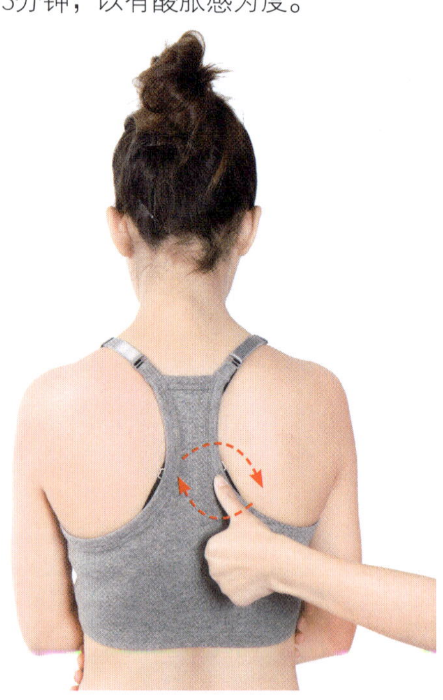

按揉血海穴

取穴窍门：大腿内侧，从膝盖骨内侧的上角，上面约3指宽筋肉的沟，一按就感觉到痛的地方即是血海穴。

取穴原理：人体脾血的归聚处，促进气血运行，祛瘀血。

按摩方法：用拇指指腹按揉血海穴1~3分钟，以有酸胀感为度。

按压委中穴

取穴窍门：膝盖后面凹陷中央腘横纹的中点即是委中穴。

取穴原理：活血通络，疏通下肢经气。

按摩方法：用拇指按压委中穴1~3分钟，以有酸痛感为度。

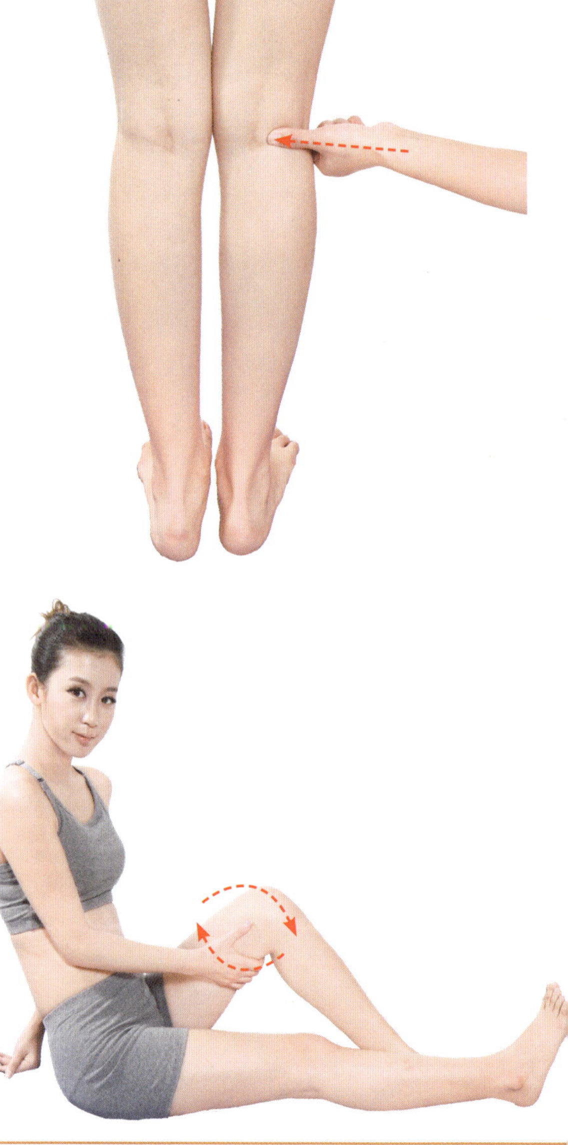

按揉期门穴

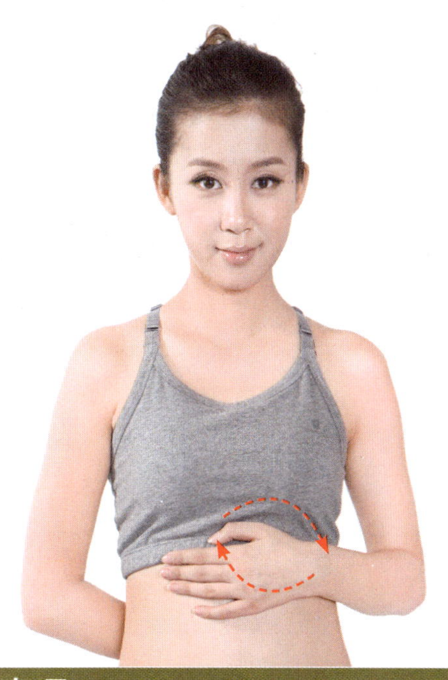

取穴窍门： 乳头直下数2根肋骨为第6肋，距前正中线4寸，第6肋下间隙处即是期门穴。

取穴原理： 肝经的募穴，健脾疏肝，理气活血。

按摩方法： 用手掌大鱼际按揉期门穴1~3分钟，以有酸胀感为度。

注意事项

- 选用具有活血化瘀功效的食物，如山楂、黑木耳、油菜等，忌吃苦瓜、柿子等会阻碍血液运行的食物。
- 少吃高脂肪、高胆固醇及寒凉、冰冻、辛辣的食物，禁止饮酒。
- 培养乐观的情绪，结交性格开朗的朋友。
- 加强体育锻炼，避免久坐不动。可以多做些能够通经络的运动，如各种舞蹈、太极拳等。不宜做剧烈运动。
- 如果运动时出现胸闷、憋气、头晕、恶心等情况，应立即停止运动，就地休息。
- 俗话说“春捂秋冻”，但瘀血体质的人不适合秋冻，因为气血遇温则行，遇寒则凝。
- 尽量保持平和舒畅的心态，避免动怒。
- 培养广泛的兴趣爱好，多听欢快、喜庆的音乐。

精选小偏方

山楂红糖饮

取10个山楂洗净，去核，切碎，放入锅中，加清水煮约20分钟，加红糖调味即可。

痰湿体质

病症链接

痰湿体质的人，多数容易发胖，身体比较沉重、笨重。痰湿体质的人痰湿凝聚，和脾脏功能相对不足有关，脾胃功能失调，水太多或进出不畅、分布不匀就会形成痰湿。

各种表现

形体特征：体形肥胖，尤其是腹部肥胖松软。

常见表现：面部皮肤油脂较多，汗水多且黏，容易胸闷，痰多。有些人面色淡黄发暗，眼圈微浮肿，容易困倦。舌头胖大，舌苔白腻，嘴里常有黏、发腻、发甜的感觉。平时比较爱吃甜食和肥腻食物。大便正常或者略稀，小便量不多或者颜色稍微有些浑浊。脉象滑。

心理特征：性格偏温和、稳重，多善于忍耐。

发病倾向：和其他体质相比，比较容易发展为糖尿病、中风、胸痹。

对外界环境适应能力：最怵梅雨季节及湿润环境。

居家按摩治疗处方

按揉丰隆穴，按揉中脘穴，按揉阴陵泉穴，按摩滑肉门穴。

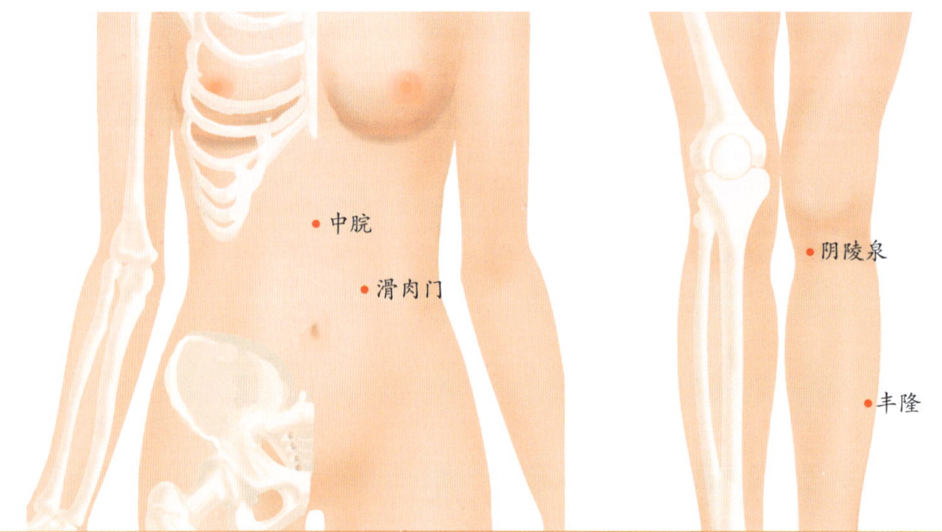

按揉丰隆穴

取穴窍门：在小腿外侧，外踝尖上8寸，胫骨前肌的外缘，条口旁开1寸。

取穴原理：祛痰化湿，排除体内代谢废物。

按摩方法：用拇指或食指指腹按揉丰隆穴1~3分钟，以略感疼痛为度。

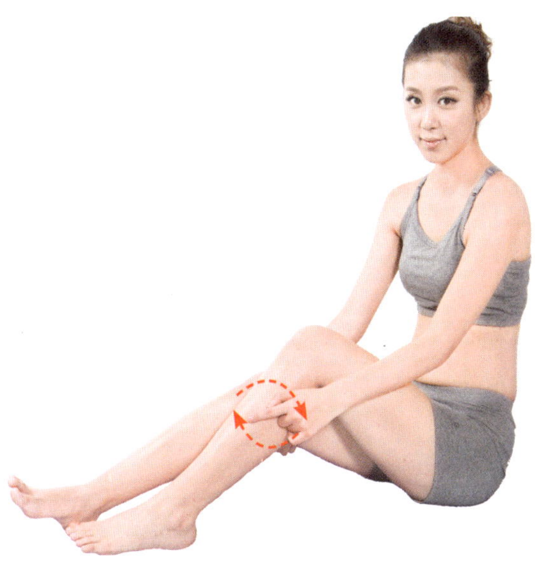

按揉中脘穴

取穴窍门：从肚脐中央向上量4寸即为中脘穴。

取穴原理：和胃健脾，促进脾胃的运化。

按摩方法：用手掌按揉中脘穴1~3分钟。

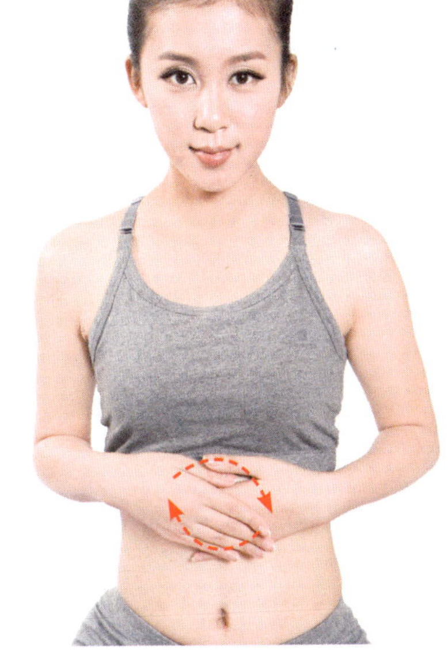

按揉阴陵泉穴

取穴窍门：小腿内侧，从膝关节往下摸，至胫骨内侧髁下方凹陷处即是阴陵泉穴。

取穴原理：调理脾的运化功能，排除体内多余水液。

按摩方法：用拇指指腹按揉阴陵泉穴3~5分钟，每天3次。

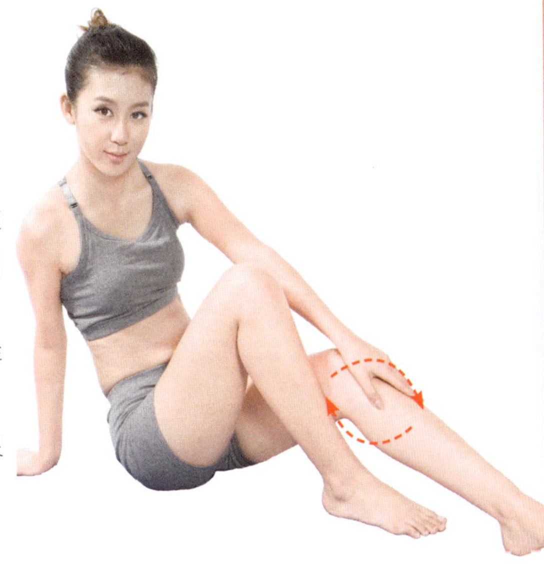

按摩滑肉门穴

取穴窍门：从肚脐中央直向上量取1寸，旁开2寸处即是滑肉门穴。

取穴原理：保健脾胃，调节体内内分泌系统，帮助消化，有助于排除体内多余的痰湿。

按摩方法：食指放在滑肉门穴上，左右各按摩3分钟。

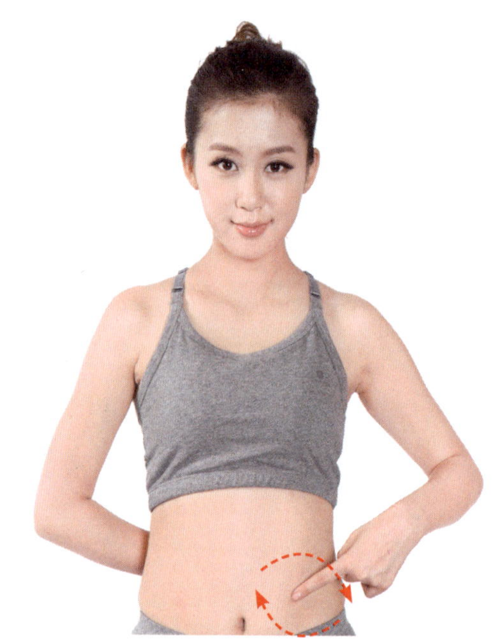

注意事项

- 饮食要清淡，控制肥肉及甜、黏、油腻食物的摄入量，尽量不喝酒。
- 一日三餐合理分配，晚饭不宜吃得过饱。
- 多吃些蔬菜、水果，尤其是一些具有健脾利湿、化痰祛痰的食物，更应多食之，如白萝卜、荸荠、紫菜、扁豆、红小豆、蚕豆等。
- 居住环境宜干燥，避免潮湿；在阴雨季节要注意腰部及四肢保暖，避免淋雨或穿湿衣，避免在湿地久待久坐。
- 生活要有规律，注意劳逸结合，避免熬夜。
- 长期坚持运动锻炼，选择时间较长的有氧运动，如散步、慢跑、球类、游泳、武术、八段锦、五禽戏，活动量应逐渐增强。避免在炎热和潮湿的环境中锻炼。

精选小偏方

红豆茯苓汤

取30克红豆放入沸水锅中，先用大火煮沸，再慢炖15分钟，然后加入15克茯苓粉，煮沸即可。

湿热体质

病症链接

湿热体质是以湿热内蕴为主要特征的体质。湿热体质的人群主要问题是肝胆脾胃功能相对失调，尤其是肝的疏泄功能不好。湿热体质的人不论外在表现、身体内环境还是分泌物、排泄物都比较“浊”。

各种表现

形体特征：形体偏胖或者很瘦。

常见表现：平时面部常有油光，容易生痤疮。舌头颜色偏红，舌苔黄腻，容易口苦口干，身体感觉沉重，容易疲倦。有些人还会心烦意乱，做事无精神，眼球血丝多，大便干燥硬结，或者显得比较黏，小便短而颜色发深，有些男性的阴囊比较潮湿，女性则白带增多。脉象滑数，显得急促。

心理特征：性格多急躁易怒。

发病倾向：易患痤疮、火疖，常长痤疮，也比较容易患黄疸、火热等症。

对外界环境适应能力：难以适应潮湿环境或者气温偏高，尤其是夏末秋初的湿热交蒸气候。

居家按摩治疗处方

按压中脘穴，按揉三阴交穴，掐按曲池穴，按揉阴陵泉穴。

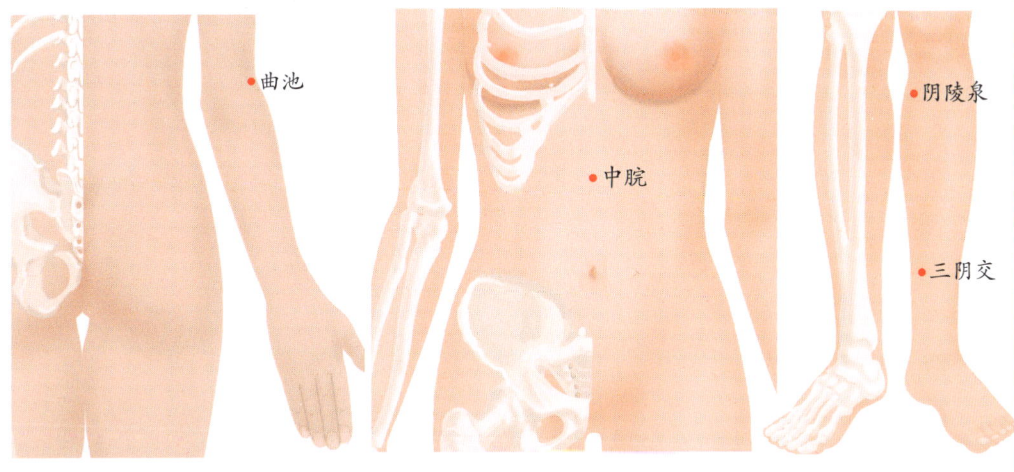

按压中脘穴

取穴窍门：从肚脐中央向上量4寸即为中脘穴。

取穴原理：健脾和胃，促进脾胃运化水湿。

按摩方法：用手掌按压中脘穴1~3分钟，以有酸胀感为度。

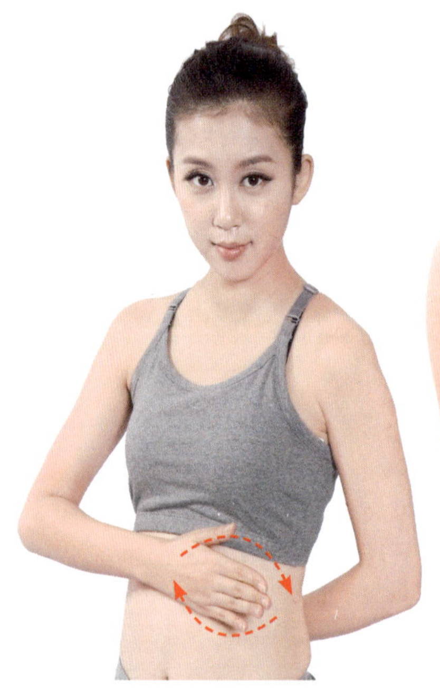

按揉三阴交穴

取穴窍门：内踝尖上3寸，胫骨内侧面后缘凹陷处即是三阴交穴。

取穴原理：健脾要穴，增强脾脏的功能，排除人体的水湿浊毒。

按摩方法：用拇指指腹用力按揉三阴交穴3~5分钟，以有酸胀感为度。

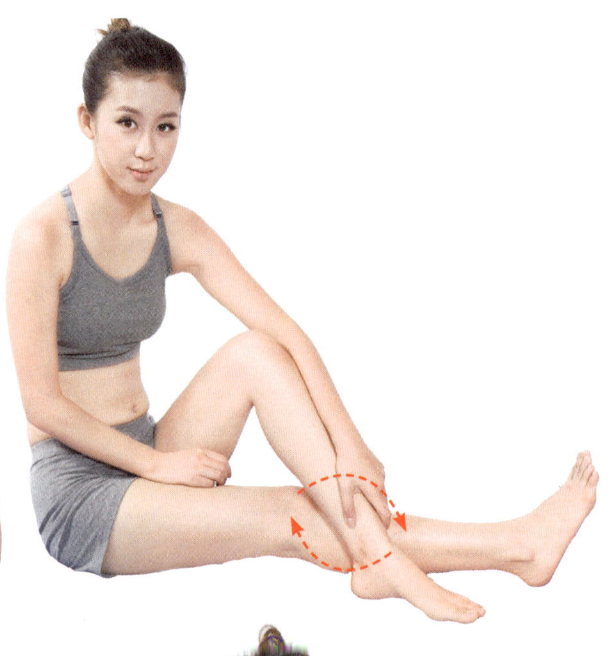

掐按曲池穴

取穴窍门：将手肘内弯约呈直角，肘横纹尽处凹陷即是曲池穴。

取穴原理：燥化大肠经湿热。

按摩方法：拇指弯曲，用指尖掐按曲池穴1~3分钟，以有酸痛感为度。

按揉阴陵泉穴

取穴窍门：小腿内侧，从膝关节往下摸，至胫骨内侧髁下方凹陷处即是阴陵泉穴。

取穴原理：调理脾经，可以排出身体内的水湿。

按摩方法：用拇指指腹用力按揉阴陵泉穴3~5分钟，以有酸胀感为度。

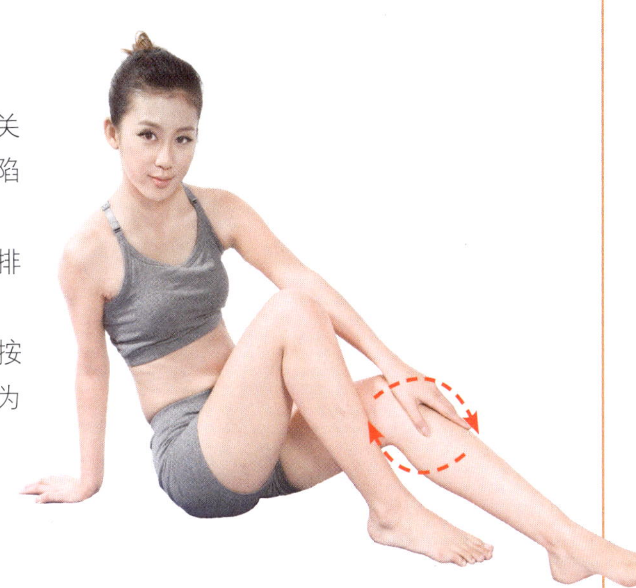

注意事项

- 饮食要清淡，少吃甘温滋腻、辛辣燥热的食物，还应限制盐的摄入量。
- 可以多食祛湿的食物，如薏米、白菜、绿豆、冬瓜、丝瓜、红小豆、西瓜等。
- 不要暴饮暴食，吃饭应细嚼慢咽。
- 居住环境应干燥通风，盛夏暑湿较重的季节应减少户外活动的时间。
- 控制自己的情绪，培养广泛的兴趣爱好。
- 睡眠规律，不要熬夜或过于劳累。
- 适合做大强度、大运动量的锻炼，如中长跑、游泳、爬山、各种球类等。可以消耗多余的热量，排除多余的水分。夏天由于气温高、湿度大，最好选择在清晨或傍晚较凉爽的时候锻炼。

精选小偏方

绿豆藕

取1节去皮洗净的藕和50克绿豆，绿豆用清水浸泡后取出，装入藕孔内，放入锅中，加清水炖至熟透，用盐调味即可。

特禀体质

病症链接

特禀体质包括三种：第一种是过敏体质，有过敏性疾病的人大多都属于这一类；第二种是遗传病体质，就是有家族遗传病史或者是先天性疾病的；第三种是胎传体质，就是母亲在妊娠期间所受的不良影响传到胎儿所造成的一种体质。特禀体质的人对季节变换的适应能力很差，容易引起旧病发作。

各种表现

形体特征：有的畸形，或有先天生理缺陷，或者外表无特殊。

常见表现：遗传性疾病表现为垂直遗传、家庭共患等特征，胎传性疾病为母体影响胎儿个体生长发育及相关疾病特征。

心理特征：因疾病各有不同。

发病倾向：过敏体质者容易药物过敏、患花粉症，遗传疾病如血友病、先天愚型等。胎传疾病包括胎热、胎赤、胎肥、胎痫、胎弱、发育迟缓等。

对外界环境适应能力：很差，尤其是过敏体质者，季节变化可诱发宿疾发作。

居家按摩治疗处方

按压脾俞穴，按压肺俞穴，按压上星穴，按压肾俞穴。

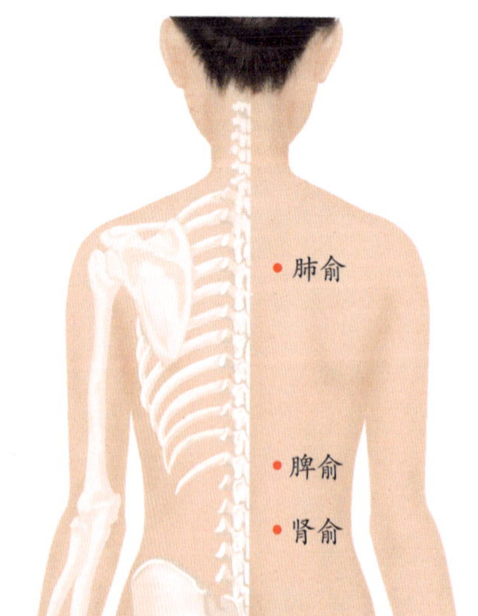

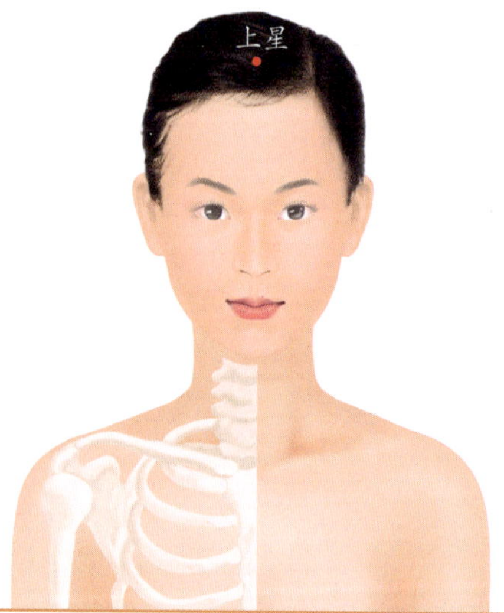

按压脾俞穴

取穴窍门：两侧肩胛骨下缘的连线与脊柱相交处为第7胸椎，向下数4个突起下方左右各旁开1.5寸处即是脾俞穴。

取穴原理：提高人体免疫力，改善过敏体质。

按摩方法：用拇指指腹按压脾俞穴1~3分钟，以有酸胀感为度。

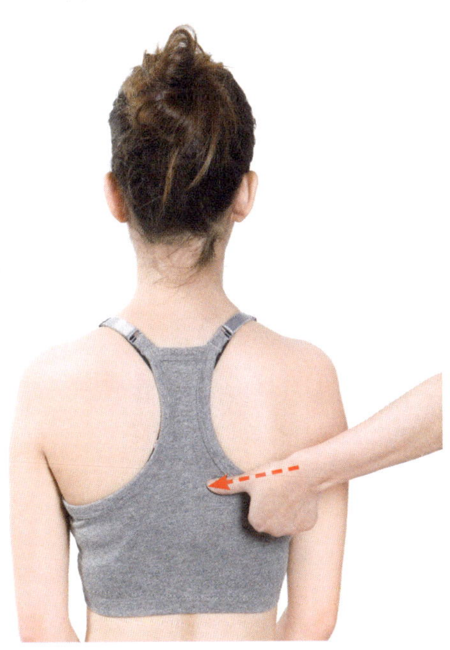

按压肺俞穴

取穴窍门：低头，找到第7颈椎，往下数3个突起的棘突下，左右各旁开1.5寸处。

取穴原理：调补肺气，防治过敏性哮喘。

按摩方法：用食指指腹按压肺俞穴1~3分钟，以有酸胀感为度。

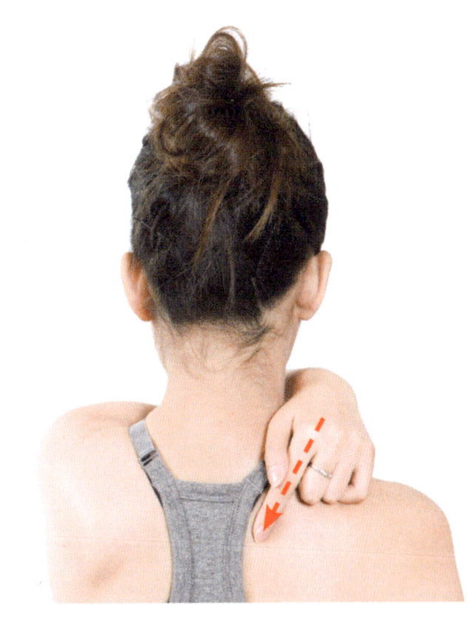

按压上星穴

取穴窍门：前发际正中直向上量1寸即是上星穴。

取穴原理：调督脉经气，疏风解表，防治过敏性疾病。

按摩方法：用食指按压上星穴5秒钟后放松，重复5次。

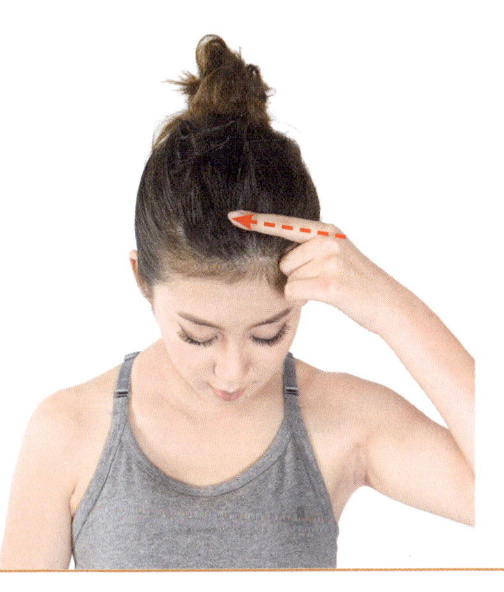

按压肾俞穴

取穴窍门：两侧肩胛骨下缘的连线与脊柱相交处为第7胸椎，往下数7个突起的骨性标志（即棘突），其下左右各旁开1.5寸处即是肾俞穴。

取穴原理：调节肾功能，培补元气，避免正气亏虚引发过敏。

按摩方法：除拇指外4指并拢，按压肾俞穴1~3分钟，以有酸胀感为度。

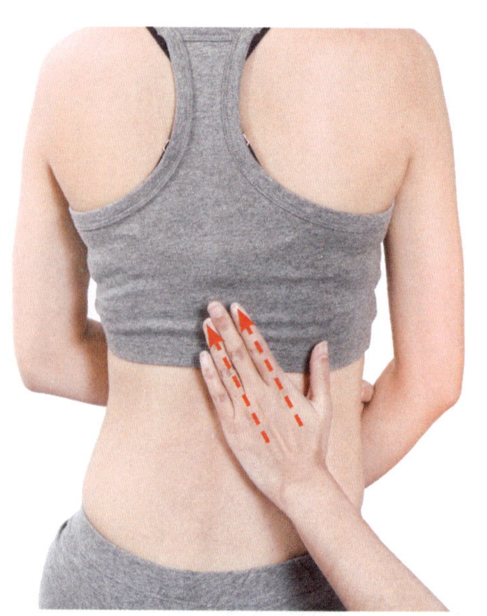

注意事项

- 新房装修后不宜立即搬进去居住，待甲醛等物质挥发干净后再入住。
- 春季应减少室外活动时间，以免花粉过敏。
- 最好不要接触宠物。
- 保持平和愉快的心态，积极参与社交活动。
- 饮食宜清淡、均衡，粗细搭配适当，荤素配伍合理。少食荞麦、蚕豆、鲤鱼、虾、蟹、酒、辣椒、浓茶、咖啡等辛辣之品、腥膻发物及含致敏物质的食物。
- 保持室内清洁，被褥、床单要经常洗晒。
- 起居应有规律，积极参加各种体育锻炼，避免情绪紧张。

精选小偏方

葱白红枣鸡肉粥

将粳米100克、红枣10颗、连骨鸡肉100克分别洗净，姜切片，葱白切末。锅内加水适量，放入鸡肉、姜片大火煮开，然后放入粳米、红枣煮45分钟，最后加葱末和盐调味即可。